消化系统疾病中西医治疗

主　编

周晰溪　夏漾辉　陈东银

副主编

严　泉　夏永莲　唐　云　赵月华

编著者

黄连顺　张宁平　周丽萍

李健铭　周利军　高　靖

王　恺　董　超　张明慧

张立群　陈月英　周　敏

张　琳

金盾出版社

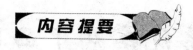

内容提要

　　本书简要介绍了消化系统常见疾病的病因、临床表现、辅助检查、诊断与鉴别诊断,详细介绍了上述疾病的西医治疗、中医治疗(包括单方、经验方、针灸、药膳食疗方)和生活调养方法等。全书内容丰富,通俗易懂,科学实用,适合基层医务人员阅读参考。

图书在版编目(CIP)数据

　　消化系统疾病中西医治疗/周晰溪,夏漾辉,陈东银主编.—北京：金盾出版社,2019.3
　　ISBN 978-7-5186-1608-4

　　Ⅰ.①消…　Ⅱ.①周…②夏…③陈…　Ⅲ.①消化系统疾病—中西医结合—诊疗　Ⅳ.①R57

　　中国版本图书馆 CIP 数据核字(2018)第 289430 号

金盾出版社出版、总发行

北京太平路 5 号(地铁万寿路站往南)
邮政编码:100036　电话:68214039　83219215
传真:68276683　网址:www.jdcbs.cn
双峰印刷装订有限公司印刷、装订
各地新华书店经销
开本:850×1168 1/32　印张:12.625　字数:316 千字
2019 年 3 月第 1 版第 1 次印刷
印数:1～5 000 册　定价:38.00 元
(凡购买金盾出版社的图书,如有缺页、
倒页、脱页者,本社发行部负责调换)

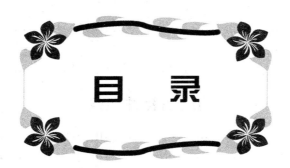

目　录

一、胃食管反流病

二、食　管　癌

三、急性胃炎

四、慢性胃炎

五、消化性溃疡

六、胃　癌

七、上消化道出血

八、功能性消化不良

九、胃 下 垂

十、慢性病毒性肝炎

十一、肝 硬 化

十二、原发性肝癌

十三、脂 肪 肝

十四、慢性胆囊炎

十五、胆 石 症

十六、急性胰腺炎

十七、慢性胰腺炎

十八、胰 腺 癌

十九、肠 结 核

二十、结核性腹膜炎

二十一、溃疡性结肠炎

二十二、克罗恩病

二十三、肠易激综合征

二十四、便　秘

二十五、结 肠 癌

二十六、肛门直肠瘘

二十七、痔

一、胃食管反流病

胃食管反流病是指胃和十二指肠内容物反流入食管引起烧灼感，造成反流性食管炎。这类胃食管反流病又称为内镜阴性胃食管反流病，或非糜烂性反流病。

（一）病　因

胃食管反流病是由多种因素造成的消化道动力障碍性疾病，常见的病因有以下几点。

1. 抗反流屏障功能低下

（1）食管下括约肌压力低下是引起胃食管反流的主要原因。

（2）食管下括约肌周围组织作用减弱，横膈肌作用减弱。

2. 食管黏膜的屏障功能破坏　反流物中的某些物质使食管黏膜的屏障功能受损，黏膜抵抗力减弱，引起食管黏膜炎症。

3. 胃和十二指肠功能失常

（1）当胃内压增高超过食管下括约肌压力时可诱发食管下括约肌开放；胃容量增加又导致胃扩张，致使贲门食管段缩短，使抗反流屏障功能降低。

（2）十二指肠病变时，贲门括约肌关闭不全导致十二指肠和胃内容物反流入食管。

(二)诊断要点

1. 临床表现

(1)胃灼热感及胸痛:最常见的症状为胸骨后烧灼感、不适或疼痛,有从剑突下到胸骨上段移动的特征。

(2)反流症状:包括反酸和嗳气等,有苦味或酸味胃内容物经口吐出,或有唾液分泌过多的口水,也可有吞咽困难、吞咽痛,后者表现有糜烂性食管炎。

(3)吞咽困难:早期由于炎症引起食管局限性痉挛,可发生间歇性吞咽困难。晚期由于纤维瘢痕性狭窄,可出现持续性吞咽困难。

(4)咽喉部病变的表现:可有咽痛,咽部异物感,间歇性声音嘶哑及吞咽困难等。

(5)呼吸道病变的表现:胃食管反流物吸入呼吸道可引起咳嗽、哮喘及吸入性肺炎。

(6)并发症

①上消化道出血。反流性食管炎患者因食管黏膜糜烂及溃疡可以导致上消化道出血,临床表现可有呕血和(或)黑粪及不同程度的缺铁性贫血。

②食管狭窄。食管炎反复发作致使纤维组织增生,最终导致食管瘢痕狭窄。

③巴雷特食管炎。巴雷特食管炎在内镜下的表现为正常,呈现均匀粉红带灰白的食管黏膜及出现胃黏膜的橘红色,分布可为环形、舌形或岛状。巴雷特食管炎是食管癌的癌前病变,其腺癌的发生率较正常人高 30～50 倍。

2. 辅助检查

(1)内镜检查:内镜检查是诊断胃反流性食管病最准确的方

法,并能判断反流性食管病的严重程度和有无并发症,结合活检可与其他原因引起的食管炎和其他食管病变(如食管癌等)鉴别。内镜下无反流性食管炎表现不能排除胃食管反流病。根据内镜下所见,食管黏膜的损害程度进行反流性食管病分级,有利于病情判断及指导治疗。目前多采用洛杉矶分级法。

①正常。食管黏膜没有破损。

②A 级。一个或一个以上食管黏膜破损,长径<5 毫米。

③B 级。一个或一个以上黏膜破损,长径>5 毫米,但没有融合性病变。

④C 级。黏膜破损有融合,但<75%的食管周径。

⑤D 级。黏膜破损融合,至少达到 75%的食管周径。

(2)24 小时食管 pH 监测:24 小时食管 pH 监测是诊断胃食管反流病的重要检查方法。应用便携式 pH 记录仪在生理状态下对患者进行 24 小时食管 pH 连续监测,可提供食管是否存在过度酸反流的客观证据,并了解酸反流的程度及其与症状发生的关系。

(3)食管滴酸试验:在滴酸过程中,出现胸骨后疼痛或烧灼感的患者为阳性,且多在滴酸的最初 15 分钟内出现。

(4)食管测压:可测定食管下括约肌的长度和部位、食管下括约肌压、食管下括约肌松弛压、食管体部压力及食管上括约肌压力等。食管下括约肌静息压力为 10~30 毫米汞柱,如食管下括约肌压<6 毫米汞柱易导致反流。

(5)食管吞钡 X 线检查:对不愿接受或不能耐受内镜检查者行该检查,其目的主要是排除食管癌等其他食管疾病。严重反流性食管炎可发现阳性 X 线征。

3. 诊断与鉴别诊断

(1)诊断:如患者有典型的胃灼热感,反酸症状,可做出胃食管反流病的初步临床诊断。内镜检查如发现有反流性食管炎并能排除其他原因引起的食管病变,本病诊断可成立。

（2）鉴别诊断：功能性胃灼热常有紧张、焦虑等精神因素，患者有胃灼热、早饱、上腹胀等消化系统症状，但胃镜检查食管常无炎症性病理改变，食管 pH 值、食管测压均正常，亦无肝、胆、胰腺疾病存在。还需与食管裂孔疝、食管良性及恶性肿瘤、感染性食管炎等疾病相鉴别。

（三）西医治疗

1. 促胃肠动力药

（1）多潘立酮：多潘立酮为外周多巴胺受体阻滞药，直接作用于胃肠壁，可增加食管下括约肌张力，防止胃至食管的反流，增加胃蠕动，促进胃排空，协调胃、十二指肠运动，从而抑制恶心、呕吐，并有效地防止胆汁反流。多潘立酮片每次 10 毫克，每日 3 次，餐前 30 分钟服用；多潘立酮栓剂成人每日 2～4 个栓剂（每个 60 毫克），排完大便后塞入肛门中。

有些患者在服用多潘立酮时可出现女性泌乳、男性乳房发育、女性月经不调、哮喘发作、锥体外系反应等。其机制为多潘立酮可以到达脑垂体部位，并有拮抗多巴胺的作用，使泌乳素分泌增加，从而引起泌乳；影响卵巢激素的分泌，导致月经周期异常；阻滞脑内多巴胺的功能，使乙酰胆碱系统处于亢进状态，从而出现锥体外系反应。多潘立酮引起的上述不良反应，常随停服药物而消失，因此在临床应用多潘立酮药物时，如发现异常现象就要立即停止使用。

（2）西沙必利：每次 5 毫克，每日 3 次，餐前 15 分钟及睡前口服。便秘患者每日总量 15～40 毫克，分 2 次服用，维持治疗时每日 1 次即可，一般治疗 1 周内即可见效，但严重便秘者可能需 2～3 个月方可显效。

（3）莫沙必利：每次 5 毫克，口服，每日 3 次。

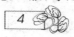

2. 抑酸药

（1）H₂受体阻滞药：是目前临床治疗胃反流性食管病主要药物，常用药物有西咪替丁、雷尼替丁、法莫替丁、尼扎替丁，抑酸效果依次增强。老年患者不宜长期服用，应在医师指导下，掌握正常的服药方法，此药才安全而有效。

①轻型胃食管反流病患者。可采用标准剂量的治疗方案，一般治疗 6～12 周。

☆西咪替丁每次 0.2 克，口服，每日 4 次；或每次 0.4 克，口服，每日 3 次。

☆雷尼替丁每次 0.15 克，口服，每日 2 次。

☆法莫替丁每次 20 毫克，口服，每日 2 次。

☆尼扎替丁每次 0.15 克，口服，每日 2 次；或每次 0.3 克，睡前服用。

②中、重度胃食管反流病患者。需要加大剂量才能缓解症状、促进食管炎愈合。一般治疗 8～12 周。

☆西咪替丁每次 0.8 克，口服，每日 2 次。

☆雷尼替丁每次 0.15～0.3 克，口服，每日 4 次。

☆法莫替丁每次 40 毫克，口服，每日 2 次。

☆尼扎替丁每次 0.3 克，口服，每日 2 次。

（2）质子泵阻滞药：质子泵阻滞药的作用机制是特异抑制 H⁺-K⁺-ATP 酶的活性，从而阻断胃壁细胞分泌胃酸的最终环节，产生比 H₂ 受体阻滞药更强的抑酸效果。治疗反流性食管炎疗效甚好，常用药物有奥美拉唑、兰索拉唑、潘妥拉唑及雷贝拉唑。美国食品和药品监督管理局已批准奥美拉唑用于重度胃食管反流病的短期（4～12 周）治疗。

①奥美拉唑每次 20 毫克，口服，每日 2 次。

②兰索拉唑每次 30 毫克，口服，每日 2 次。

③泮托拉唑每次 30 毫克，口服，每日 2 次。

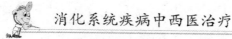

④雷贝拉唑(波利特)每次 10 毫克,口服,每日 2 次。

3. 黏膜保护药 此类药物不仅通过黏附于食管黏膜表面,形成物理屏障,还可络合反流的胆酸,且其中铝成分的便秘与镁的腹泻不良反应可相互抵消,因此临床广泛应用。

(1)糖铝片每次 1.0 克,每日 3 次,饭前 1 小时服用。不良反应以便秘常见,偶可见口干、恶心等,肾功能不全者慎用。

(2)铝碳酸镁片每次 1.0 克,每日 3~4 次,餐后 1 小时或餐前 30 分钟、睡前服用。

(3)铋剂能在酸性条件下与黏膜损伤处的蛋白质结合,形成一层保护膜,从而隔绝胃酸、消化酶及食物对损伤黏膜的侵蚀作用,有利于损伤组织及溃疡的愈合。

①枸橼酸铋钾每次 110~120 毫克,每日 4 次,餐前 30 分钟或睡前服用。

②果胶铋每次 150 毫克,每日 4 次,餐前 30 分钟或睡前服用。

4. 支持疗法 胃食管反流病具有慢性复发倾向,为减少症状复发,防止食管炎复发引起的并发症,需考虑给予支持疗法。停药后很快复发且症状持续者,往往需要长程维持治疗;有食管炎并发症(如食管溃疡、食管狭窄、巴雷特食管炎)患者,肯定需要长程维持治疗。对无食管炎的患者也可考虑采用按需维持治疗,即有症状时用药,症状消失时停药。

5. 抗反流手术治疗 抗反流手术是不同术式的胃底折叠术,目的是阻止胃内容物反流入食管。对确诊由反流引起的严重呼吸道疾病的患者,质子泵抑制药疗效欠佳者,宜考虑反流手术。

6. 并发症治疗

(1)食管狭窄:除极少数严重瘢痕性狭窄需行手术切除外,绝大部分狭窄可行内镜下血管扩张术治疗。扩张术后予以长程质子泵抑制药维持治疗可防止狭窄复发,对年轻患者亦可考虑抗反流手术。

（2）巴雷特食管炎：必须使用质子泵抑制药治疗及长程维持治疗。食管炎发生食管腺癌的危险性大大增加,尽管有各种清除食管癌方法的报道,但均未获确定,因此加强随访是目前预防食管癌的唯一方法。重点是早期识别异型增生,发现重度异型增生或早期食管癌及时手术切除。

（四）中医治疗

1. 辨证论治

（1）肝胃不和

主症：每因情志不遂而致胃脘胀满,两胁疼痛,胸闷脘痞,胸骨后灼热或灼痛,嗳气频繁,反酸打嗝,食欲缺乏,大便不畅,苔薄白,脉弦。

治则：疏肝理气,和胃降逆。

方药：柴胡疏肝散加味。柴胡 6 克,白芍 15 克,枳壳、陈皮、香附、延胡索、川楝子、郁金、甘草、紫苏梗、半夏各 10 克,甘草 5 克。

用法：每日 1 剂,每剂煎 2～3 次,每次 200～300 毫升,每日 2～3 次,温热服。

加减：伴吐酸者,加海螵蛸、浙贝母,或煅瓦楞子,以抑酸和胃；嗳气频繁者,加沉香、白蔻仁,以顺气降逆；心烦易怒者,加合欢皮、炒栀子,以安神除烦；伴呕吐者,加代赭石、柿蒂,以降逆止呕；胸骨或剑突下灼热者,加黄连、蒲公英,以清胃热。

禁忌：忌生冷食物。

（2）脾虚气滞

主症：胃脘胀满隐痛,剑突下或胸骨后隐隐灼热,嗳气则舒,食欲减退,反酸或吐清水,大便不调,舌质淡,苔薄白,脉沉弦或细。

治则：健脾理气。

方药：丁香柿蒂汤加味。丁香 3 克,柿蒂 20 克,党参 15 克,茯苓 15 克,半夏、紫苏梗、枳实各 12 克,延胡索、生姜、白术各 10 克。

用法:每日 1 剂,每剂煎 2～3 次,每次 200～300 毫升,每日 2～3 次,温热服。

加减:胸膈满闷甚者,加薤白、厚朴,以增强宽胸理气之力;脘腹满闷、纳呆便秘者,加苍术、藿香、白蔻仁,以和胃化浊;兼手足不温、脘腹胀闷、喜暖喜按者,为脾胃虚寒,可将生姜易干姜,加吴茱萸、补骨脂,以温补肝肾。

禁忌:忌生冷食物。

(3)脾虚胃热

主症:胃脘隐痛胀闷,反吐酸水清水,嗳气,纳食差,大便时干时稀,剑突下灼热,胃中嘈杂,口干喜饮,胸中烦闷,舌淡红,苔薄黄或薄白,脉弦缓。

治则:健脾清胃。

方药:半夏泻心汤加味。党参、延胡索、半夏、黄芩、大枣各 10 克,茯苓 15 克,煅瓦楞子 30 克,黄连 6 克,炒竹茹 12 克,炙甘草、干姜各 5 克。

用法:每日 1 剂,每剂煎 2～3 次,每次 200～300 毫升,每日 2～3 次,温热服。

加减:胃热偏重、大便干结者,加大黄、枳壳,以加强清泻胃火之力;口中烦渴者,加天花粉、芦根,以养胃生津;脾虚偏重、腹胀便溏、苔薄白兼腻者,加苍术、藿香,以健脾化浊。

禁忌:忌生冷食物。

(4)肝郁化热

主症:剑突下或胸骨后烧灼感或烧灼样疼痛,反酸嗳气,甚则发生呕吐,性情急躁易怒,头面燥热,胁肋引痛,大便干结,口干喜饮,舌红,苔黄腻,脉弦数。

治则:疏肝清热。

方药:丹栀逍遥散加减。柴胡 10 克,白芍 12 克,牡丹皮、大黄、栀子各 10 克,石决明(先煎)、代赭石、生地黄各 30 克,全瓜蒌 20 克,薄荷(后下)8 克,竹茹、天花粉各 15 克。

用法:每日 1 剂,每剂煎 2～3 次,每次 200～300 毫升,每日 2～3 次,温热服。

加减:疼痛较重者,加延胡索、川楝子,以加强疏肝止痛之力;腹胀便结者,加大腹皮、枳壳,以通便消胀;脘胀痞闷、不思饮食者,加猪苓、茵陈,以化浊祛湿,醒脾清肝。

禁忌:忌生冷食物。

(5)气虚血瘀

主症:面色无华,神疲乏力,形体消瘦,气短懒言,口干咽燥,吞咽困难并呈持续性胸骨后疼痛,舌淡暗,舌边有瘀点,脉沉涩。

治则:益气养阴,化瘀散结。

方药:启膈散合橘皮竹茹汤如减。太子参、茯苓、丹参各 20 克,浙贝母、荷叶蒂各 15 克,郁金 12 克,砂仁 6 克,桃仁、当归、竹茹、陈皮各 10 克,甘草、生姜各 5 克,大枣 9 克。

用法:每日 1 剂,每剂煎 2～3 次,每次 200～300 毫升,每日 2～3 次,温热服。

加减:津伤较甚者,加麦冬、玄参,以助增液润燥之力;大便不通者,加大黄、甘草,以苦降缓下;阴虚内热较重者,加生地黄、沙参、牡丹皮、知母,以加强滋阴清热之力。

禁忌:忌生冷食物。

2. 中成药

(1)脾胃虚寒证:以胸膈噎塞,受寒发作为特征。可选用香砂六君子丸等。

(2)阴虚燥结证:以嘈杂不适,大便干结,舌红少苔为特征。可选用养胃舒等。

(3)肝胃不和证:以胸骨后烧灼胀痛,反酸呃逆,舌苔薄白为特征。可选用木香顺气丸等。

(4)肝气郁结,虚火上炎证:沙参、麦冬、炙甘草、桔梗、金银花、连翘各100克,胖大海50克。研末,蜜炼为丸,共150丸,每次1～2丸,每日3～5次,餐间或空腹含化,缓咽。

3. 单验方

(1)丁香2～4克,柿蒂9克,党参12克,生姜6克。每日1剂,每剂煎2～3次,每次200～300毫升,每日2～3次,温热服。适用于中焦虚寒之胃食管反流病。

(2)山药、赤茯苓各20克,炒黄连、吴茱萸各6克,连翘15克,金钱草、代赭石、煅瓦楞子各30克,竹茹、枳实各10克。每日1剂,每剂煎2～3次,每次200～300毫升,每日2～3次,温热服。适用于胃火上逆之胃食管反流病。

(3)太子参、姜半夏、薤白、苍术各12克,茯苓20克,白蔻仁6克,补骨脂、紫苏梗各10克,柿蒂、代赭石各30克,炒黄连5克。每日1剂,每剂煎2～3次,每次200～300毫升,每日2～3次,温热服。适用于脾胃虚弱、浊气上逆所致的反流性食管病。

(4)合欢皮20克,柿蒂40克,代赭石、蒲公英各30克,牛蒡子18克,山豆根、炒栀子、射干、鸡内金、佛手片、沙参、麦冬各10克。每日1剂,每剂煎2～3次,每次200～300毫升,每日2～3次,温热服。适用于肝气郁结、虚火上炎所致之胃食管反流病并发咽炎者。

4. 针灸疗法

(1)针刺治疗:主穴天突、内关、膻中。配穴中脘、合谷、足三里。每日1次,每次20分钟,15次为1个疗程。

(2)艾灸治疗:取穴膻中、神阙、内关、中脘。每日1次,每次灸20分钟,15次为1个疗程。

(3)耳穴治疗:取耳穴食管、神门、贲门。可留针24～48小时,15次为1个疗程。

5. 药膳食疗方

(1) 佛手鸡蛋壳散:佛手花、鸡蛋壳各等份。将佛手花、鸡蛋壳焙干,研细为末,每次 6 克,痛时温开水送下。适用于胃食管反流病。

(2) 薏苡仁粥:旋覆花、莱菔子各 9 克,薏苡仁 30 克,沙参 50 克。将旋覆花、莱菔子、沙参用布包煎汤,去渣后入薏苡仁煮粥。温热食,每日 1 剂,15～20 日为 1 个疗程。适用于胃食管反流病。

(3) 丁香猪肚:丁香 6 克,麦冬 30 克,猪肚 1 个。猪肚洗净,将丁香、麦冬填于猪肚内,缝合后煮至猪肚烂熟。分次喝汤吃猪肚,每周 1～2 次。适用于胃食管反流病。

(4) 马齿苋绿豆饮:马齿苋 100 克,绿豆 60 克。将马齿苋洗净,与绿豆一同入锅,加水 800～1000 毫升,煮至绿豆烂熟。马齿苋、绿豆与汤一起食用,每日 2～3 次。清热解毒,利湿。适用于胃食管反流病。

(5) 仙人粥:制何首乌 50 克,大枣 10 枚,新米 100 克,冰糖适量。先将何首乌入锅,加水 1500 毫升,用武火煎煮,煮沸后改用文火再熬煮 30 分钟,取浓汁与新米、大枣同入锅煎煮至米熟成粥,放入冰糖煮沸即可。供早餐食用,每日 1～2 次,宜常吃。补肝肾,健心脾,益气血。适用于胃食管反流病。

(6) 桃仁栗子粥:桃仁 20 克,栗子 20 克,大米 100 克,蜂蜜适量。把桃仁捣烂,栗子去壳,切成碎块。新米淘净入锅,加水 1000 毫升,加桃仁栗子同煮,先用武火煮沸后,再改用文火熬煮大米烂熟成粥,再加入蜂蜜搅匀即可。供早餐食用,每日 1～2 次。健脾益气,壮腰补肾,活血通络。适用于胃食管反流病。

(7) 山药莲子粥:淮山药 20 克,莲子 10 克,新米 100 克,冰糖适量。把淮山药去皮,洗净,切薄片;莲子去皮、心,打碎。新米淘净,与莲子一起入锅,加水 1000 毫升,先用武火煮沸,改用文火熬煮至米快熟时,加入莲子、山药,继续熬煮,粥熟即可。佐餐食用,每日 1～2 次,宜常吃。健脾养胃,养肝血。适用于**胃食管反流病**。

(8)牛奶米枣粥:新米 50 克,鲜牛奶 100 毫升,大枣 10 枚。将新米淘洗干净,与大枣一同入锅,加水 200 毫升,用武火煮沸,半熟时加入牛奶,继续用文火煮至烂熟即可。每日早晨加餐时食用,宜常用。补益气血,强身健体。适用于**胃食管反流病**。

(9)藕粉羹:藕粉 30 克,白糖适量。先用温水 20 毫升将藕粉调呈糊状,再用沸水 100 毫升冲调至熟,放少许白糖,拌匀即可食用,每日 1 次。适用于**胃食管反流病**。

(10)红豆鲫鱼汤:活鲫鱼 250 克,红饭豆 100 克,生姜 20 克,葱、食盐各适量。把鲫鱼去鳃、鳞,剖腹去内脏,洗净;葱切段;生姜拍破。先煮红饭豆 30 分钟,下鱼、生姜、食盐,再煮 30 分钟即可,食用前放味精。每次吃鱼喝汤,每日 1～2 次,宜常吃。健脾清热,行水消肿。适用于**胃食管反流病**。

(11)猪腿炖赤豆:猪前腿 300 克,赤小豆 200 克,生姜、食盐、醋各适量。将猪腿去净毛、爪壳,洗净;赤小豆洗净;生姜去皮,拍破。一同入土砂锅,加水 2 000 毫升,用武火煮沸,打去浮沫,再放生姜和几滴醋,改用文火慢煮至猪腿肉、赤小豆烂熟为止,食用前放味精即可。吃腿肉喝汤,每日 1～2 次,宜常吃。滋肾阴,健脾胃,清湿热,消水肿。适用于**胃食管反流病**。

(五)生活调养

1. 饮食调养原则

(1)宜少食多餐(每日 4～6 餐),细嚼慢咽,以软食为主,防止每次饮食过饱而致胃内压增高,要有规律地进食少量口感温和的食物。尤其是中、晚餐时应在 6～7 分饱。

(2)注意营养,以果汁、菜汁、菜泥等为主。补充各种高蛋白、低脂肪、多种维生素等物质。

（3）脂肪可促进小肠黏膜释放胆囊收缩素，降低食管下括约肌张力，故应减少脂肪的摄取。避免摄取使胃酸增加的食物，如咖啡、辛辣食物。可适当多食中和胃酸的碱性食物。

（4）有食管狭窄的患者，可根据其轻重程度，选择软食、半流质或流质饮食，缓慢地咽下，或进食不久服用苏打液，以利于食物通过。

（5）少食碱、酸、生、冷、硬食物，米饭硬度适中，饮热开水或粥时不能过烫。

（6）巧克力含有大量黄嘌呤，是细胞内磷酸酯酶的强烈抑制剂，可增加平滑肌受体的环磷酸腺苷浓度，而降低食管下括约肌的张力，故应禁止食用。

（7）香烟中的尼古丁可降低静态时食管下括约肌张力，大量饮酒可降低食管下括约肌静态时的张力，故戒烟限酒，禁食咸菜之类食物，此类食物难以消化。

（8）发病期间，禁食生、冷、硬、酸、辛辣、咸或难以消化食物。

（9）在急性发病期3～5天以流质饮食为主，恢复期5～7天以半流质或软食为主，如慢性期以软食为主，要少量多餐。定时、定量、注意加强营养。

（10）避免睡觉前2～3小时进食，以减少食物刺激胃酸的分泌增加，同时防止睡时仰卧位造成的胃内容物反流。

（11）应避免进食使食管下括约肌压降低的食物，如高脂肪、巧克力、咖啡、浓茶等。

2. 生活调养原则

（1）每天的生活要规律，早睡早起，定时吃饭，按时运动。将自己的生活安排充实愉快，禁熬夜。

（2）心情要愉悦开朗，多在户外参加同龄人的集体活动。

（3）睡觉时垫高上半身或抬高床头10～20厘米是一个简单有效的好办法，单纯垫高枕头无效。也可用高为25厘米的楔形泡沫塑料垫或布制硬垫放在肩下,睡觉时可因重力的作用加快食管对酸碱反流物的清除。

(4)天气寒冷,特别是乍冷季节,影响食管括约肌的舒缩功能,疾病更容易发作,注意保暖。避免穿紧身衣服,保持大便的通畅,避免用力排便。这些生活方式会使腹内压增高而加重反流。

(5)避免应用降低食管下括约肌压的药物及引起胃排空延迟的药物,一些老年患者因食管下括约肌功能减退易出现胃食管反流,如同时合并有心血管疾病而服用硝酸甘油制剂或钙拮抗药可加重反流症状,应适当避免。一些支气管哮喘患者如合并胃食管反流可加重或诱发哮喘症状,尽量避免应用茶碱及多巴胺受体激动药,并加用抗反流治疗药物。

(6)适当运动,减轻体重,避免剧烈运动。保持良好的睡眠体位,以防重力作用致食物反流。注意冷暖,戒除烟酒,保持良好的情绪及生活方式。

(7)肥胖患者的腹部脂肪层增厚、腹内压力增加,是胃食管反流久治不愈、病情反复的一个重要因素,因此要加强体育锻炼、控制饮食、尽快减轻体重。但体育锻炼时不要做举重等可引起腹内压升高的运动,也不宜进行过于剧烈的运动。生活中也应尽量避免弯腰、屏气用力的动作。

二、食管癌

食管癌是原发于食管的恶性肿瘤,仅次于胃癌居第二位,以鳞状上皮癌多见,临床上以进行性吞咽困难为其最典型的症状。未分化癌较少见,但恶性程度高。

(一)病　因

1. 亚硝胺类化合物　我国调查发现,在食管癌高发区的粮食和饮水中硝酸盐、亚硝酸盐和二级胺含量显著增高。

2. 食管损伤、食管疾病及食物的刺激作用　食管损伤及某些食管疾病可以促发食管癌,如腐蚀性食管灼伤和狭窄、食管贲门失弛缓症、食管憩室或反流性食管炎患者。食管癌高发地区的居民有进食很烫的饮食、饮烈酒、吃大量胡椒、咀嚼槟榔或烟丝的习惯。根据统计,吸烟加饮烈性酒者发病率比少吸烟饮酒者高6.3倍。

3. 遗传因素　食管癌的发病常表现家庭性聚集现象,基因和蛋白质的变异可能引致食管癌的发生和发展。

4. 营养不良和微量元素缺乏　摄入动物蛋白不足和维生素A、维生素 B_2、维生素 C 缺乏,是食管癌高发区居民饮食的共同特点。

5. 病毒感染　实验研究后发现,人乳头状瘤病毒可能为食管癌病因之一。

6. 真菌感染　有人用发霉食物长期喂养小白鼠而诱发食管癌。

（二）诊断要点

1. 临床表现

（1）食管癌早期症状：吞咽食物哽噎感，常有唾液增多，吞咽不适症状，有时吞咽食物时有浮滞感，症状多不典型，易被忽视。主要症状为胸骨后不适、烧灼感、针刺样或牵拉样痛，进食通过缓慢并有滞留的感觉或轻度哽噎感。早期症状时轻时重，症状持续时间长短不一，甚至可无症状。

（2）食管癌中晚期症状

①进行性咽下困难。这是绝大多数患者就诊时的主要症状，但却是本病的较晚期表现，由不能咽下固体食物，发展至液体食物亦不能咽下。

②食物反流。因食管梗阻的近段有扩张与潴留，可发生食物反流，反流物含黏液混杂宿食，可呈血性或可见坏死脱落组织。

③胸骨后疼痛或闷胀感加重。约50%患者诉咽下食物时胸骨后有轻微疼痛或闷胀不适，多在吞咽粗糙硬食、热食或具有刺激性食物时疼痛明显。

④进行性吞咽困难。初期表现为异物感，患者感觉食管内有类似米粒或蔬菜片贴附于食壁，咽不下又吐不出来，随着病情的进展，吞咽困难逐渐加重，以固体食物为重。可伴有呕吐、反酸等。

⑤咽喉干燥。有1/3的患者诉咽喉部干燥、发紧，咽下食物不利或轻微疼痛，进干燥或粗糙食物尤为明显。

⑥其他症状。长期摄食不足可导致明显的慢性脱水、消瘦、贫血、营养不良、消瘦与恶病质。有左锁骨上淋巴结肿大，或因癌瘤扩散转移引起的其他表现，如压迫喉返神经所致的声音嘶哑，骨转移引起的疼痛，肝转移引起的黄疸等，当肿瘤侵及相邻器官并发生穿孔时，可发生食管瘘、支气管瘘、纵隔脓肿、肺炎、肺脓肿及主动

脉穿破大出血,导致死亡。

2. 辅助检查

(1)超声内镜:能准确判断食管癌的壁内浸润深度、异常肿大的淋巴结,以及明确肿瘤对周围器官的浸润情况,对肿瘤分期、治疗方案的选择及预后判断有重要意义。

(2)食管黏膜脱落细胞检查:主要用于食管癌高发区现场普查,吞入双腔塑料管线套网气囊细胞采集器,充气后缓缓拉出气囊,取套网擦取物涂片做细胞学检查,阳性率可达90%以上。

(3)食管 X 线检查:早期食管癌 X 线钡剂造影的征象可见黏膜皱襞增粗,纤曲及中断;食管边缘毛刺状;小充盈缺损与小龛影;局限性管壁僵硬或有钡剂滞留。中晚期病例可见病变处管腔不规则狭窄、充盈缺损、管壁蠕动消失、黏膜紊乱、软组织影,以及腔内型的巨大充盈缺损。

(4)内镜检查与活组织检查:是发现与诊断食管癌首选方法。可直接观察病灶的形态,并可在直视下做活组织病理学检查,以确定诊断。

(5)食管 CT 扫描检查:CT 可清晰显示食管与邻近纵隔器官的关系,如食管壁厚度>5 毫米,与周围器官分界模糊,表示有食管病存在。但 CT 扫描难以发现早期食管癌。

3. 鉴别诊断

(1)食管炎:发生食管炎患者无明显诱因在第二天早上起床后,吞咽口水时出现胸骨后不适,在 3～5 日自行消失。

(2)过敏性食管炎:由于对吃进某种食物过敏,如在云南的一种蔬菜叫芋头花,因烹饪未熟透时,有些人吃后胸骨后食管内发麻。在停食后 3～5 日自行消失。如不停食会加重麻痛感。

(3)其他:需与食管癌鉴别的疾病还有食管良性狭窄、食管贲门失弛缓症、食管良性肿瘤、癔症、食管周围器官病变、缺铁性吞咽困难等。

（三）西医治疗

食管基底细胞由重度增生到癌变的过程需要 1～2 年的时间，因此早期诊断、早期治疗很重要。一经发现应及时治疗。

1. 化学药物治疗

常用药物包括博来霉素、丝裂霉素 C、多柔比星（阿霉素）、氟尿嘧啶、长春碱酰胺、顺铂、甲氨蝶呤、洛莫司汀等。目前，多采用以顺铂和博来霉素为主的联合化疗方案，有效率多数超过 30 ％，缓解期为 6 个月左右。其疗效比单一化疗高，但毒性也相对增加。联合化疗目前不仅用于治疗晚期食管癌，也用于手术或放疗的综合治疗。下面介绍几种常用化疗方案。

（1）顺铂-博来霉素：顺铂 3 毫克/千克体重，第 1 日，静脉注射；博来霉素 10 毫克/平方米体表面积，第 3～6 日，静脉注射。第 29 日开始第二个疗程，隔 6～8 周给第三个疗程。

（2）博来霉素-多柔比星：博来霉素 15 毫克/平方米体表面积，第 1、4 日，静脉注射；多柔比星 40 毫克/平方米体表面积，第 2、3 日，静脉注射。每隔 3 周重复 1 个疗程。

（3）顺铂-甲氨蝶呤-博来霉素：顺铂 50 毫克/平方米体表面积，第 4 日，静脉注射；博来霉素 10 毫克/平方米体表面积，第 1、8、15 日，静脉注射；甲氨蝶呤 40 毫克/平方米体表面积，第 1、14 日，静脉注射。每隔 3 周重复 1 个疗程。

（4）顺铂-多柔比星-氟尿嘧啶：顺铂 75 毫克/平方米体表面积，第 1 日，静脉注射；多柔比星 30 毫克/平方米体表面积，第 1 日，静脉注射；氟尿嘧啶 600 毫克/平方米体表面积，第 1、8 日，静脉注射。第 29 日重复疗程。

（5）其他：如氟尿嘧啶联合顺铂、奥沙利铂联合氟尿嘧啶等。

2. 手术治疗　外科手术是治疗食管癌的首选方法。早期食管癌应尽早手术治疗,早期食管癌切除率100%,5年存活率高达90%左右;而中、晚期食管癌手术治疗远期疗效都不令人满意,5年存活率均在30%以下。根据病情可分姑息手术和根治手术。姑息手术主要对晚期不能根治或放疗后的患者,为解决进食困难而采用食管胃转流术、胃造口术、食管腔内置管术等。根治性手术根据病变部位和患者具体情况而定。原则上应切除食管大部分,食管切除范围至少应距肿瘤5厘米以上。

3. 放疗 食管癌放疗包括根治性和姑息性两大类。颈段和上胸段食管癌放疗效果优于手术,应以放疗为首选。放疗适用于食管上段、中下段食管癌不能手术者,也可在手术前放疗。对治疗中出现的毒性反应,可采取以下措施。

(1)照射性皮肤干燥、灼痛、色素沉着、脱屑,忌用手抓或剥脱皮屑;禁贴胶布和涂抹刺激性药物;忌用肥皂、手巾擦洗,忌用热水袋敷和避免阳光照射。要保持清洁和干燥。

(2)清洁口腔,减少反应,达到消炎止痛的目的。每天早晚刷牙,每餐后漱口;口腔炎症反应可用复合维生素B2片,维生素C片100毫克,庆大霉素4万单位,地塞米松注射液5毫克,薄荷糖浆50毫升,1%普鲁卡因注射液10毫升,配成抹剂,抹涂口腔。

(3)放射性食管炎用10%新霉素或1%普鲁卡因10毫升,每日3次,口服;补液和进非刺激性饮食。

(4)一旦发生放射性肺炎,则应停止放疗。用大量抗生素加激素联合应用(如青霉素加地塞米松),气急者吸氧。

4. 综合治疗 通常是放疗加化疗,两者可同时进行,也可序贯应用,能提高食管癌的局部控制率,减少远处转移,延长生存期。化疗可加强放疗的作用,但严重不良反应发生率较高。营养支持治疗:维持营养和水电解质平衡。

5. 内镜介入治疗

(1)早期食管癌:对于高龄或因其他疾病不能行外科手术的患

者,内镜治疗是一有效的治疗手段。对于病灶<2厘米,无淋巴转移的黏膜内癌,可施行内镜下黏膜切除术。对于早期食管癌可行内镜消融术。缺点是治疗后不能得到标本用于病理检查。

(2)进展期食管癌

①单纯扩张。方法简单,但作用时间短且需反复扩张;对病变范围广泛者常无法应用。

②其他。内镜下实施癌瘤消融术等。

6. 姑息治疗 食管内支架置放术是在内镜直视下放置合金或塑胶的支架,是治疗食管癌狭窄的一种姑息疗法,可达到较长时间缓解梗阻,提高生活质量的目的。胃上端食管癌与食管胃连接部肿瘤不宜放置。

(四)中医治疗

1. 辨证施治 一般来说,痰气交阻型属实证,为食管癌早期;津亏热结、血瘀内结型属虚实夹杂,为食管癌中期;气虚阳微型属虚证,为食管癌晚期。临床所见,多虚实夹杂,相互交错,辨证施治用于临床一定要审清虚实,分清主次,灵活掌握。

(1)痰气交阻

主症:吞咽梗阻,胸膈痞满,呃逆嗳气,呕吐痰涎,时轻时重,口干咽燥,苔微腻,舌质偏红,舌苔薄腻,脉弦细或细滑。

治则:开郁化痰,理气散结,佐以润燥。

方药:启膈散加味。郁金、茯苓、荷叶、沙参、丹参各15克,砂仁7克,川贝母10克,杵头糖25克。

用法:每日1剂,每剂煎2~3次,每次200~300毫升,每日2~3次,温热服。

加减:上方加全瓜蒌、陈皮,以增加行气化痰之功;阴伤较重者,可加玄参、麦冬、石斛;呕吐痰涎者,加姜半夏、竹茹。

（2）津亏热结

主症：吞咽梗阻，进食疼痛，普食难下，汤水可入，形体消瘦，口干咽燥，大便干结，五心烦热，舌质红干或微带裂纹，脉细弦数。

治则：养阴生津，清热散结。

方药：五汁安中饮加味。韭菜汁 20 毫升，牛奶 80 毫升，生姜汁 10 毫升，梨汁、藕汁各 50 毫升，沙参、玄参各 15 克，麦冬、生地黄各 10 克，金银花、蒲公英各 30 克，紫花地丁 20 克。

用法：韭菜汁、牛奶、生姜汁、梨汁、藕汁按比例频频先服。沙参、玄参、麦冬、生地黄、金银花、蒲公英、紫花地丁另煎饮服，每日 1 剂。

加减：血虚者，加用四物汤；气虚者，加四君子汤；便秘者，加肉苁蓉、大黄、甘草。

（3）血瘀内结

主症：吞咽困难，食不得下，食而复吐，饮水难下，胸膈疼痛，日渐加重，痛而拒按，面色晦暗，大便秘结，小便量少，舌红少津，或带青紫，脉细涩。

治则：活血化瘀，软坚破结，滋养阴血。

方药：通幽汤加味。生地黄、熟地黄、当归各 15 克，桃仁 12 克，红花 10 克，升麻 6 克，炙甘草 6 克。

用法：每日 1 剂，每剂煎 2～3 次，每次 200～300 毫升，每日 2～3 次，温热服。

加减：吞咽困难者，可先服玉枢丹（山慈姑、续随子、大戟、麝香、腰黄、朱砂、五倍子），以开膈降逆，后再服煎药。

（4）气虚阳微

主症：吞咽困难，时久症重，饮食不下，反吐清涎，口涌泡沫，精神疲惫，面色㿠白，形寒肢冷，胸闷气短，面浮足肿，舌淡苔白，脉细弱。

治则：益气回阳，温补脾肾。

方药:补气运脾丸或右归丸加减。人参 5 克,白术、橘红、熟地黄、山茱萸、菟丝子、肉桂、附子各 10 克,茯苓、山药、杜仲各 12 克,甘草 6 克,大枣 10 枚,生姜 5 片。

用法:每日 1 剂,每剂煎 2～3 次,每次 200～300 毫升,每日 2～3 次,温热服。

加减:神疲、气短者,加用独参汤;食入即吐者,加旋覆花、代赭石、姜半夏等,和胃降逆;呕吐痰涎者,可加杏仁泥、法半夏、胆南星。

2. 中成药

(1)六味地黄丸每次 6～9 克,每日 3 次,口服。

(2)猴菇菌片每次 3～4 片,每日 3 次,口服。

(3)醒消丸每次 4.5 克,每日 2 次,口服。

(4)斑蝥素片每次 0.25 毫克,每日 3～4 次,口服。

(5)肿节风片每次 4 片,每日 3 次,口服。

(6)香芝片每次 4 片,每日 3 次,口服。作为辅助治疗药物,增强机体免疫功能。

3. 单验方

(1)黄药子、七叶一枝花各 60 克,山豆根、败酱草、白鲜皮、夏枯草各 12 克。上药研粉,炼蜜为丸,每丸重 9 克。每次 2 丸,每日 3 次,温开水送服。

(2)猫眼草 3 克,鸡蛋 1 个。猫眼草煎汤,去渣后再打入鸡蛋液煮熟。吃鸡蛋喝汤,每日早晚各 1 次。

(3)威灵仙 60 克,板蓝根、猫眼草各 30 克,人工牛黄 6 克,硇砂 3 克,制南星 9 克。制成浸膏干粉,每次 1.5 克,每日 4 次,口服。适用于食管癌咽下困难者。

(4)硼砂 60 克,火硝 30 克,硇砂 3 克,沉香、冰片各 9 克,礞石 15 克。上药共研粉末,每次含化 1 克,徐徐咽下,1 小时 1 次,待黏液吐尽,能进流质饮食后,改为 3 小时 1 次,连用 2 日后停药。

（5）硇砂 30 克，白醋 30 毫升。硇砂研碎，置瓷器中加水 80 毫升煮沸，过滤去杂质，加白醋，放火上煮干，取其结晶粉末。每次 0.6～1.5 克，每日 3 次，冲服。适用于食管癌咽下困难者。

（6）醋制紫硇砂粉、紫金锭粉各等量。2 味混匀，每次饭前服 1 克，每日 3 次，15 日为 1 个疗程。对痰瘀结型食管癌有一定的软坚消积作用。溃疡型食管癌忌用。

（7）旋覆花（包）、姜半夏、陈皮、急性子、丹参各 9 克，煅代赭石 150 克，青皮、郁金、川厚朴、胆南星、炙甘草、生姜各 6 克。水煎服，每日 1 剂，连服 4 周为 1 个疗程。适用于痰气交阻型食管癌（初期）。

（8）党参、沙参、昆布各 10 克，生地黄、瓜蒌各 12 克，白术、木香、青皮、川厚朴、姜半夏、陈皮、桃仁、红花、赤芍、当归、蜂房各 9 克，丁香 3 克。水煎服，每日 1 剂，连服 4 周为 1 个疗程。适用于痰瘀互结型食管癌（中期）。

（9）党参、黄芪、丹参、山慈姑各 10 克，白术、当归、茯苓、赤芍各 9 克，生地黄、天花粉、石斛、夏枯草各 12 克，沙参 15 克，生牡蛎（先煎）30 克。水煎服，每日 1 剂，连服 4 周为 1 个疗程。适用于气血两衰型食管癌（后期）。

（10）郁金、柴胡、白芍、广木香各 10 克，公丁香、沉香各 6 克，八月札、旋覆花（包）、生半夏各 15 克，代赭石 30 克。水煎服，每日 1 剂，连服 4 周为 1 个疗程。适用于食管癌。

（11）丹参 15～30 克，赤芍、郁金、陈皮各 10 克，莪术、白芍、茯苓、生半夏各 15 克，威灵仙、冬凌草各 30 克。水煎服，每日 1 剂，连服 4 周为 1 个疗程。适用于食管癌。

4. 其他治疗

（1）针灸治疗：主穴为天鼎、天突、膻中、上脘、内关、足三里、膈俞、合谷。病灶在颈段者，加配穴气舍、大杼、风门等；病灶在中段者，加配穴气户、俞府、承满、肺俞、心俞等；病灶在下段者，加配穴期门、不容、承满、梁门等。如兼胸骨后痛者,配华盖穴;背痛者,配外关、后溪穴;进食困难或滴水不入者,重刺内关穴,针锋向上使针感达到胸部;食管内出血者,配尺泽、列缺、曲池穴;痰多者,灸大椎、中府、中魁穴,针大杼、风门、肺俞、列缺、合谷穴。

(2)推拿疗法:推拿疗法能缓解症状,改善生存质量,作为一种辅助治疗手段运用于食管癌。一般认为,推拿背部俞穴可以减轻胸前、背部疼痛。揉按合谷、足三里、涌泉穴,以扶正固本,启膈降逆。

(3)敷贴疗法

①金仙膏(开郁消积膏)。由苍术、白术、川乌、生半夏、生大黄、五灵脂、延胡索、枳实、当归、黄芩、巴豆仁、莪术、三棱、连翘、防风、芫花、大戟等多种中药制成的药膏。根据病情分次摊膏于纸上,外敷病处或选穴外贴。具有止痛、化痰、降逆之功效。适用于噎嗝等多种病症。

②复方荆芥液。荆芥、川乌、草乌各20克,细辛5克,川芎、荜茇各30克,马钱子15克。上药共研成细末,浸泡于75%酒精400毫升内,密闭7日,滤渣取液,再放入冰片粉15克备用。用棉球蘸药液涂痛处,每日1次或数次,用药后一般10~20分钟可见止痛效果。

5. 药膳食疗方

(1)凉拌蒲公英菜:蒲公英、香油、味精、食盐、酱油、醋各适量。蒲公英,去除老叶,并洗净,用开水焯下,切成小段,放入少许香油、味精、食盐、酱油、醋拌匀即可。

(2)人参饮:人参10克,牛奶300毫升,甘蔗汁30毫升,雪梨汁30毫升,蜂蜜适量。先将人参放入砂锅中,加水400毫升,煮至100毫升,与牛奶、甘蔗汁、梨汁搅匀,调入蜂蜜即可。不时频频饮用。补气养阴,安胃润燥。适用于晚期食管癌。

(3)海参煨蛋:鸡蛋1个,海参20克,姜末、食盐、味精各适量。

海参用水泡发后,洗净,切成小条或小块,锅内加水100毫升与海参、姜末同煮沸,海参条烂熟后,打入鸡蛋,放食盐搅均匀,起锅前放适量味精即可。每日1次,每次海参、鸡蛋食用完。滋阴益气,生血安神。适用于食管癌术后,久病愈后,食欲缺乏,心悸神疲,头昏眼花,筋骨酸软,失眠烦躁等。

(4)蘑菇肉片:猪瘦肉100克,鲜蘑菇150克,植物油、胡椒粉、水豆粉、清汤、食盐、味精各适量。猪肉洗净,切薄片;蘑菇切片;水豆粉、胡椒粉、食盐、清汤调成滋汁。锅内下植物油,烧至七八成热时,放入肉片炒几下,再下蘑菇片炒至断生时,下入滋汁收汁起锅即可。佐餐食用,每日1～2次,宜常吃。健脾养血。适用于食管癌术后恢复期,久病愈后恢复期,食欲缺乏,心悸气急,面色苍白或萎黄,眩晕眼花,神疲乏力等。

(5)冬虫夏草乌鸡:冬虫夏草3克,乌鸡肉100克,淀粉、葱、姜、花椒、胡椒各适量。冬虫夏草及乌鸡肉同入锅煮,加水800毫升及葱、姜、花椒、胡椒煮熟,然后打成匀浆,加淀粉成薄糊状煮沸。每日多次食用。

(6)猪肉炖灵芝:猪肉300克,灵芝(切片或研粉)30克,生姜3片,食盐适量。猪肉、灵芝片(粉)、生姜、食盐同放置瓦罐内,用微火炖至肉烂即可食用。每日1～2次。

(7)四汁饮:藕汁、甘蔗汁、梨汁、荸荠汁各等量。将藕汁、甘蔗汁、梨汁、荸荠汁加清水适量煮沸后,改用小火煮10分钟。可经常饮用,每日1～2次。

(8)西红柿饮:西红柿300克。西红柿洗净,去皮,打成汁饮用,每日1～2次。

(9)胡萝藕汁饮:胡萝卜200克,藕200克。胡萝卜、藕共洗净,打碎取汁,煮沸3分钟即可饮用,每日1次。

(10)蒜汁饮:紫皮大蒜30克。紫皮大蒜剥去外衣,打碎取汁,再煮沸3分钟,顿饮,每日1～2次。

(11)韭菜汁饮:生韭菜叶适量。生韭菜叶水泡,捣烂取汁,每次饮 100 毫升,每日 3 次。

(12)香菇蒸甲鱼:甲鱼 1 只,香菇 30 克,冰糖 15 克。将甲鱼宰杀,洗净;香菇洗净。香菇与甲鱼同入锅,先用大火炖煮 20 分钟,再放入冰糖小火煮约 10 分钟。吃甲鱼肉喝汤。养阴生津、润燥利咽。适用于食管癌患者在放疗期间食用。

(13)牛奶鹌鹑蛋羹:鹌鹑蛋 5 个,鲜牛奶 300 毫升,冰糖 20克。将冰糖溶入牛奶中,煮沸后冲入鹌鹑蛋,搅拌成蛋花。温热饮用,每日 1 剂。

(14)烧烤鲫鱼:活鲫鱼(150 克以上)1 条,大蒜适量。鲫鱼宰杀,去内脏及鱼鳞,将大蒜切碎,填入鱼腹,用数层纸包好,泥封,焙烧存性,剥去泥,研成细末,装瓶备用。每日 2～3 次,每次 3 克,米汤送饮。

(15)莼菜鲫鱼汤:鲫鱼 150 克,莼菜 100 克。鲫鱼、莼菜加水共煮汤,喝汤吃鱼及菜,每日 1 剂。

(16)胡椒蒸鸭:鸭 1 只,白胡椒 30 克,生姜 100 克,食盐适量。鸭宰杀,去毛,洗净,去内脏,把白胡椒、生姜(切片)、食盐放入鸭腹内,加水适量蒸 2 小时。喝汤吃鸭肉,每日 1 次。

(五)生活调养

1. 饮食调养原则

(1)做到细嚼慢咽、荤素合理搭配,要纠正进食过快、过硬、过粗等不良习惯。多食新鲜蔬菜,以补充维生素 C、维生素 B、维生素 E、维生素 A 和微量元素(如锌、钼、硒、铜、锰等)。

(2)食物宜细软,少食多餐。吞咽困难者,不要强行吞咽食物,以避免造成局部癌组织的扩散、转移、出血和增加疼痛的程度。制作饮食时,可把肉(鸡肉、猪瘦肉等)、蔬菜剁碎,放粥内熬烂食用。

（3）要加强营养，注意应给予浓缩的富含优质蛋白、脂类、无机盐及多种维生素的流质饮食，易消化，以减少食物对病变部位的刺激。

（4）食管癌患者的食管狭窄对冷食的刺激很敏感，稍冷的饮食便可造成食管痉挛而发生呕吐、疼痛和麻胀的感觉。所以，食管癌患者的饮食应以温热为宜。一切生食、冷饮均应避免。

（5）早期食管癌患者的饮食为每日 3～4 餐，以烂饭、米粉、面条、面片、稀粥、大枣粥等为主食；副食可选瘦肉、鱼、蛋、鱼肝、猪肝、羊肝、猪肾、羊肾、虾、鸭、甲鱼、豆腐皮、豆腐、番茄、冬瓜、丝瓜、萝卜、茄子、蘑菇、木耳、花菜等。副食制作宜烂、宜软。

（6）中、晚期食管癌患者的饮食为每日 6～7 餐，每次量 200～300 毫升。主食以粥类为宜，如米粥、大枣粥、肉末粥、面条、面片等。副食应制作成半流质或流质食用为宜。

（7）食管癌患者手术后康复期间，食疗中可用粥膳调理，如薏苡仁粥、大枣糯米粥、莲子桂圆杞子粥等，进食新鲜瘦肉、酸奶、蛋类、豆制品及新鲜水果。食欲缺乏者，可用以下食物调理口味，增进食欲，如新鲜山楂、鲜乌梅、鲜石榴；也可用橘皮、生姜、鸡肫等配餐煨汤。

（8）食管癌放疗时要综合补充维生素 B_1、维生素 B_6、维生素 B_{12}、叶酸及维生素 A、维生素 C、维生素 E 等，用以减轻放射损伤。因为，放射损伤时组织及血浆中维生素 C 的浓度降低，特别是肾上腺的维生素 C 含量可降低，经照射后患者肝脏中游离维生素 B_1和辅羧酶都下降，脑中的维生素 B_1 含量明显降低。叶酸对恢复体重，改善食欲和升白细胞都有好处。

（9）不吸烟，不酗酒，特别是不饮烈性酒。

2. 生活调养原则

（1）改变不良生活方式，养成良好饮食习惯，细嚼慢咽，避免吃粗糙的、烫的、硬的食物，不食过酸、过甜、过咸、过硬和辛辣食物。

（2）改变不良饮食习惯，尽可能少量多餐，多吃新鲜蔬菜水果，增加对维生素C的摄入，可以多吃些鱼、虾等。红肉不要过多吃，不吃霉变食物，少吃或不吃酸（咸）菜，不吃过热、过烫食物，戒烟酒。咸菜、咸肉等食物中含有致癌物质亚硝酸盐，应少吃。

（3）改良水质，减少饮水中亚硝酸盐含量。推广微量元素肥料，纠正土壤缺钼等微量元素状况。

（4）社区医疗机构对易感人群要进行监控，普及防癌知识，提高防癌意识。

（5）多在户外活动，多晒太阳，保持良好的心态。

三、急性胃炎

（一）病　因

1. 理化因素　过冷、过热的食物和饮料、浓茶、咖啡、烈酒、辛辣刺激性调味品、过于粗糙的食物等物理因素的损伤；糖皮质激素、抗生素，特别是非甾体抗炎药（如阿司匹林、吲哚美辛、布洛芬等）可刺激胃黏膜，破坏黏膜屏障。

2. 生物因素　细菌及其毒素，如常见致病菌为沙门菌、嗜盐菌、致病性大肠埃希菌等，常见毒素为金黄色葡萄球菌或毒素杆菌，以及机体的变态反应（过敏），尤其是前者较为常见。进食污染细菌或毒素的食物数小时后即可发生胃炎或同时合并肠炎，此即急性胃肠炎。

3. 应激状态　多导致急性糜烂出血性胃炎。可由重大的精神创伤、脑出血意外、严重的脏器功能衰竭、大手术、大面积烧伤、创伤、败血症和休克等引起。

（二）诊断要点

1. 临床表现

（1）上腹痛：中上腹偏左或脐周压痛，呈阵发性加重或持续性钝痛，伴腹部饱胀、不适。少数患者出现剧痛。

（2）恶心与呕吐：呕吐物为未消化的食物，吐后感觉舒服，也有的患者直至呕吐出黄色胆汁。

（3）腹泻：伴发肠炎者出现腹泻，随胃部症状好转而停止，可为稀便和水样便，一般无脓血。

（4）脱水：由于反复呕吐和腹泻，失水过多引起，皮肤弹性差、眼球下陷、口渴、尿少等症状；严重者可出现血压下降，四肢发凉等休克表现。

（5）呕血与便血：少数患者呕吐物中带血丝或呈咖啡色，粪便发黑或隐血试验阳性，说明胃黏膜有出血情况。

2. 辅助检查

（1）常规检查：血、尿、便常规，便隐血，呕吐物隐血，周围血白细胞计数增加，中性白细胞增多。还可检查电解质、肝功能及心电图等。

（2）X线钡剂检查：胃内病变黏膜粗糙、激惹。

（3）胃镜检查：胃黏膜充血、水肿，表面有片状渗出和黏液、斑点状出血、糜烂或小脓肿等。应激性胃糜烂大多数散布于全胃，但以胃底和胃窦部居多。

3. 鉴别诊断　本病需与食物中毒相鉴别。食物中毒除有恶心、呕吐外，还有神经毒性症状表现，症状较急性胃炎较重。

（三）西医治疗

1. 一般治疗　去除病因，卧床休息，停止一切对胃有刺激的饮食和药物。酌情短期禁食（1~2餐），然后给予易消化、清淡少渣的流质饮食。

2. 解痉镇痛

（1）颠茄片每次8毫克，口服，每日3次。

（2）溴丙胺太林每次15毫克，口服，每日3次。

（3）甲氧氯普胺每次5~10毫克，口服，每日3次。

(4)多潘立酮每次 10 毫克,口服,每日 3 次。

(5)还可局部热敷腹部止痛(有胃出血者不用)。

3. 抗炎 适用于急性单纯性胃炎有严重细菌感染者。

(1)小檗碱每次 0.3 克,口服,每日 3 次,5~7 日为 1 个疗程。

(2)蒙石散每次 1 包,口服,每日 3 次,5~7 日为 1 个疗程。

(3)诺氟沙星每次 200~300 毫克,口服,每日 3 次,5~7 日为 1 个疗程。

(4)阿莫西林每次 500 毫克,口服,每日 3 次,5~7 日为 1 个疗程。

(5)甲硝唑片或替硝唑片每次 0.4 克,口服,每日 2 次。不良反应为恶心、呕吐、食欲缺乏、头痛、眩晕,偶有感觉异常、肢体麻木等。

(6)庆大霉素片每次 40 毫克,口服,每日 3 次,连服 3~5 日。腹泻停止后即停药。

(7)奈替米星每次 50 毫克(1 毫升),肌内注射,每日 2 次,5~7 日为 1 个疗程。

4. 止吐、止泻 呕吐、腹泻 12 小时内禁水禁食,12 小时后可根据患者呕吐、腹泻的量多者应静脉补液,以纠正水、电解质紊乱。对于吐泻严重、脱水患者,特别是伴有腹泻重者或有脱水者应给予输液纠正水电解质平衡。

(1)藿香正气水每次 1 支,口服,服药后如不呕即停止服止呕药;如还有恶心者 3~4 小时后再服 1 支即可。

(2)藿香正气胶囊每次 2 粒,口服,每日 3 次。

5. 保护胃黏膜

(1)西咪替丁每次 0.4 克,口服,每日 2 次。

(2)硫糖铝每次 1 克,口服,每日 3 次。

(3)麦滋林-S 颗粒每次 1 包,口服,每日 3 次。

(四)中医治疗

1. 辨证论治

(1)食滞胃脘

主症:胃胀满,疼痛拒按,嗳腐吞酸,甚则呕吐,舌质红,苔厚腻,脉滑或紧。

治则:消食导滞,和胃降逆。

方药:保和丸化裁。姜半夏 12 克,陈皮、茯苓、焦山楂、神曲、莱菔子、连翘、枳实、大黄各 9 克,木香、厚朴各 6 克。

用法:每日 1 剂,每剂煎 2～3 次,每次 200～300 毫升,每日 2～3 次,温热服。

(2)寒邪犯胃

主症:胃脘冷痛,遇寒痛甚,喜暖喜按,纳少便溏,口淡流涎,舌质淡,苔白滑,脉沉紧。

治则:辛温散寒,和胃止痛。

方药:良附建中汤化裁。紫苏叶 12 克,香附 9 克,桂枝 9 克,炒白芍 12 克,高良姜 6 克,黄芪 15 克,炙甘草 6 克,生姜 6 克,大枣 3 枚。

用法:每日 1 剂,每剂煎 2～3 次,每次 200～300 毫升,每日 2～3 次,温热服。

(3)暑湿伤胃

主症:胃脘闷痛,胸腹痞满,恶心呕吐,发热恶风,口黏纳呆,头身重滞,口干不多饮,小便黄赤,大便黏滞,舌质红,苔黄腻,脉濡数。

治则:清暑化湿,和胃醒脾。

方药:藿朴夏苓汤化裁。藿香 9 克,厚朴 9 克,姜半夏 12 克,茯苓 10 克,黄芩 9 克,葛根 9 克,白蔻仁 9 克,黄连 5 克,薏苡仁

12克。

用法:每日1剂,每剂煎2～3次,每次200～300毫升,每日2～3次,温热服。

2. 中成药

(1)珠黄散:主要成分为珍珠、牛黄、冰片等。珍珠、牛黄有清热解毒、收敛生肌作用;冰片内用清热止痛,外用防腐止痒。每次1～2包,每日2～3次,口服。散剂内服或鼻饲给药,对胃黏膜的溃疡、糜烂、出血均有较好疗效。

(2)乌贝散:乌贝散由海螵蛸(乌贼骨)、贝母组成,按1∶0.8比例研成粉末,每次3～6克,每日3次,凉水吞服,治疗急性出血性胃炎有明显疗效。乌贝散有收敛止血、收缩血管、促进血凝、保护胃黏膜的作用。

3. 验方

(1)三合汤:百合30克,乌药9克,丹参30克,檀香(后下)6克,砂仁3克,高良姜9克,制香附9克。水煎服,每日1剂。适用于虚实寒热型胃炎。

(2)调气散:香附、乌药、陈皮各9克,木香、青皮各6克,砂仁、藿香各9克,甘草6克。重症者,加槟榔、莪术。水煎服,每日1剂。适用于脾胃气滞之胃炎。

(3)清中和胃汤:苍术10克,厚朴6克,陈皮6克,茯苓10克,黄连3克,黄芩10克,炒栀子6克,草豆蔻10克,姜半夏10克,甘草6克。水煎服,每日1剂。适用于湿热蕴郁之急性胃炎引起的呕吐。

4. 其他疗法

(1)针灸疗法:主穴取中脘、足三里、内关。寒邪客胃者,配加上脘、胃俞、中脘穴,各穴加灸法;肝气犯胃者,配加肝俞、公孙、阳陵泉穴;饮食伤胃者,配加下脘、胃俞、公孙穴;湿热中阻者,配加公孙、合谷、梁门穴;脾胃虚弱者,配加关元、脾俞、公孙、胃俞穴。毫针浅刺,实证用泻法,虚证用补法,留针 20 分钟,10 分钟行针 1 次,每日 1 次;灸法每日 1 次,每穴艾 3～5 壮,或用艾条悬灸。属寒证者可用隔盐灸或隔姜灸神阙、中脘等穴;对妇女和老年人推荐使用温灸器灸,每次取 2～3 穴,辨证取穴同上,每穴 20 分钟,10 日为 1 个疗程。

(2)熨敷疗法:凡疼痛剧烈者,可布包以酒炒热的莱菔子、姜、葱、麸子等,熨中脘穴处,有利气温胃止痛作用。

5. 药膳食疗方

(1)丹参山药泥:山药 300 克,丹参 20 克。山药洗净,去皮,切片;丹参第一次煮水 300 毫升,第二次煮水 200 毫升,第三次煮 100 毫升,去渣。用 3 次的水一起煮山药至烂熟,吃山药喝汤,每日 1～2 次。

(2)麦芽山楂饮:生麦芽 15 克,生山楂 20 克。生山楂洗净,切片,去核,同麦芽一起,用沸水冲泡,取汁当茶适量饮。活血化瘀,消食和中健胃,疏肝气。适用于胃肠道疾病,发热,久病体质虚弱,食欲缺乏,干呕食少等患者。

(3)山枣陈皮饮:山楂 10 克,大枣 8 枚,陈皮 10 克。大枣、山楂、陈皮一同加水 1 000 毫升,煎沸 6 分钟,待凉当茶饮用。养心脾,益气血,理气化痰,和胃。适用胃肠道疾病,体弱多病、反复发作,面色无华,倦怠乏力,食欲缺乏,腹胀不思饮,营养不良等。

(4)山枣柿饼:大枣 30 克,柿饼 30 克,山茱萸 20 克,面粉 200 克,炼乳、植物油各适量。把大枣掰开,去核;柿饼洗净,去蒂,切块,与山茱萸一同捣碎、拌匀、烘干、研成细粉。把细粉与面粉拌匀,加适量的水调和,做成小饼。锅烧热,放入植物油烧至七八成热,将小饼逐个油炸至熟。食用前蘸炼乳即可,每日 1～2 次,宜常吃。补肝肾,健脾开胃,清热止渴。适用于胃肠道疾病,术后恢复期,口渴神疲,头晕耳鸣,腰酸膝软,心烦失眠等。

(5)山药糯米粥:山药 100 克,薏苡仁 100 克,荸荠粉 20 克,糯米500克,蜂蜜适量。将山药去皮,洗净,切块,打成粉或糊。薏苡仁洗净下锅,加水2 000毫升,用武火煮沸,改用文火煮至薏苡仁开花时,再将糯米、大枣下锅,煮至米烂,将山药粉边下边搅,隔5分钟后,再将荸荠粉撒入锅内,搅匀后停火。将药粥装碗内时,放入适量蜂蜜即可。可供主食或半流食,每日1~2次,宜常吃。补中益气,滋肝养肾,养心健脾。适用于胃肠道疾病,久病后体质虚弱,食欲缺乏,腰脊酸软,神疲困倦,四肢不温等。

(6)木耳炒猪肝片:鲜猪肝250克,木耳5克,青菜叶、料酒、姜、葱、水豆粉、清汤、食盐、植物油各适量。将猪肝洗净,切片;木耳水发后洗净,去杂质;青菜叶洗净,切段;姜切丝;葱切段。把肝片、食盐、水豆粉加水适量一起搅匀;另把酱油、料酒、醋、食盐、水豆粉调成滋汁。锅内放植物油烧至八九成热,放肝片翻炒,变色发硬时下入木耳、姜丝略炒,下入青菜叶翻炒,再倒入滋汁炒匀,入葱段翻炒起锅即可。佐餐食用,每日1~2次。补肝养血,滋阴凉血,健脾和胃。适用于胃肠道疾病。

(7)墨鱼鹌鹑蛋:墨鱼50克,鹌鹑蛋10个,陈皮、木香各5克,食盐、姜末各适量。墨鱼用水泡发,去皮和骨,洗净,切丝,入锅加水100毫升左右,置武火上煮沸,沸后用文火炖煮30分钟,墨鱼丝烂熟后,放姜末,打鹌鹑蛋入锅,放食盐,熟后即起锅。佐餐分1~2次用完。养血祛瘀,益中气。适用于胃肠道疾病。

(8)红豆蔻煨肘:猪肘子500克,红豆蔻5克,大枣20枚,冰糖50克。将肘子洗净,放沸水氽一下捞出;红豆蔻拍破,用干净纱布包扎好。将肘子放入锅内,加水用武火煮沸,打去浮沫,将豆蔻、冰糖、大枣一同入锅,改用文火熬煮至肘子烂熟,取出纱布包即可。每日1次,吃肘子肉喝汤。健脾益气,温中和胃,滋阴补虚润燥。适用于胃肠道疾病,久病后恢复期体质虚弱,食欲缺乏,营养不良,面色苍白无华,四肢不温,倦卧嗜睡,神疲乏力等。

(9)归地烧羊肉:羊肉200克,当归15克,生地黄15克,干姜

6克,酱油、料酒、红糖、食盐、味精各适量。羊肉洗净,切小块,与当归、生地黄、干姜(拍破)、酱油、料酒、红糖、食盐一同入锅,加水1000毫升,将锅置武火上煮沸后,改用文火熬煮至羊肉烂熟,食用前加味精出锅即可。佐餐食用,每日1次,在冬季宜常吃。滋阴补血,补中益气,健脾和胃。适用于胃肠道疾病,久病后体质虚弱,四肢不温,心悸气急,面色苍白等。

(10)黄芪煨仔鸡:未下蛋仔鸡1只,生黄芪100克,生姜、葱、食盐、草果、味精各适量。将仔鸡宰杀,除毛,去内脏,洗净;生姜去皮,拍破。将黄芪放入鸡腹中,放入砂锅内,加水2000毫升,生姜、食盐一同放入,用草木炭余火煨至8~10小时后出锅,放入味精即可。每日1~2次,每次适量吃肉喝汤。补血益气,充填精髓,健脾和胃。适用于胃肠道疾病,癌症,久病愈后,食欲缺乏,心悸气短,神疲乏力,四肢畏寒,易于感冒,少气懒言,头晕目花等。

(11)黄豆炖鸭:鸭1/2只,黄豆100克,生姜适量。将鸭洗净,劈开,砍成小块;黄豆洗净,生姜拍破。将鸭肉、黄豆、生姜一同入砂锅,放加水先用武火烧沸,改用文火熬煮至鸭肉烂熟,食用前放食盐。每日1~2次,适量吃肉、黄豆喝汤。壮腰健肾,健脾润燥,健脾和胃。适用于胃肠道疾病,食欲缺乏,跌打损伤,腰膝酸软,四肢乏力等。

(12)清炖鳖肉:活鳖(500克)1只,姜、葱丝、食盐各适量。用开水将鳖烫死,去头、爪;姜去皮,拍破。鳖肉、姜入砂锅,加水先用武火煮沸,后改用文火炖至鳖肉烂熟,起锅前加食盐、葱丝即可。每日1~2次,喝汤吃鳖肉。滋阴潜阳,健脾和胃,抗癌活血。适用于胃肠道疾病,胃肠道手术,体弱多病,食欲不佳,久病不愈,头痛头胀,耳鸣眩晕,心悸不寐,腰膝酸软等。

(13)归芪鸡汤:活鸡1只,当归30克,黄芪50克,姜、葱、大料、食盐各适量。将活鸡宰杀,除毛,去内脏,洗净。黄芪、当归洗净,置入鸡腹内,加水用武火煮沸,再放入大料、姜、葱、食盐,改用文火熬煮至鸡肉烂熟即可。每日1~2次,喝汤吃肉。补中益气,养血和血,健脾和胃,补精髓。适用于胃肠道疾病、癌症、体质虚弱多病,并心悸头晕,气短乏力,神疲懒言,唇甲淡白无华,脏器下垂等。

(14)醋泡姜蒜:鲜生姜50克,大蒜5瓣,酱油、醋、味精各适量。鲜生姜洗净,去皮,切细丝;大蒜去外衣,洗净,切薄片。将生姜、大蒜用酱油、醋、味精浸泡10分钟左右即可食用。健脾开胃,增进食欲。

(15)鲜肉炒虾仁:鲜肉200克,鲜虾仁50克,胡椒粉、香油、葱、食盐、味精、水淀粉、植物油各适量,猪油3滴。鲜肉洗净,切成4厘米×3厘米小薄片,并用水淀粉拌匀,锅内放入植物油,烧热后将肉片放入,拌匀近熟,放入虾仁拌炒,放入胡椒粉、香油、葱、食盐拌匀即可。佐餐食用,每日1~2次。补肾气,壮元阳,宽中下气,补而不滞,健脾和胃。适用于胃肠道疾病,术后恢复期,重病恢复期,食欲缺乏,面色苍白,腰酸腿软,肢冷畏寒,营养不良等。

(16)炒三鲜:猪瘦肉120克,绿豆芽300克,韭菜黄100克,植物油、花椒、料酒、食盐、味精各适量。猪肉洗净,切成丝;绿豆芽洗净,拣去豆壳;韭菜拣去黄叶。锅烧热倒入植物油烧至五六成热时,放入花椒、姜末、葱段煸出香味,放入肉丝快速翻炒,倒入料酒,肉丝快熟前放入绿豆芽继续翻炒,加韭菜黄、食盐,出锅前加入味精翻炒即可。佐餐食用,每日1~2次,宜常吃。滋阴补肾,健脾开胃。适用于胃肠疾病,术后恢复期,手术中失血过多,体质虚弱,食欲缺乏,不思饮食,面色苍白无华,腰膝酸软,神倦乏力,耳鸣头晕等。

(五)生活调养

1. 饮食调养原则

(1)严格注意饮食卫生,同时注意食品保质期和失效期,严防食物中毒。对于不知名或不熟悉的食物,尽可能不吃或待了解后再食用。

(2)发病时暂禁食(4～12小时),但要饮少量糖水或淡盐水,以减轻胃的负担。症状减轻后先进流质或半流质,应以少量多餐、高营养易消化的食物为主,然后过渡至软食和普通饮食。

(3)禁食超过24小时者应静脉输液,除供给足量的葡萄糖和电解质平衡液外,还应提供适量的氨基酸或蛋白质,以修复损伤的胃黏膜。

(4)注意饮食清淡,禁食油腻重、油炸、生冷坚硬、难以消化食物。

2. 生活调养原则

(1)注意冷暖,在气候变化的季节里及时添加衣被,保持室内温暖、空气流通,防止因受寒而引起病情加重。

(2)患者要经常保持心情舒畅,正确对待病情,合理安排生活,保持正常的生活作息规律,避免劳累过度。因紧张、焦虑、恐惧等精神因素,可使迷走神经兴奋,结果导致胃酸和胃蛋白酶分泌过多。

(3)慎用对胃黏膜有损伤的药物,如解热镇痛类药物(包括阿司匹林、对乙酰氨基酚、保泰松、吲哚美辛、布洛芬等)可直接破坏、损伤胃黏膜屏障,使胃黏膜抵抗力下降,易受胃酸和胃蛋白酶的侵蚀而产生胃炎。糖皮质激素类(如泼尼松、地塞米松等)也能促进胃酸分泌增加,并使胃的保护性黏液分泌减少,从而诱发或加重胃炎。

(4)吸烟可引起味觉迟钝、食欲缺乏,还可引起迷走神经兴奋,胃分泌和蠕动增强,幽门、贲门松弛,可使患者夜间胃酸分泌明显增加,还可增加胆酸和十二指肠内容物反流至胃窦。吸烟可对抗药物的治疗作用,患者尽管按常规服用抗酸药、胃黏膜保护药等,但其药物疗效可受到抑制,影响和延迟胃炎恢复。故患者要戒烟。

（5）喝茶尽管对身体有诸多益处，但胃炎患者不宜多饮茶。喝浓茶是导致病情加重、复发的原因之一。浓茶含过多的咖啡因、茶碱等，可使中枢神经系统的兴奋性增高，促使胃活动增强，表现为胃蠕动加快、胃壁细胞分泌亢进、胃酸增多，对胃黏膜刺激加强，从而导致胃炎症状加剧。因此，在药物治疗期间，应禁止饮茶。长期患慢性胃炎的患者，平时也应少喝茶或只喝淡茶，不能饮浓茶、咖啡。

（6）饮酒，特别是高度数烈酒不仅直接损伤消化道，引起胃炎，可使胃的消化功能降低，特别是对胃黏膜有不良影响。酒精对胃酸分泌和胃的消化功能起明显抑制作用，胃炎患者饮烈酒肯定会加重病情。

（7）中医对胃炎分胃热和胃寒等，而茶也有寒、热之分，如胃热饮用热性茶或胃寒饮用寒性茶者可能很容易出现胃病的复发，只有胃热饮用寒茶，或胃寒饮用热性茶，才能起到养胃保胃的作用，对身体健康起到保健作用。

（8）避免精神紧张、心情忧郁及过度疲劳，宜生活有节、劳逸结合、情绪乐观，同时应加强体育锻炼，增强体质，加强胃肠运动功能。

四、慢性胃炎

（一）分　类

国际上对慢性胃炎从病理组织学改变和病变在胃的分布部位,结合可能病因,分成慢性非萎缩性胃炎(以往称浅表性胃炎)、萎缩性胃炎和特殊类型胃炎三大类。

1. 慢性非萎缩性胃炎　亦称慢性浅表性胃炎,是指不伴有胃黏膜萎缩性改变、胃黏膜层见以淋巴细胞和浆细胞为主的慢性炎症细胞浸润的慢性胃炎。根据炎症分布的部位,可分为胃窦胃炎、胃体胃炎和全胃炎。幽门螺杆菌感染首先发生胃窦胃炎,是一种慢性胃黏膜浅表性炎症,是慢性胃炎中最多见的一种类型,在胃镜检查中占全部慢性胃炎的 50%～85%。该病的发病高峰年龄为31～50 岁,男性发病多于女性。随年龄增长发病率逐渐增高。

2. 慢性萎缩性胃炎　是指胃黏膜发生了萎缩性改变,又可分为多灶萎缩性胃炎和自身免疫性胃炎。前者萎缩性改变在胃内呈多灶性分布,以胃窦为主,多由幽门螺杆菌感染引起的慢性非萎缩性胃炎发展而来;后者萎缩病变主要位于胃体部,多由自身免疫引起的胃体胃炎发展而来。本病以中老年人多见,男性发病多于女性。

3. 特殊类型胃炎　种类很多,由不同病因所致,临床上较少见。常见有感染性胃炎、化学性胃炎、嗜酸细胞性胃炎、淋巴细胞性胃炎、放射性胃炎及充血性胃炎等。

(二)病　因

1. 急性胃炎　急性胃炎治疗不彻底,胃黏膜病变或延绵不愈或反复发作,均可形成慢性胃炎。

2. 不良的生活习惯　某些饮食生活习惯,如长期大量的吸烟对胃黏膜可造成损伤,可以影响维生素 C 对胃内有害物质的中和、代谢。酒精可造成胃黏膜的急性损害;浓茶、辛辣,或进食时不充分咀嚼,过度的辛辣刺激性食物,粗糙食物反复损伤胃黏膜;长期进食过冷、过热的食物和饮料(如高碳酸饮料、喝热茶等);经常饥饱不均;长期服用水杨酸盐类、非甾体抗炎药(如阿司匹林、保泰松等),或长期接触某些金属物质(如铅、铜等),受到放射物质伤害(如肿瘤放疗等);长期的胃内容物潴留胃内等因素亦可引发胃黏膜的炎症。

3. 幽门螺杆菌　已明确幽门螺杆菌感染为慢性胃炎的最主要病因,有人将其称为幽门螺杆菌相关性胃炎。

4. 十二指肠液反流　慢性胃炎患者因幽门括约肌功能失调,常引起胆汁反流,可能是一个重要的致病因素。

5. 年龄与慢性胃炎亦呈相关性　年龄越大,抗胃黏膜损伤机制越低,受外界因素影响越显著。

6. 遗传因素　研究表明,有些类型的慢性胃炎(如壁细胞抗体阳性胃炎)存在着遗传的倾向和家庭聚集现象,这些人体的遗传易感性在慢性胃炎的发生中起着相当重要的作用。

(三)诊断要点

1. 临床表现　慢性胃炎缺乏特异性症状,症状的轻重与胃黏膜的病变程度并非一致。大多数患者常无症状或有程度不同的消化不良症状,如上腹隐痛、食欲缺乏、餐后饱胀、反酸、恶心呕吐等。个别伴黏膜糜烂者上腹痛较明显,并可有出血。

(1)一般症状:慢性胃炎患者亦可合并食欲缺乏、腹泻、乏力、消瘦、头晕、失眠等。体格检查时可发现上腹部有压痛,并见消瘦、贫血等体征;患者常常可出现舌苔上的变化,如舌苔厚腻、色黄等。慢性胃炎的上述征象多与饮食有密切的关系,患者常因进食刺激性食物(如饥饿、过冷、过硬、辛辣等)而诱发。出血可以是反复少量的,也可见到大出血,表现为黑粪等,但一般在3~4日自愈而止,也有少数延绵数月或数年后,亦可复发。

(2)常见症状:上腹部疼痛和饱胀不适是慢性胃炎最为常见的症状。慢性胃炎的疼痛可包括很多不同的性质的疼痛,如有的表现为刺痛,有的为隐隐作痛,有的疼痛亦可以比较剧烈。有些慢性胃炎患者亦可出现泌酸过多的现象,也有频频出现嗳气、吞酸、泛恶、呕吐、嘈杂等,有时亦可因为胃液反流侵袭食管,而出现胃烧灼感。

2. 辅助检查　　对慢性非萎缩性胃炎症状无特异性,体征很少,X线检查一般只有助于排除其他胃部疾病,故确诊要靠胃内镜检查及胃黏膜活组织检查。对慢性萎缩性胃炎辅助检查以病情而定。

(1)胃液分析:A型萎缩性胃炎患者多无酸或低酸,B型萎缩性胃炎患者可正常或低酸。

(2)胃蛋白酶原测定:胃蛋白酶原由主细胞分泌。慢性萎缩性胃炎时,血及尿中的胃蛋白酶原含量减少。

(3)血清胃泌素测定:A型患者的血清胃泌素常明显增高,而B型患者的血清胃泌素低于正常。

(4)免疫学检查:壁细胞抗体、内因子抗体、胃泌素分泌细胞抗体测定,可作为慢性萎缩性胃炎及其分型的辅助诊断。

(5)X线检查:X线胃钡剂检查大多数萎缩性胃炎患者无异常

发现。气钡双重造影可显示胃体黏膜皱襞平坦、变细,胃大弯的锯齿状黏膜皱襞变细或消失,胃底部光滑,部分胃窦炎胃黏膜可呈锯齿状或黏膜粗乱等表现。

(6)胃电图:在腹部等体表部位放置电极,通过胃电图仪描记胃运动时发生的胃电信号,测定胃电节律,包括基本电节律或胃慢波,了解有无胃节律的异常。通过不断地改进和经验积累,胃电图对胃运动功能方面的研究进一步完善,而且方便简单,患者不受痛苦,易于接受。

(7)胃镜及活组织检查:胃内镜检查及活检是最可靠的诊断方法。胃内镜诊断应包括病变部位、萎缩程度、肠化生及不典型增生的程度。肉眼观察萎缩性胃炎的黏膜多呈苍白或灰白,皱襞变细或平坦。黏膜可表现红白相间,严重者有散在白色斑块。黏膜下血管显露为萎缩性胃炎的特征,可见到红色网状小动脉或毛细血管,严重的萎缩性胃炎,可见有上皮细胞增生形成细小颗粒或较大结节。亦有黏膜糜烂及出血现象。胃黏膜活检病理主要为腺体不同程度萎缩、消失,代之以幽门腺化生,间质炎症浸润显著。

(四)西医治疗

1. 慢性非萎缩性胃炎

(1)祛除各种可能致病的因素:如避免进食对胃黏膜有强刺激的饮食及药品,戒烟忌酒。注意饮食卫生等。

(2)药物治疗

①解痉镇痛

☆颠茄片 10 毫克,痛时服用,必要时 4 小时后可重复 1 次。症状消失者,即可停用。不良反应有口干,便秘,出汗减少,视物模糊,排便困难。前列腺肥大、青光眼、哺乳期妇女禁用。

☆溴丙胺太林(普鲁本辛)片 15～30 毫克,痛时服用。症状消失者,即可停用。不良反应可见口干,视物模糊,排尿困难。青光眼、前列腺肥大及手术前忌用,心脏病患者慎用;不能与促动力药同用。

②抑酸护胃。见本书食管反流抑酸药

③抗炎治疗。见本书急性胃炎章节治疗。

④黏膜保护药。见本书食管反流黏膜保护药。

2. 慢性萎缩性胃炎

(1)一般治疗:慢性萎缩性胃炎患者无论其病因如何,均应戒烟忌酒,避免使用损害胃黏膜的药物(如阿司匹林、保泰松、吲哚美辛、利血平、甲苯磺丁脲、激素、红霉素等),饮食宜规律,避免过热、辛辣食物,积极治疗慢性口、鼻、咽部感染病灶。补充叶酸和维生素 B_{12}。

(2)弱酸治疗:证实低酸或无酸患者服用米醋 5～10 毫升,每日 3 次;或 10%稀盐酸 0.5～1.0 毫升,饭前或饭时服,同时服用胃蛋白酶合剂 10 毫升,每日 3 次;亦可选用多酶片或胰酶片治疗,以改善消化不良症状。

(3)抗幽门螺杆菌治疗:诊断幽门螺杆菌相关性慢性胃炎时,应以病理组织学检查发现幽门螺杆菌为依据。常用于治疗幽门螺杆菌的抗生素有以下几种。

①克拉霉素每次 0.25 克,口服,每日 2 次。

②阿莫西林每次 1 克,口服,每日 2 次。

③甲硝唑每次 0.4 克,口服,每日 2 次。

④呋喃唑酮每次 0.1 克,口服,每日 2 次。

(4)常用于治疗幽门螺杆菌的方案

①铋剂＋2 种抗生素。铋剂标准剂量,如枸橼酸铋钾 20 毫克＋阿莫西林 0.5 克＋甲硝唑 0.4 克,均每日 2 次,口服,2 周为 1 个疗程;铋剂标准剂量,如枸橼酸铋钾 20 毫克＋四环素 0.5 克＋甲硝唑 0.4 克,均每日 2 次,口服,2 周为 1 个疗程;铋剂标准剂

量,如枸橼酸铋钾 20 毫克＋克拉霉素 0.5 克＋甲硝唑 0.4 克,均每日 2 次,口服,1 周为 1 个疗程。

②质子泵抑制药＋2 种抗生素。质子泵抑制药标准剂量,如奥美拉唑 20 毫克＋克拉霉素 0.5 克＋阿莫西林 1 克,每日 2 次,口服,1 周为 1 个疗程;质子泵抑制药标准剂量,如奥美拉唑 20 毫克＋阿莫西林 1 克＋甲硝唑 0.4 克,每日 2 次,口服,1 周为 1 个疗程;质子泵抑制药标准剂量,如奥美拉唑 20 毫克＋克拉霉素 0.5 克＋甲硝唑 0.4 克,每日 2 次,口服,1 周为 1 个疗程。

③根除幽门螺杆菌。有很多种方案,常用以铋剂或质子泵阻滞药为中心,如铋剂或质子泵阻滞药加上 2 种抗菌药即组成三联方案,质子泵阻滞药为中心的三联加上铋剂即为四联。

三联疗法举例:丽珠胃三联由枸橼酸铋钾片(白色片)、替硝唑片(绿色片)和克拉霉素片(黄色片)复合包装而成,服用方便,每日 1 小盒,1 个疗程连服 7 日,根治率达 90% 以上。

(5)胃动力药:抑制胆汁反流和改善胃动力等。见本书第一章的食管反流胃动力。

(6)加强黏膜保护:见本书第一章的食管反流胃黏膜保护。

(7)助消化药:助消化药是指一类能促进胃肠道消化过程的药物,用于消化液分泌不足时可以发挥替代疗法的作用。

①酵母。含有丰富的蛋白质、转糖酶和烟酸、叶酸、维生素 B_1、维生素 B_2、维生素 B_6、维生素 B_{12} 等 B 族维生素。常用于腹胀、消化不良及 B 族维生素缺乏症的辅助治疗。每片剂量有 0.3 克、0.5 克两种剂型,胶囊每粒含酵母 0.25 克。常用剂量为 0.3～0.5 克,每日 3 次,饭后嚼碎服。本品不能与碱性药物合用,否则维生素可被破坏。储存应置于密闭、遮光、干燥处。不良反应较少,过量服用可导致腹泻。

②乳酶生。为嗜酸性乳酸杆菌、粪链球菌、糖化菌的干燥制剂。适用于治疗消化不良、腹胀。每片剂量有 0.1 克、0.15 克、

0.3克3种剂型。成人每次0.3~1.0克,每日3次,饭后服。因其活力易受多种因素所破坏,所以不宜与制酸药、抑菌药、抗生素合用;如合用,至少应间隔3小时。铋剂、鞣酸、药用炭、酊剂等能抑制、吸附或杀灭乳酸杆菌,故不可合用。

③胰酶微粒胶囊。含胰酶150毫克。起始剂量每次1~2粒,于用餐时服用,有效剂量为每日5~15粒。放置日久,药物的效力会下降,故宜用新制药品,并应置于阴凉处储存,密闭防潮。不宜与抗生素或吸附药同服,合用应间隔2小时。

④多酶片。每片含胃蛋白酶48单位,胰酶160单位,胰淀粉酶1000单位,胰脂肪酶200单位。每次1~2片,每日3次,饭前吞服。由于本品是3种消化酶的混合物,在中性或弱碱性环境中(pH值为6.8~8.5)可促进蛋白质、淀粉及脂肪的消化。本品在酸性条件下易被破坏,故须用肠溶衣片,口服时不可嚼碎,应整片吞下。若与碳酸氢钠同服,可使本品的疗效增加。

(8)胃镜下治疗:胃镜不仅可以作为慢性胃炎诊断的主要工具,同时也可以借助胃镜对胃黏膜的直接接触,在直视下开展各类胃黏膜疾病的治疗。例如,利用各种钳子、套圈来进行异物的取出和息肉的套扎;还可以在胃镜的基础上配合高频电流、微波、激光等设备,利用它们在工作中产生的热能,在胃镜直视下开展对胃黏膜出血灶的凝固止血、胃息肉的切除、早期胃癌和重度异型增生灶的切除等。同时也可以在胃镜上联用特殊的注射针头等,对胃部肿瘤、黏膜异型增生、溃疡病出血、肝硬化食管静脉曲张等病灶进行抗癌药、抗生素、止血药、血管硬化药等的局部注射或药物喷洒。不仅使以前一些需要外科解决的问题可轻而易举使用胃镜得到解决,同时也丰富了药物的治疗手段。

（五）中医治疗

1.辨证论治

（1）脾胃虚弱：多见于慢性胃炎或伴胃下垂、胃肠功能减退，胃酸减低者，在发病的缓解期或中晚期。

主症：胃脘隐痛，喜温喜按，乏力，纳呆，食后痞满胀闷，大便或干或溏，甚则手足不温，舌质淡胖或有齿痕，舌苔薄白，脉细弱等。

治则：益气健脾，温中理气。

方药：黄芪建中汤加减。黄芪、山药各24克，茯苓、陈皮、白芍各15克，党参、白术、大枣、乌梅各10克，干姜、砂仁、甘草各6克。

用法：每日1剂，每剂煎2～3次，每次200～300毫升，每日2～3次，温热服。

（2）胃阴不足：常见于萎缩性胃炎，胃酸偏低。

主症：胃脘灼热不适，口干舌燥，喜凉饮，五心烦热，夜寐不安，大便干结，舌红少苔，脉弦细。

治则：酸甘化阴，养胃生津。

方药：沙参麦冬汤化裁。沙参、麦冬、玉竹、石斛、枸杞子各10克，白芍、山药、太子参、佛手各15克，甘草6克。

用法：每日1剂，每剂煎2～3次，每次200～300毫升，每日2～3次，温热服。

（3）肝胃不和：慢性胃炎早期或活动期，胃泌酸功能较高，胃肠功能紊乱较明显时症状多见。

主症：胃脘胀痛，涉及两胁，嗳气，反酸或恶心，口干苦，急躁易怒，情志不畅时诱发，舌红，苔薄白或黄燥，脉弦或弦数。

治则：疏肝健脾，缓急止痛。

方药：柴胡疏肝散加减。柴胡、枳壳、香附、白芍、延胡索各10克，白芍、当归、陈皮、云茯苓各15克，甘草6克。

用法:每日 1 剂,每剂煎 2～3 次,每次 200～300 毫升,每日 2～3 次,温热服。

加减:胀痛明显者,加郁金 15 克,青皮、木香各 10 克,以加强理气解郁;嗳气频繁者,须顺气降逆,加沉香、旋覆花各 10 克。

注意:用药时应掌握"疏肝不忘安胃,理气慎防伤阴"的原则,使肝气条达,胃不受侮,勿伤肝阴,勿耗胃液。

(4)胃络瘀血:常见于慢性糜烂性胃炎,或炎症活动期,血液流变性异常及微循环障碍明显。

主症:胃脘刺痛,痛有定处,拒按,日久不愈,或有出血史,或粪便色黑,隐血阳性,舌质暗红或紫暗或有瘀斑,脉涩或弦涩。

治则:祛瘀通络,活血理气。

方药:丹参饮化裁。丹参、赤芍各 30 克,乳香、没药、川芎、莪术、枳壳各 10 克,当归、延胡索、山楂各 15 克。

用法:每日 1 剂,每剂煎 2～3 次,每次 200～300 毫升,每日 2～3 次,温热服。

加减:呕血黑粪、出血不止者,加三七粉 3 克,白及粉(冲服)15 克,以化瘀止血;失血日久、心悸少气、体倦纳差、脉虚弱者,用归脾汤健脾养心,益气补血;兼气虚者,加党参、黄芪;兼阴虚者,加石斛、玉竹、白芍;兼肝胃不和者,加白芍、柴胡、陈皮、姜半夏等。

(5)脾胃湿热:慢性胃炎急性发作,胃肠功能紊乱时症状明显。

主症:胃脘灼热胀痛,口苦口臭,尿黄,脘腹痞闷,渴不欲饮,苔黄腻或白腻,脉弦滑。

治则:清热利湿,运脾和胃。

方药:藿朴夏苓汤加减。藿香、厚朴、法半夏、陈皮、大黄各 10 克,蒲公英、败酱草、云茯苓、薏苡仁各 15 克,黄连、砂仁各 6 克。

用法:每日 1 剂,每剂煎 2～3 次,每次 200～300 毫升,每日 2～3 次,温热服。

2. 偏验方

(1)党参、炒白术、枸杞子、蒲黄、赤芍、白芍各 10 克,丹参、黄芪、山药各 15 克,三棱、莪术各 9 克,蒲公英 30 克。水煎服,每日 1 剂,30 日为 1 个疗程。适用于慢性浅表性胃炎。

(2)三棱、莪术、草豆蔻、白术、附片各 15 克,枳实、木香、黄连各 10 克,玄参、白芍各 12 克,党参 30 克,炙甘草 6 克。水煎服,每日 1 剂。适用于高原地区慢性胃炎患者。

(3)广木香、川楝子、算盘子根各 15 克,枯米(稻米炒至微黄)12 克,丹参、莱菔子各 10 克,陈皮、甘草各 6 克。水煎服,每日 1 剂,连服 30 日。宜进软食,忌刺激性食物。适用于慢性浅表性胃炎。

(4)百合 30 克,乌药 15 克,麦冬、神曲、茯苓各 12 克,白术、陈皮各 10 克,白豆蔻、甘草各 6 克。水煎服,每日 1 剂。适用于慢性胃炎胃脘痛明显者。

(5)柴胡、黄芩、半夏、海螵蛸、丹参各 12 克,沙参、苍术、厚朴、陈皮、藿香各 9 克,炙甘草、川贝母(另包冲)各 3 克。水煎服,每日 1 剂。适用于浅表性胃炎胃痛者。

(6)制乳香、制没药各 12 克,鹿角霜 10 克,白及末 15 克,红花 6 克,白蜜 100 克。水煎服,每日 1 剂。适用于慢性浅表性胃炎。

(7)珍珠母 30 克,丹参 20 克,黄芪、白及、白芍、蒲公英各 15 克,炙甘草、乌药各 10 克,制乳香、制没药、干姜各 6 克。水煎服,每日 1 剂。适用于慢性浅表性胃炎胃脘痛者。

(8)黄芪、丹参各 30 克,肉桂、吴茱萸、枳壳、片姜黄、川芎、红花、桃仁、三棱、莪术各 10 克,甘草 6 克。伴肠化生者,加水蛭 10 克;伴胃黏膜粗糙不平、隆起结节者,加王不留行、海藻各 15 克,炮穿山甲 10 克。水煎服,每日 1 剂,服药 2～4 个月。适用于慢性萎缩性胃炎伴肠上皮化生者。

(9)白花蛇舌草 30 克,炒枳实 20 克,醋炒柴胡、紫苏叶、厚朴、旋覆花、大腹皮、当归各15克,半夏、生姜、白豆蔻各10克。胆汁反流明显者,加川楝子、乌梅;胃黏膜充血明显者,加红藤、蒲公英;胃黏膜水肿明显者,加薏苡仁、泽兰;合并溃疡者,加白及、贝母、大黄。水煎服,每日1剂,30日为1个疗程。适用于胆汁反流性胃炎。

(10)柴胡12克,黄芩、半夏、党参各10克,生姜、甘草各6克,大枣4枚。久病夹瘀者,加丹参15克;郁热甚者,加黄连3克;腹胀满者,加枳壳10克;合并溃疡者,加溃疡散(三七1克,海螵蛸1.5克,枯矾0.5克)每次3克,每日3次;粪便隐血阳性者,加止血散(白及1.5克,大黄1克,枯矾0.5克)3克。水煎服,每日1剂。适用于胆汁反流性胃炎。

(11)黄芪、白芍各25克,党参、香附、茯苓、郁金各20克,柴胡、半夏、枳壳各15克,高良姜、莪术、延胡索、甘草各10克,吴茱萸5克。水煎服,每日1剂。适用于胆汁反流性胃炎。

(12)白及、枳壳各等量。研末,每次6~12克,每日3次,温开水调成糊状服,4~6周为1个疗程。适用于胆汁反流性胃炎。

(13)白芍20克,柴胡、蒲公英各15克,郁金、佛手各12克,大黄、甘草各8克,佩兰、浙贝母、枳壳、川厚朴各10克,黄芩6克。水煎服,每日1剂。适用于胃大部切除术后胆汁反流性胃炎。

(14)乌药、当归、紫苏、山楂、青皮、陈皮、沉香各30克,木瓜24克,木香12克。上药研为末,共为丸,每服6克。适用于慢性胃炎。

(15)当归、毛橘、青皮、厚朴、茯苓各30克,枳实、柴胡、川芎、延胡索、乌药、芍药、枳壳各24克,沉香、郁金、琥珀、木香、肉桂、白豆蔻、红花各15克,香附12克。上药制成蜜丸,朱砂为衣,每次6克,每日2次,温开水送下。适用于肝胃不和型慢性胃炎。

(16)姜黄18克,炒香附15克。上药研细末,每次2~3克,每日2次,口服。适用于慢性胃炎胃脘气滞作痛者。

(17)荜澄茄、白豆蔻各等份。上药研末,每次1.5~3克,每日

2 次，口服。适用于慢性胃炎胃寒疼痛者。

(18)百合 30 克，丹参 20 克。每日 1 剂，水煎，空腹服。适用于慢性胃炎虚寒疼痛者。

(19)太子参、生麦芽各 30 克，莪术 15 克，紫苏梗、九香虫、香椿花、鸡内金各 10 克，木香、三棱各 6 克。水煎服，每日 1 剂。适用于慢性萎缩性胃炎。

(20)白术、白芍各 15 克，干姜、厚朴、紫花地丁、柴胡、乌药各 10 克，半夏、黄芩各 6 克，生大黄 5 克，黄连、生地黄各 4 克，三七粉(冲服)4 克。水煎服，每日 1 剂，连服 2 个月。适用于糜烂性胃炎。

(21)柴胡、黄芩、姜半夏、枳实、姜竹茹各 9 克，酒大黄、青水香、黄连、九香虫各 6 克，吴茱萸 3 克。水煎服，每日 1 剂，30 日为 1 个疗程。适用于慢性胆汁反流性胃炎。

(22)蒲公英 30 克，黄芪、白术、白花蛇舌草各 20 克，黄连、枳壳、清半夏各 10 克，砂仁、丹参各 15 克，甘草 6 克，三七(冲服)3 克。水煎服，每日 1 剂。适用于幽门螺杆菌相关性慢性胃炎。

(23)蒲公英、薏苡仁、白芍各 30 克，黄芪、延胡索各 15 克，生栀子 12 克，半夏、陈皮、木香各 10 克，生姜 8 克，甘草 6 克。水煎服，每日 1 剂，40 日为 1 个疗程。适用于慢性胃炎。

(24)白芍 24 克，黄芪、蒲公英各 15 克，白术、薏苡仁、连翘、海螵蛸各 12 克，白茯苓、厚朴、白及、炙甘草各 10 克，丁香 3 克。上药水煎至 200 毫升，每次 50 毫升，每日 2 次，饭前温服，3 个月为 1 个疗程。适用于慢性浅表性胃炎。

(25)白芍、香附、茯苓等各 30 克，枳壳、郁金各 20 克，紫苏梗、青皮、陈皮、桔梗、延胡索各 15 克，川楝子、柴胡、砂仁、半夏各 12 克，炙甘草 6 克，生姜 3 片，大枣 5 枚。研末为散，每次 10 克，每日 4 次，并随症配药煎汤送服。适用于慢性胃窦炎。

(26)海螵蛸、蒲公英、半枝莲、鸡血藤各 30 克，代赭石 20 克，川楝子、延胡索、郁金、莱菔子各 15 克,酒大黄 2 克,甘草 3 克。共研成粉压片,每日 4 次,每次 4 片,饭前 1 小时和睡前 0.5 小时口服。适用于慢性胃炎。

(27)炙枇杷叶(包)、炙紫菀各 12 克,川郁金、炒枳壳各 9 克,桔梗 6 克,粉甘草 3 克。水煎服,每日 1 剂,20 日为 1 个疗程。适用于慢性胃炎肺胃不和者。

(28)海螵蛸 15 克,延胡索 10 克,黄连 8 克,大黄、甘草各 6 克。水煎服,每日 1 剂,20 日为 1 个疗程。适用于慢性胃炎胃热积滞者。

(29)黄芪 100 克,蒲公英、紫花地丁、白芍各 30 克,百合、代赭石、丹参各 20 克,乌药 15 克,甘草 10 克。水煎服,每日 1 剂,2 个月为 1 个疗程。适用于慢性胃炎黏膜异型增生及肠上皮化生。

(30)刘寄奴、麦芽各 30 克,栀子、郁金、连翘各 10 克,甘草 6 克。水煎服,每日 1 剂,30 日为 1 个疗程。适用于湿热型慢性胃炎胃脘痛者。

(31)百合 15 克,柴胡、郁金、台乌药、川楝子、黄芩、丹参各 10 克,甘草 6 克。水煎服,每日 1 剂,3 个月为 1 个疗程。适用于萎缩性胃炎。

(32)天花粉、谷芽各 15 克,北沙参、麦冬、当归、五灵脂、蒲黄、法半夏、黄连各 10 克,玉竹、山楂各 12 克,枸杞子 9 支,川楝子 8 克,吴茱萸 6 克。水煎服,每日 1 剂。适用于慢性胃炎胃脘痛者。

(33)黄芪、金钱草各 30~60 克,炒白术、白花蛇舌草、郁金各 15~30 克,黄连、白豆蔻、鸡内金、淫羊藿、柴胡各 5~10 克。水煎服,每日 1 剂,连续治疗 3~6 个月。适用于慢性萎缩性胃炎。

(34)丹参 30 克,白芍 15 克,赤芍、川楝子、当归、木瓜、延胡索、玫瑰花、黄连各 12 克,荜茇、檀香各 3 克。水煎服,每日 1 剂,根据病情服 1~4 个月。适用于萎缩性胃炎。

(35)云茯苓、神曲各 20 克,藿香 15 克,阳春砂仁、柴胡各 12

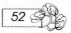

克,广陈皮、清半夏、川厚朴、白豆蔻、黄芩各 10 克,大枣 5 枚。随症加减,水煎服,每日 1 剂,10 日为 1 个疗程。适用于慢性胃炎。

(36)杭白芍 20 克,炙甘草 18 克,党参、生黄芪、白术、陈皮、厚朴、鸡内金、乌梅各 15 克,柴胡 9 克,桂枝、川芎各 6 克。每日 1 剂,水煎服;亦可用散剂,每次 6 克,每日 3 次,冲服。适用于萎缩性胃炎。

(37)薏苡仁 30 克,黄芪 15 克,当归、山楂、百合、乌药、丹参、莪术、枳壳、青木香、蜂蜜(冲)各 10 克,制附片、甘草各 6 克,黄连 2 克。水煎服,每日 1 剂。症状缓解后改为丸剂,每次 3～6 克,每日 2 次,3 个月为 1 个疗程。适用于萎缩性胃炎。

(38)党参 240 克,黄芪 160 克,鸡内金 120 克,白术、丹参、甘草各 100 克,郁金 80 克,黄连 60 克,麝香 2 克。上药共研细末,每次 6 克,每日 3 次,口服,2 个月为 1 个疗程。适用于萎缩性胃炎。

(39)养胃验方(慢性非萎缩性胃炎)

①绿萼梅 6 克,绿茶 6 克。2 味用沸水冲泡 5 分钟,频饮。疏肝理气,和胃止痛。

②金橘 200 克,白蔻仁 20 克,白糖适量。金橘加水用中火煮 5 分钟,再加入白蔻仁、白糖,用小火略煮片刻即可饮用。疏肝解郁,调和脾胃。

③猪肚 150 克,生姜 15 克,肉桂 3 克,食盐适量。将猪肚洗净,放于碗内或陶瓷器皿中,加入生姜、肉桂、食盐和水适量,隔水炖熟。佐餐分 2 次喝汤吃猪肚。

④太子参 15 克,麦冬 15 克,制半夏 7.5 克,柴胡 6 克,生白芍 10 克,炒栀子 7.5 克,牡丹皮 7.5 克,青皮 10 克,丹参 15 壳,甘草 6 克。养阴益胃,清中消痞。适用于浅表性胃炎、反流性胃炎、萎缩性胃炎等,症见胃脘痞塞,灼热似痛,似饥不欲食,口干不欲饮,五心烦热,纳呆食少,大便燥秘,舌红少津或光剥龟裂,脉细或数等。

⑤北沙参 30 克,淮山药 30 克。将北沙参、淮山药分别洗净切碎,一同入锅,加适量水,先浸渍 2 小时,再煎煮 40 分钟后取汁,药渣加适量水再煎煮 30 分钟,去渣取汁,合并 2 次药汁。每日 1 剂,分早晚温服。

⑥焦山楂、焦神曲、焦麦芽、炒枳壳各 10 克,焦槟榔、厚朴、鸡内金、青皮、木香各 6 克。每日 1 剂,水煎分 2 次服。

3. 针灸疗法

(1)毫针法:取中脘、内关、足三里、胃俞穴。肝胃不和者,加肝俞、太冲穴;脾胃阳虚者,加脾俞、气海、三阴交穴;胃阴不足者,加三阴交、太溪穴;瘀血内阻者,加血海、膈俞穴;胃热夹滞者,加下脘、天枢、内庭穴。脾胃阳虚、胃阴不足者,用补法,余用平补平泻法。每日或隔日治疗 1 次,10 次为 1 个疗程,每个疗程间隔 3～5 日。

(2)灸法:取中脘、足三里、梁门、气海、关元、天枢穴。均按温和灸法操作,每次选 3～5 穴,每穴 10～15 分钟,灸至局部发热或略烫,红晕而不造成烫伤。每日 1 次,5～10 次为 1 个疗程,病愈后仍可坚持灸足三里穴,每周 1 次。能改善胃肠功能,健脾和胃,增强体质。

(3)水针:取左足三里、右胆囊穴或右足三里、左胆囊穴。两组穴交替使用,将徐长卿注射液 4 毫升分别注于 2 穴,每周 3 次,10 次为 1 个疗程,每个疗程间隔 1 周。

(4)梅花针:取胸椎$_{5～12}$两侧、上腹部、颌下及中脘、足三里穴。重点叩打胸椎$_{5～12}$两侧,中度刺激。

(5)头皮针:取头皮胃区、感觉区。头针常规方法操作,留针 30 分钟,中间运针 2 次,隔日治疗 1 次,10 次为 1 个疗程。

(6)埋线:梁门透关门穴,上脘透中脘穴,脾俞透胃俞穴。3 组腧穴轮流使用,按穴位埋线法常规操作,埋入羊肠线,20～30 日埋 1 次,疗效较好。

4. 按摩疗法 通常摩腹取中脘穴做环行按摩,节律中等,轻重适度,每日 1～2 次,每次 15 分钟。按揉取双侧足三里穴,平卧位,得气后按揉约 100 下,每日 1～2 次;双侧胃俞穴(取俯卧位)得气后按揉约 100 下,然后用少量凡士林油膏涂于推拿者小鱼际部,紧贴患者背部从肩胛冈下缘至骶嵴,足太阳膀胱经络的皮肤,直线来回按摩 1～2 分钟,每日 1～2 次。能促进胃肠蠕动和排空,增强胃肠分泌功能,减轻胃肠淤血,改善血液循环,有助于脾胃运化,缓解各类症状。

5. 腹部透热疗法　用超短波或红外线在上腹部理疗,可使胃部充血以改善胃黏膜的血流量和内在环境,有利于缓解慢性胃炎症状和胃黏膜的修复。理疗必须是无溃疡病者。可每日或隔日 1 次,20 次为 1 个疗程。

6. 贴敷疗法　敷贴疗法对脾胃虚寒、寒邪犯胃等胃脘痛疗效好。若敷后出现药疹、水疱等,则洗去药物,暂停外敷。皮肤易过敏者慎用此法。

(1)椒姜膏:川椒 150 克,干姜、檀香、附片各 100 克,苍术 200 克。上药共研细末,混合均匀,储存备用。每次取药末 30 克,用姜汁调和如膏状,贴敷于中脘、足三里穴。每日 1 次,10 日为 1 个疗程,每个疗程间隔 3 日,连续 3 个疗程。

(2)御寒暖胃膏:姜汁熬,入牛胶化开,以乳香 100 克,没药 90 克收汁,掺花椒 30 克。贴于中脘穴,每日 1 次。温中散寒,健脾强胃。

7. 运动疗法　慢性胃炎的运动疗法是必不可少的,经常运动对胃肠蠕动,增进食欲很有益处,所以慢性胃肠道的疾病康复至关重要。任何一种运动只要能坚持,不单纯是对消化系统而运动,而是全身的神经、精神、呼吸、运动、心理等系统的各个脏器来说是非常重要的意义。但要因人、因时、因地、因病而异,不可千篇一律。由于有性别、个体差异,体质不同,运动的方式方法不同。运动也是各式各样,依各人的喜欢不同而有区别对待。

（1）运动对身体的有益作用

①增进消功化能。健康专家认为，通过适当的运动，可有效促进血液循环，提高胃蠕动，增强胃的抵抗力，进而增进食欲，促进胃的消化功能。同时运动时增加了循环、呼吸、排泄、代谢等功能。

②促进康复的作用。运动不单是胃肠道系统的作用，而是对全身性锻炼，它是整体调节，是中老年人的必不可少运动，只是各人方式的不同，运动中的动静辩证法：动与静为物质运动的两种不同的形式。就是说，动者固然为动，静也者，亦何尝不是动。

③经常运动减少疾病。日常饮食中，经常会有消化不良的症状，可以说消化不良是日常生活中常见的胃部不适症状。它的主要症状表现为胸闷、嗳气、上腹部疼痛、食欲缺乏。同时，消化不良还极易降低人的睡眠质量，影响人体的正常休息，中老年人经常运动，这些症状就能缓解。

④减缓人的衰老。运动是调动人体潜能，当人在运动时，全身的器官都在加剧血液循环，促进新陈代谢，使体内的组织代谢不断加强，对机体各个功能的恢复能起到很重要的作用。

（2）运动方法：运动方法有很多种，还有各人喜欢的运动不同，中老年人更是多种多样，但只要是一种运动，运动时能使心率加快，能出点汗，坚持一段时间，达到一定数量，这几个标准就可以，对身体有益，就要坚持，运动并没有一定的时间限制。随时随地，只要喜欢随时都可以进行。运动一般在早晨或下午或在晚饭后进行。

（3）运动时注意事项：餐前运动是一项不宜提倡的运动。餐后运动也是为了消耗餐后血糖，一般都较安全，宜在餐后60分钟以后进行。在进行运动锻炼时，应注意以下几点。

①运动时应注意适度，以运动时身体感觉微有汗，或运动后不感到疲劳为宜。

②运动贵在坚持，运动养生并不是几次或几天就可以收到明

显效果的,而是运动的持续性。

③正确有效的运动疗法,是提倡有效进行锻炼,要有适度,注意劳逸结合,才能达到运动养生、健身的效果。

④多法并用,如散步、快步走、光脚走、脚趾运动、跑步、甩手、跳街舞、广场舞、游泳、跳跃运动、听音乐做运动、坚持做室内保健操、揉腹扭腰、坐姿练瑜伽、五禽戏运动、坐式八段锦等运动。

⑤每日坚持运动1～2次,每次时间可长可短,最好在20～50分钟,依个人而定,不硬性规定,因运动是个人需求,自我感觉达到身体出汗了即可达到目的。

8. 药膳食疗方

(1)白扁豆粥:白扁豆50克,粳米100克。加水煮至烂熟食用。适用于慢性胃炎脾虚纳呆,口唇干燥者。

(2)莲肉糕:莲子肉125克,粳米125克,茯苓60克,砂糖适量。将莲子肉、粳米炒香熟,与茯苓共磨为细粉,调和砂糖做糕。空腹食之。适用于慢性胃炎脾胃虚弱,便溏泄泻。

(3)饴糖饮:饴糖20枚,开水化溶,每日3次,饭前饮用。适用于慢性胃炎虚寒胃痛者。

(4)益脾饼:白术30克,干姜6克,大枣250克,鸡内金15克,面粉500克,植物油、食盐各适量。白术、干姜、大枣、鸡内金研成粉,与面粉和成面团,做成薄饼,文火烙熟,分食之。适用于慢性胃炎脾胃虚弱者。

(5)银耳羹:银耳5克,鸡蛋1个,冰糖60克。炖烂食用,每日1次。适用于慢性胃炎胃阴虚者。

(6)砂仁粥:粳米100克,砂仁5克。先用粳米煮粥,砂仁研末入粥,稍煮即可。每日1次食用。适用于慢性胃炎虚寒胃痛兼胀满、呕吐较重者。

(7)甲鱼益胃汤:甲鱼1只,知母20克,沙参30克,山药50克。甲鱼放入沸水中烫死,揭去甲,掏去内脏,洗净,切成小方块;

知母、沙参、山药洗净。甲鱼肉与中药同入锅中,加水适量,武火煮沸,改用文火炖至鳖肉熟烂即可食用。养阴益胃,滋补肝肾。适用于慢性胃炎之胃脘隐隐作痛、食欲缺乏或饥不欲食、咽干口燥、大便干燥,以及潮热、眩晕、耳鸣、腰膝酸软等。

(8)茯苓山药包子:茯苓 10 克,山药 15 克,面粉 150 克,猪瘦肉 50 克,生姜 2 克,胡椒粉 1 克,香油、料酒、食盐、酱油、大葱、骨头汤各适量。茯苓、山药洗净,文火焙干,碾成细末,与面粉混匀;茯苓山药面粉倒在案板上,加入发面、水适量,揉成面团发酵;猪肉剁成泥,倒入盆内,加酱油拌匀,将姜末、食盐、香油、料酒、葱花、胡椒、骨头汤放入盆中,拌匀成馅。待面团发成后,加碱水适量,揉匀,搓成 3~4 厘米粗长条,按量揪成 20 块面剂子,擀成圆面皮,包馅料成生坯。最后把包好的生坯摆入蒸笼内,用武火蒸 15~20 分钟即可食用。健脾和中,利水渗湿,宁心益肾。适用于心脾肾虚型慢性胃炎、神经官能症等,症见胃脘隐痛,食少便溏,小便不利,心悸失眠等。

(9)芹菜拌豆腐:新鲜芹菜 100 克,板豆腐 50 克,香油、醋、食盐、蒜泥、味精各适量。将芹菜择好,洗净,切 3 厘米长;豆腐切成细丝。芹菜放沸水中煮 2~3 分钟,捞出放在碗中,然后再将豆腐丝放进沸水中煮 3~4 分钟,捞出与芹菜一起,待凉后加入香油、蒜泥、醋、味精、食盐等配料,充分拌均匀即可。佐餐食用,每日 1~2 次,宜常食用。清热平肝,腱胃和中。适用于慢性胃炎。有痛风病史者禁食用。

(10)凉拌绿豆芽:新鲜绿豆芽 200 克,醋、香油、食盐、味精各适量。豆芽去外壳、根,洗净,放入沸水中烫 2~3 分钟,捞出,趁热放食盐拌均匀,摊开沥干水分。将豆芽、醋、香油、味精、食盐入碗拌均匀即可。佐餐食用,每日 1~2 次,可经常吃。清热解毒,降火利尿。适用于慢性胃炎。有痛风病史者禁食用。

(11)翠皮爆黄鳝:黄鳝 500 克,芹菜 100 克,西瓜皮 100 克,鸡蛋2个,植物油、泡辣椒、姜、葱、酱油、料酒、食盐、味精、水豆粉、清汤各适量。黄鳝洗净,剖背,剔骨,去内脏,切片;芹菜洗净,切段;泡椒切丝;西瓜皮洗净,切丝,取汁;葱、姜切丝。把鳝鱼片用水豆粉、食盐、鸡蛋清、西瓜皮汁、味精兑成滋汁。锅内放植物油烧至七八成热时,下鳝鱼片,滑透倒入漏勺。原锅重上火,将芹菜、泡椒、姜、葱一起翻炒,倒入鳝片、滋汁、味精翻炒均匀即可。供佐餐食用,每日1~2次。滋阴补虚,祛风活血,强壮筋骨,健脾和胃,适用于慢性胃炎。

(12)炒蛇肉片:乌蛇1条,植物油、胡椒粉、料酒、姜、葱、食盐、味精各适量。乌蛇去皮、头、尾、内脏,切成薄片;姜去皮,切片;葱切段。把锅烧热,倒入植物油,烧至七八成热时,放入蛇肉片反复翻炒,八成熟时放入料酒、胡椒粉、姜、葱、食盐,续炒至熟时,放入味精出锅即可。佐餐食用,每日1~2次。祛风活血,强壮筋骨,健脾和胃。适用于慢性胃炎。

(13)蹄筋蒸鸡肉:猪蹄筋200克,鸡肉300克,淮牛膝20克,火腿肉50克,蘑菇30克,胡椒、料酒、生姜、葱、食盐、味精各适量。先将猪蹄筋用热水浸泡,切成段后加水适量,上笼蒸4小时,再取出用温水浸泡2小时,剥去外层筋膜,洗净,切成节;火腿切丝;蘑菇水发,切丝;姜拍破;葱切段;鸡肉切成2厘米×2厘米长的小块。把蹄筋、鸡肉放入蒸碗内,淮牛膝片摆在鸡肉的上面,火腿丝和蘑菇丝拌匀,撒在鸡肉周围,姜块、葱段放在蒸碗中,再加胡椒粉、料酒、清汤、味精,放入蒸碗中,上笼蒸3小时,待鸡肉、蹄筋熟烂后出笼即可。佐餐食用,每日1次。滋肝补肾,养阴生血,益精添髓,行瘀滞,健脾和胃。适用于慢性胃炎。

(14)鱼肉蛋卷:鱼肉200克,猪肉100克,鸡蛋8个,水发紫菜50克,水豆粉、葱末、姜末、胡椒粉、食盐、香油、味精各适量。把鱼肉洗净,去刺,剁成泥;猪肉洗净,剁成泥。将猪肉泥、鱼肉泥放入盆内,加入料酒、姜末、葱末、胡椒粉、香油、食盐、味精拌匀;鸡蛋打破,倒碗内调匀,下油锅摊成片。把蛋皮铺平,抹上鱼肉泥和猪肉泥,铺上紫菜,再抹上一层薄肉泥,卷成筒状,放在盘中,上笼蒸熟出笼即可。佐餐食用,每日1～2次,宜常吃。滋阴平肝,清热化痰,健脾和胃。适用于慢性胃炎。

(15)大葱烧海参:水发海参500克,大葱60克,油菜薹30克,清汤、猪油、鸡油、料酒、食盐、味精各适量。把水发海参洗净,切成小条,用沸水氽一下捞出;用热猪油将大葱段炸黄。把海参条倒入油锅内,并加清汤和调料的1/2,用文火慢慢煮炖至海参烂熟,将海参捞出,放入大盘内。原汤不用,在锅内再倒剩余清汤煮沸,油菜心氽一下捞出放在海参上,倒入余下的调料,用玉米粉勾芡,淋在海参上即可。佐餐食用,每日1～2次,宜常吃。补肝肾,益精气,健脾胃。适用于慢性胃炎。

(16)青豆炒兔肉丁:兔肉300克,青豆米150克,香菇30克,水豆粉、姜、醋、料酒、食盐、味精各适量。兔肉洗净,切成1.5厘米×1.5厘米小方块;青豆米洗净,去掉内衣;香菇用水发泡,去蒂,洗净,切片;姜去皮,切碎末。锅烧热,下植物油烧至七八成热时下兔肉丁翻炒,变色发硬时铲出;另起油锅下青豆米,放少许水、食盐把豆米煮熟,下香菇片、生姜末、料酒、酱油翻炒后,下兔肉丁、味精炒片刻,加入水豆粉拌匀即可。佐餐食用,每日1～2次,宜常吃。滋阴养肝,补益气血,健脾和胃。适用于慢性胃炎。

(17)香辣龙凤丝:鸡脯肉200克,净鱼肉200克,水豆粉50克,红辣椒5个,鸡蛋2个,胡椒粉、姜、葱、醋、植物油、食盐、味精各适量。把鸡肉洗净,切丝;鱼肉洗净,去刺,切丝。鸡脯肉、鱼肉分别用植物油、食盐、胡椒粉腌渍;用蛋清、水豆粉、食盐调成蛋糊,倒入鸡丝、鱼丝拌匀。把锅烧热,倒入植物油烧至七八成热,将鸡丝、鱼丝投入炒散,放入姜末、葱、红辣椒、食盐翻炒数下后,滴入几滴醋、味精拌匀起锅即可。佐餐食用,每日1～2次,宜常吃。补益气血,滋阴养肝。适用于慢性胃炎。

(18)羊肉焖胡萝卜:羊肉 500 克,胡萝卜 300 克,生姜、植物油、胡椒、花椒、醋、食盐各适量。将羊肉洗净,切小块;胡萝卜去叶、尾须,洗净,切小块;生姜去皮,拍破。将锅烧热,倒入植物油烧至七八成热时,放入几粒花椒、胡椒及生姜、羊肉翻炒均匀,变色后倒入几滴醋,起锅。倒入砂锅,放清汤 100 毫升,放食盐封盖,用武火煮沸后,移至文火焖至羊肉、胡萝卜烂熟即可。佐餐食用,每日 1～2 次。温中健脾,益气、行气、消积。适用于慢性胃炎。

(19)地黄鸡:生地黄,龙眼肉,母鸡 1 只,饴糖 200 克,大枣 10 枚,清汤、食盐各适量。把母鸡宰杀,除毛,去内脏,入沸水中煮片刻捞出;生地黄洗净,切成薄片;龙眼肉撕碎,与地黄拌匀,再掺饴糖,一起纳入鸡腹中。把鸡摆入土罐内,再加入大枣、姜、清汤封口,将土罐置于炭火或草木灰旁进行煨炖至鸡肉烂熟,出锅后依各人口味,加食盐或放冰糖即可。每日 1～2 次,吃肉喝汤。滋阴清热,健脾益气,养心血,益精髓。适用于慢性胃炎。

(六)生活调养

1. 饮食调养原则

(1)严格注意饮食卫生,同时注意食品保质期和失效期,严防食物中毒。对不知名或不熟悉的食物,尽可能不吃或待了解后再食用。

(2)忌用或少用对胃黏膜有损害的药物,如阿司匹林、保泰松、吲哚美辛、利舍平、甲苯磺丁脲、激素等。如果必须应用这些药物时,一定要饭后服用,或者同时服用抗酸药及胃黏膜保护药。

(3)选择少量多餐,易消化的食物。进食含优质蛋白质及铁丰富的食物。进食新鲜绿叶蔬菜,如番茄、油菜、菠菜、胡萝卜等。可适量添加调味剂,如味精、鸡精、醋等增进食欲。

(4)限制含碱多的面条、馒头、奶油、黄油等能中和胃酸的食物。

(5)注意饮食调理养护,有规律的定时定量进食,尤其应避免暴饮暴食,注意细嚼慢咽。

2. 生活调养原则

(1)饮食要有规律,不可饥一顿饱一顿,致使胃肠运动功能紊乱、消化液分泌失常;进食过快、暴饮暴食,可造成胃肠负担过重,引起胃炎发作。平时要把握进餐量,不能因喜好的食物而多吃、猛吃,要减少胃的负荷,便于食物消化,注意三餐规律,按时就餐,细嚼慢咽,最好一日三餐定时定量。有胃炎的人要注意饮食。春天是各种慢性胃炎、胃溃疡等疾病最容易复发的季节。平时最好多喝点山药粥、小米粥等,根据自己的饮食习惯,对有些酸性食物一定要敬而远之。

(2)保持乐观情绪,消除紧张心理,提高免疫力。调整情绪,本病患者要经常保持心情舒畅,合理安排生活,保持正常的生活作息规律,避免劳累过度。

(3)养成良好的饮食习惯及生活规律,不宜长期进食过冷、过热的食物或饮料,禁大量饮酒或酗酒。积极参加身体锻炼,提高机体抵抗力,以防胃炎的发生。保持良好的睡眠姿势,以防胃液及十二指肠液反流而加重胃炎。不食对胃黏膜有损害的药物及食物。

(4)积极治疗可导致慢性胃炎发生的全身性疾病,如肝、胆、胰、心、肾疾病及内分泌病变等。避免长期过量饮酒、浓茶、咖啡、长期过量食用辣椒、芥末等刺激性强的调味品。按时进餐,不要暴饮暴食。

(5)注意冷暖,在气候变化的季节里及时增减衣被,保持室内温暖、空气流通,防止因受寒而引起病情加重。

(6)避免精神紧张、心情忧郁及过度疲劳,宜生活有节、劳逸结合、情绪乐观,同时应加强体育锻炼,增强体质,加强胃肠运动功能。

五、消化性溃疡

消化性溃疡是指发生在胃和十二指肠的慢性溃疡,因溃疡形成与胃酸、胃蛋白酶的消化作用有关而得名。

（一）病　因

1. 胃酸及胃蛋白分泌增多　据统计,有 20%～50% 的胃溃疡患者基础胃酸排泌量和最大胃酸排泌量高于正常人。

2. 生活因素　在有些职业(如司机和医生等人)当中溃疡病似乎更为多见,可能与饮食欠规律有关。

3. 化学因素　长期饮酒或长期服用阿司匹林、吲哚美辛(消炎痛)、保泰松及糖皮质激素等药物易致此病发生。此外,长期吸烟和饮浓茶似亦有一定关系。

4. 幽门螺杆菌感染　目前大量临床研究表明,消化性溃疡与幽门螺杆菌感染有密彻关系。

5. 精神因素　精神紧张或忧虑,多愁善感,脑力劳动过多也是本病诱发因素。长期心理压力或持续高度精神紧张易患消化性溃疡,这一现象早已被公认。可能与长期的心理(精神)应激,引起致溃疡力的增强或黏膜抵抗力的减弱有关。

6. 遗传因素　慢性消化性溃疡患者的亲属患溃疡病的机会要比一般人群大 2.5～3 倍。不论病因如何,消化性溃疡似有家族倾向。

7. 胃黏膜屏障受损　由于多种原因导致胃黏膜屏障受损,其保护作用降低,H$^+$进入黏膜,产生炎症,易发生溃疡。

(二)诊断要点

1. 临床表现

(1)一般症状:患者无典型的上腹部疼痛,无规律性上腹隐痛或不适。疼痛者均可伴有反酸、嗳气、上腹胀等症状。病史可达数年至数十年;周期性发作,发作常有季节性,多在秋冬或冬春之交发病,可因精神情绪不良或过劳而诱发;发作时上腹痛呈节律性,发作期可为数周或数月。自发性缓解相交替,缓解期亦长短不一,短者数周,长者数年;表现为空腹痛,即餐后2~4小时和(或)午夜痛,腹痛多为进食或服用抗酸药所缓解,典型节律性表现在十二指肠溃疡多见。

(2)主要特征:疼痛性质多为灼痛,亦可为钝痛、胀痛、剧痛或饥饿样不适感。多位于中上腹,可偏右或偏左。一般为轻至中度持续性痛,腹痛多在进食或服用抗酸药后缓解,较有一定的规律性。

(3)体征:溃疡活动时上腹部可有局限性轻压痛,缓解期无明显体征。

2. 特殊类型的消化性溃疡

(1)复合溃疡:指胃和十二指肠同时发生的溃疡。十二指肠溃疡往往先于胃溃疡出现。幽门梗阻发生率较高。

(2)幽门管溃疡:幽门管位于胃远端,与十二指肠交界,长约2厘米。幽门管溃疡与十二指肠溃疡相似,胃酸分泌一般较高。幽门管溃疡上腹痛的节律性不明显,对药物治疗反应较差,呕吐较多见,较易发生幽门梗阻、出血和穿孔等并发症。

(3)球后溃疡:溃疡大多发生在十二指肠球部,发生在球部远端的溃疡称球后溃疡,多发生在十二指肠乳头的近端。具十二指肠溃疡的临床特点,但午夜痛及背部放射痛多见,对药物治疗反应较差,较易并发出血。

(4)巨大溃疡:指直径＞2厘米的溃疡。对药物治疗反应较差、愈合时间较慢,易发生慢性穿透或穿孔。胃的巨大溃疡注意与恶性溃疡鉴别。

(5)老年性消化性溃疡:近年老年人消化性溃疡的报道增多。临床表现多不典型,胃溃疡多位于胃体上部甚至胃底部,溃疡常较大,易误诊为胃癌。

(6)无症状性溃疡:约15%患者可无症状,而以出血、穿孔等并发症为首发症状。可见于任何年龄,以老年人较多见;非甾体抗炎药引起的溃疡近50%的患者无症状。

3. 并发症

(1)出血:溃疡侵蚀周围血管可引起出血。出血是消化性溃疡最常见的并发症,也是上消化道大出血最常见的病因(约占所有病因的50%)。

(2)穿孔:溃疡穿孔临床上可分为急性、亚急性和慢性3种类型,以第一种常见。急性穿孔的溃疡常位于十二指肠前壁或胃前壁,发生穿孔后胃肠的内容物漏入腹腔而引起急性腹膜炎;穿孔时胃肠内容物不流入腹腔,称为**慢性穿孔**,又称为穿透性溃疡;这种穿透性溃疡改变了腹痛规律,变得顽固而持续,疼痛常放射至背部。邻近后壁的穿孔或游离穿孔较小,只引起局限性腹膜炎时称亚急性穿孔,症状较急性穿孔轻而体征较局限,且易漏诊。

(3)幽门梗阻:临床表现为餐后上腹饱胀、上腹疼痛加重,伴有恶心、呕吐,大量呕吐后症状可以改善,呕吐物含发酵酸性宿食。严重呕吐可致失水和低氯、低钾性碱中毒。做胃镜或X线钡剂检查可确诊。

(4)癌变:胃溃疡癌变发生于溃疡边缘,据报道癌变率为1%左右。长期慢性胃溃疡病史、年龄在45岁以上、溃疡顽固不愈者应提高警惕。必要时定期随访复查。

4. 辅助检查

(1)血液检查

①溃疡病患者白蛋白可稍低于正常,提示溃疡底部渗出,应列为常规测定。

②单纯性消化性溃疡的血常规无改变,当有并发症(如大出血及幽门梗阻)时,则有不同程度的贫血。

(2)粪便隐血:粪便隐血检查是确定患者有无消化道出血的简单易行的方法。一般认为,出血量在 6 毫升左右粪便隐血即为阳性;如出血量在 50～60 毫升,粪便呈柏油样;如出血量大,肠蠕动快,或胃结肠短路,此时可表现为暗红色血性大便。由于检查方法不同,消化性溃疡粪便隐血试验的阳性率亦有不同。胃溃疡如持续阳性,要考虑溃疡恶变。除消化性溃疡外,其他原因所致的消化道出血,粪便隐血试验均可阳性,胃癌的阳性率高达 80% 以上。

(3)幽门螺杆菌检查:幽门螺杆菌检测应列为消化性溃疡诊断的常规检查项目,因为有无幽门螺杆菌感染决定治疗方案的选择。

(4)胃镜检查:胃镜检查是确诊消化性溃疡首选的检查方法。胃镜检查不仅可对胃、十二指肠黏膜直接观察摄像,还可在直视下取活组织做病理学检查及幽门螺杆菌检测,因此胃镜检查对消化性溃疡的诊断及胃良、恶性溃疡鉴别诊断的准确性高于 X 线钡剂检查,胃的良、恶性溃疡鉴别必须由活组织检查来确定。

(5)X 线钡剂检查:适用于对胃镜检查有禁忌或不愿接受胃镜检查者。溃疡的 X 线征象有直接和间接两种:龛影是直接征象,对溃疡有确诊价值;局部压痛、十二指肠球部激惹和球部畸形,胃大弯侧痉挛性切迹均为间接征象,仅提示可能有溃疡。

5. 诊断与鉴别诊断

(1)对于消化性溃疡患者诊断一般不难,患者多呈营养不良状态,如病情重则呈中重度营养不良或恶病质状,多经血、粪常规加隐血试验,胃镜加胃镜病理活检都能做出正确的诊断,为治疗提供方便。

(2)消化性溃疡与早期胃癌的鉴别主要是细胞变异改变,往往要做活检而确诊。也有患者因惧怕做胃镜或经济原因而延误病情,当做胃镜时已是中晚期胃癌。

(三)西医治疗

1. 抑酸药

(1)H$_2$ 受体阻滞药

①西咪替丁每次 0.2 克,口服,每日 4 次;或每次 0.4 克,口服,每日 3 次。

②雷尼替丁每次 0.15 克,口服,每日 2 次。

③法莫替丁每次 20 毫克,口服,每日 2 次。

④尼扎替丁每次 0.15 克,口服,每日 2 次;或每次 0.3 克,睡前服用。

(2)质子泵阻滞药

①奥美拉唑每次 20 毫克,口服,每日 3 次。

②兰索拉唑每次 30 毫克,口服,每日 3 次。

③泮托拉唑每次 30 毫克,口服,每日 3 次。

④雷贝拉唑每次 10 毫克,口服,每日 3 次。

2. 制酸药 制酸药是以往应用较为广泛的治疗消化性溃疡的药物,但近 20 年由于新的有效药物不断出现,应用已较以往有所减少。水溶性的碳酸氢钠、碳酸钙已废弃不用。

(1)胶体铝镁合剂:每次 15～30 毫升,口服,每日 3 次。

(2)氢氧化铝:每次 15～30 毫升,口服,每日 3 次。市售品种有氢氧化铝混悬液,长期便秘、肾功能不全者慎用。本品应避免与地高辛、华法林、双香豆素、奎宁、奎尼丁、普萘洛尔、异烟肼、巴比妥、维生素类、吲哚美辛等同时使用。

（3）铝碳酸镁：每片剂量 0.5 克。每次 1.0 克，口服，每日 3～4 次。此类药物偶见恶心、腹泻、便秘、舌苔厚及粪便变黑褐色等不良反应。其中铝、镁等的吸收量虽较少，但有蓄积作用，应避免长期服用造成中毒。对便秘、肾功能不全者慎用。本品能影响其他药物的吸收，因此如合并应用其他药物时，应在此药应用前后 1小时服用。

3. 胃黏膜保护药

（1）铋剂：此类药物能在酸性胃液中与溃疡面渗出的蛋白质结合，形成一层保护膜覆盖溃疡面，防止胃酸侵袭，同时也能促进溃疡面的修复，还具有杀灭幽门螺杆菌的作用。对便秘、肾功能不全者慎用。

①枸橼酸铋钾每次 110～120 毫克，每日 4 次，三餐前 30 分钟及睡前服用。

②果胶铋每次 150 毫克，每日 4 次，三餐前 30 分钟及睡前服用。

（2）硫糖铝：每片或胶囊或混悬液剂量为 0.5 克。每次 1.0克，每日 3 次，饭前 1 小时服用。硫糖铝服后常出现便秘，偶可见口干、恶心等不良反应。对便秘、肾功能不全者慎用，避免与多酶片合用。

（3）前列腺素：此类药物能促进胃黏膜上皮修复，加强胃黏膜屏障，特别能减轻非甾体抗炎药对胃黏膜的损伤作用，但对溃疡的愈合率较 H_2 受体阻滞药低。此类药物的不良反应为腹绞痛与腹泻。因可致子宫收缩，故孕妇禁用。

①米索前列醇每次 200 微克，口服，每日 4 次。

②恩前列素每次 35 微克，口服，每日 2 次。

（4）麦滋林-S：能直接作用于炎症表面，促进组织修复，加快溃疡愈合。每包剂量 0.67 克。每次 0.67 克，每日 3 次，餐后 2 小时服用。偶见恶心、腹泻、便秘等不良反应。

4. 杀灭幽门螺杆菌药 幽门螺杆菌是胃溃疡、十二指肠溃疡的主要病因，根除幽门螺杆菌的方案一般分为两大类：一类为质子泵阻滞药，加 2 种抗生素的方法；另一类为铋剂，加 2 种抗生素的方法。治疗的疗程一般为 7～14 日。

（1）治疗幽门螺杆菌的抗生素

①克拉霉素每次 0.5 克，口服，每日 2 次。不良反应为恶心、呕吐、食欲缺乏、头痛、眩晕等。

②阿莫西林胶囊每次 1 克，口服，每日 2 次。

③甲硝唑片每次 0.4 克，口服，每日 2 次。不良反应为恶心、呕吐、食欲缺乏、头痛、眩晕，偶有感觉异常、肢体麻木等。

④呋喃唑酮片每次 0.1 克，口服，每日 2 次。不良反应较多，常见恶心、呕吐、食欲缺乏，部分表现为周围神经炎。

（2）联合疗法举例

①奥美拉唑 20 毫克＋阿莫西林 1 克＋克拉霉素 0.5 克，口服，每日 2 次，疗程 1 周。

②奥美拉唑 20 毫克＋阿莫西林 1 克＋呋喃唑酮 0.1 克，口服，每日 2 次，疗程 1 周。

③枸橼酸铋钾 240 毫克＋克拉霉素 0.5 克＋呋喃唑酮 0.1 克，口服，每日 2 次，疗程 1 周。

5. 并发症治疗

（1）上消化道出血：消化性溃疡并发的出血，应视出血量的多少，积极采取相应的措施进行治疗。内科治疗的原则和方法主要有以下几种。

①一般治疗。绝对卧床休息，保持安静，加强护理并严密监测生命体征，注意病情变化。有呕血时应禁食。出现烦躁不安时，可给予镇静药，如地西泮每次 5～10 毫克，口服（严重者每次 10 毫克，肌内注射）；或苯巴比妥等。

②抗休克。出血性休克者应积极抗休克治疗。迅速建立静脉通道,补充血容量,尽早尽快输入足量全血。在无全血时,可用生理盐水、林格液、右旋糖酐或其他血浆代用品,开始宜快,必要时加压输注,输液量应为失血量的3～4倍。

③止血药物的应用。根据给药途径不同可分为口服或经胃管、内镜局部给药和经肌内、静脉全身给药。常用的局部给药措施有:去甲肾上腺素8毫克,加入100毫升的冰盐水中,分次口服或经胃管注入,2～4小时1次;1‰肾上腺素溶液或5%～10%的孟氏液30～50毫升,经内镜局部喷洒给药;凝血酶2 000～20 000单位,溶于适量生理盐水,口服或经胃管注入,或经内镜局部喷洒;出血量不大时,可口服云南白药0.25～0.5克,每日4次。全身给药的方法包括氨甲苯酸、酚磺乙胺、维生素 K_1、巴曲酶等肌内注射或静脉滴注。

④抗酸治疗。应用抑酸分泌的药物,可降低胃内酸度,降低胃蛋白酶活性,增强血小板的凝聚性,促进血液凝固,防止血块溶解,达到止血和防止再出血的目的。大出血时可用雷尼替丁300毫克,静脉滴注。奥美拉唑40毫克,静脉注射,每日1～2次;或首次40毫克,静脉注射,后以40～80毫克,静脉滴注,效果更佳;小量出血可常规剂量口服。

(2)溃疡穿孔:急性、小的溃疡穿孔可行内科治疗。

①禁食、监测生命体征、密切观察病情变化。诊断明确者,应尽快止痛,常用哌替啶100毫克,肌内注射;吗啡10毫克,皮下注射。

②持续胃肠减压及抗酸治疗,以减少胃、十二指肠分泌,阻止其继续流入腹腔。

③纠正水、电解质及酸碱失衡,防止中毒性休克。

④多采用广谱抗生素,以防止腹腔感染。大的穿孔或出现中毒性休克,在积极抗休克、扩充血容量的基础上,应尽快手术治疗;

慢性穿孔多需外科手术治疗。

（3）幽门梗阻：幽门梗阻的主要表现是胃潴留，内科治疗的原则和方法如下。

①肠减压和抗酸治疗。减少胃内潴留、抑制胃液分泌，促使溃疡迅速消肿、愈合，可使约50%以上的功能性梗阻解除。

②纠正水、电解质及酸碱平衡紊乱。每天补充的液体量应参考尿量、胃肠减压抽出的胃液量进行计算。

③手术。约50%的患者经上述治疗3～7日无效，这时应考虑内镜下气囊或水囊扩张术，或外科手术治疗。

6. 手术治疗　急性溃疡穿孔较大者，或患者呈急性病容应考虑急症手术治疗。患者的溃疡穿孔较小可行内科治疗，经内科系统治疗6个月以上，患者营养状态不能改善，甚至大便仍有出血，胃镜检查穿孔、癌变者可行胃溃疡或十二指肠溃疡切除术。本病如果并发消化道出血、器质性幽门梗阻、穿孔、癌变时需行手术治疗。手术方式有多种，以胃部分切除术为主。近年来，用选择性迷走神经切除术是一进展。

7. 内镜介入治疗　主要用于顽固性消化性溃疡。治疗前胃溃疡患者均需做常规活检。治疗方法有内镜下直接清创，内镜下直接喷药，内镜下局部药物注射，内镜下激光照射。

（四）中医治疗

1. 辨证施治　中医学认为，消化性溃疡的病因、病机主要是由于频繁的七情刺激，由忧郁、恼怒引起肝胃不和，胃失和降而发胃痛或长期饮食不节，劳倦过度导致脾胃虚弱，气血失调而成。经研究表明，幽门螺杆菌与消化性溃疡的发病关系十分密切，并将它作为"虫毒"易聚湿生热，纳入了此病的病因范畴。早期多由饮食、情志所伤，机体正气充盛以邪实为主，正气不虚；后期由于病程较长,正气逐渐受损,病情由实转虚,出现脾胃虚弱。

(1)肝胃不和型

主症:胃脘胀满,攻撑作痛,牵及两胁,嗳气频繁,每因恼怒或情绪波动而疼痛加重,舌苔薄白或薄黄,脉弦。

病机:肝气郁结,横逆犯胃,胃气不降。

治则:疏肝理气,和胃止痛。

方药:柴胡疏肝散加减。柴胡10克,白芍15克,香附、广木香、陈皮、延胡索、川楝子、甘松、枳壳、甘草各10克。

用法:每日1剂,每剂煎2～3次,每次200～300毫升,每日2～3次,温热服。

加减:胃部发凉、喜热饮者,加吴茱萸、干姜,以温中散寒;胃中灼热、苔黄者,加黄连、栀子,以轻降胃火;伴吐酸者,加海螵蛸、浙贝母、煅瓦楞子,以制酸和胃;嗳气频繁者,加沉香、白豆蔻、紫苏子或代赭石,以顺气降逆;嗳腐、苔厚腻者,加神曲、麦芽、半夏、茯苓,以消食和胃;舌质偏红、有阴虚倾向者,去香附、木香,加石斛、麦冬、郁金等,以滋养胃阴,疏肝。

(2)脾胃虚寒型

主症:胃脘隐痛,喜暖喜按,绵绵不断,遇凉痛甚,每于受凉、劳累后疼痛发作,空腹痛甚,得食立减,反吐清水,神疲乏力,四肢不温,大便溏薄,舌淡苔白,脉细弱。

病机:中阳不足,胃失温煦。

治则:温中健脾,和胃止痛。

方药:黄芪建中汤合良附丸加减。黄芪30克,桂枝10克,白芍20克,高良姜10克,香附10克,党参15克,白术12克,茯苓15克,广木香10克,煅瓦楞子30克,炙甘草10克,生姜10克,大枣12克。

用法:每日1剂,每剂煎2～3次,每次200～300毫升,每日2～3次,温热服。

加减:吐清水者,加半夏、陈皮、干姜,温胃化饮;反酸者,加吴茱萸、海螵蛸、益智仁,温中制酸;大便隐血阳性者,加炮姜炭、白及、伏龙肝、仙鹤草,以温中止血。

(3)胃阴亏虚型

主症:胃脘隐痛或灼痛,午后尤甚,嘈杂心烦,口燥咽干,纳呆食少,大便干结或干涩不畅,舌质红,舌苔少或剥脱,或干而少津,脉细数。

病机:阴津不足,胃失濡养。

治则:益胃养阴。

方药:一贯煎加味。沙参 15 克,麦冬 12 克,当归 10 克,生地黄 18 克,川楝子 10 克,枸杞子 12 克,白芍 15 克,石斛 15 克,玉竹 15 克,佛手 10 克,生麦芽 30 克,甘草 6 克。

用法:每日 1 剂,每剂煎 2～3 次,每次 200～300 毫升,每日 2～3 次,温热服。

加减:胃脘灼热疼痛、吞酸嘈杂者,可配用左金丸;舌质暗有瘀点者,加丹参、延胡索、赤芍、桃仁等,以化瘀止痛;气阴两虚、兼神疲乏力者,加黄芪、太子参、山药,以健脾益气;大便干结者,加重生地黄用量,并加瓜蒌、火麻仁、紫菀,以润肠通便。

(4)瘀血停滞型

主症:胃脘疼痛有定处,如针刺或刀割,痛而拒按,食后痛甚,或见呕血、黑粪,舌质紫暗,或见瘀斑,脉弦或沉涩。

病机:瘀血停滞,阻于胃络。

治则:活血化瘀,通络止痛。

方药:失笑散合丹参饮加味。丹参 24 克,檀香 10 克,砂仁 6 克,生蒲黄 10 克,五灵脂 10 克,当归 12 克,白芍 12 克,赤芍 12 克,党参 15 克,香附 10 克,延胡索 10 克,海螵蛸 30 克,三七粉(冲)6 克,甘草 6 克。

用法:每日 1 剂,每剂煎 2～3 次,每次 200～300 毫升,每日

2～3次,温热服。

加减:疼痛较剧者,加九香虫、大黄,以化瘀定痛;兼气滞者,加柴胡、枳壳,以疏肝理气止痛;血瘀日久、正气渐耗者,加黄芪、白术,以益气健脾;兼呕血、黑粪者,加白及粉、藕节、云南白药,以化瘀止血。

(5)湿热壅阻型

主症:胃脘热痛,胸腹痞满,口苦口黏,头痛重着,纳呆嘈杂,肛门灼热,大便不爽,小便不利,舌苔黄腻,脉滑数。

病机:湿热内蕴,阻滞中焦,升降失常。

治则:清化湿热,理气和胃。

方药:连朴饮合半夏泻心汤加减。黄连6克,厚朴10克,栀子10克,清半夏10克,藿香15克,干姜3克,黄芩10克。

用法:每日1剂,每剂煎2～3次,每次200～300毫升,每日2～3次,温热服。

加减:热象较重、大便秘结者,加大黄,以清热泻火,通便导滞;偏湿者,加薏苡仁、佩兰、荷叶,以增强芳香化湿之力,湿热化燥;热迫血行者,加犀角粉、生地黄、牡丹皮、大黄、三七粉等,以清热养阴,凉血止血;若脘痞较重、伴嗳腐吞酸者,为湿热兼有食滞,宜加槟榔、焦山楂、焦神曲、焦麦芽,以消食化积,通降胃腑。

(6)肝胃郁热型

主症:胃脘灼热疼痛,痛窜两胁,每因恼怒加重,面红目赤,口干口苦,舌红苔黄而干,脉弦滑数。

病机:肝郁化火,横逆犯胃,胃失和降。

治则:泻肝降火,和胃止痛。

方药:化肝煎加减。陈皮9克,青皮9克,牡丹皮12克,白芍18克,栀子12克,浙贝母9克,泽泻12克,黄连12克,吴茱萸6克。

用法:每日1剂,每剂煎2～3次,每次200～300毫升,每日

2～3次,温热服。

加减:两胁疼痛较重者,宜加川楝子,以利气止痛;大便秘结、心烦头痛者,加大黄,以通腑泻热;如舌红少津,有热伤阴液趋向者,加生地黄、玄参、麦冬等。

2. 中成药

(1)温胃舒冲剂:每次1袋,每日3次,开水冲服。适用于慢性萎缩性胃炎、消化性溃疡所引起的胃脘凉痛、胀气、嗳气、纳差、胃寒无力等。

(2)理中丸:每次3～6克,每日2次,温开水送服。适用于脾胃虚寒型慢性胃炎和消化性溃疡,症见腹痛呕吐、腹满食少、自利不渴、苔白、脉沉细。

(3)阴虚胃痛冲剂:每次1袋,每日3次,温开水冲服。适用于慢性胃炎、消化性溃疡,症见胃脘部隐隐作痛,口干舌燥,纳呆干呕等。

(4)健胃愈疡片:每次4～6片,每日3～4次,口服。适用于肝郁脾虚、肝胃不和型消化性溃疡病活动期,症见胃脘胀痛、嗳气吐酸、烦躁不食、腹胀、便溏等。

(5)金佛止痛丸:每次1～2瓶,每日2～3次,痛时温开水送服。适用于胃脘气痛,消化性溃疡,慢性胃炎引起的疼痛。

(6)胃乃安胶囊:每次4粒,每日3次,温开水送服,1～3个月为1个疗程。适用于胃溃疡、十二指肠溃疡、慢性胃炎。

(7)海洋胃药:每次4～6片,每日3次。适用于胃及十二指肠溃疡,症见胃脘作痛,胃酸过多。

(8)益胃膏:每次15克,早晚各服1次。适用于胃及十二指肠溃疡、慢性胃炎。

(9)猴菇菌片:每次3～4片,每日3次。适用于胃及十二指肠溃疡、慢性胃炎,亦可用于胃癌、食管癌。

(10)消胆宁胶囊:每次1粒,每日2～3次;或每晚睡前服3

粒,1个月为1个疗程。适用于胃及十二指肠溃疡、糜烂性胃炎,症见胃脘灼热作痛,吞酸口苦。

3. 单验方

(1)侧柏叶、白及各12克。每日1剂,水煎分2次服。

(2)海螵蛸、浙贝母各等量。共研末,每次6克,开水冲服,每日3次。

(3)蒲公英、海螵蛸各30克,枯矾9克。每日1剂,每剂煎2～3次,每次200～300毫升,每日2～3次,温热服。

(4)黄芪、党参各15克,血竭3克,乳香、没药各10克,白及20克,象皮粉(代、单煮成糊状)6克。每日1剂,每剂煎2～3次,每次200～300毫升,每日2～3次,温热服。

(5)砂仁、茯苓、党参各12克,白术10克,陈皮、甘草各6克,制半夏9克,海螵蛸15克,蒲公英20克,煅瓦楞子、煅牡蛎各30克。每日1剂,水煎分3次服。

(6)延胡索、海螵蛸、半夏各100克,制香附200克。上药共研为细末,每次10克,沸水冲服,每日3次,10日为1个疗程。

4. 针刺疗法

(1)主穴取中脘、足三里、内关、公孙、太冲、厉兑。胁痛者,可配阴陵泉穴;吞酸者,配章门穴;便血者,配血海穴;食滞者,配梁门、天枢穴。中脘穴直刺0.8～1.5寸,足三里穴直刺1.5～2.0寸,内关穴直刺0.5～1.0寸,公孙穴向足跟斜刺0.5～0.8寸,太冲穴斜刺0.5～1.0寸,厉兑穴浅刺0.2寸,留针20～30分钟,每日1次,10次为1个疗程。适用于肝胃郁热型消化性溃疡,胃脘灼热疼痛,得凉则缓,痞闷胀满,泛酸嘈杂,纳差嗳气,口干,心烦易怒,小便黄赤,大便不畅,舌质红,苔薄黄,脉弦数。

(2)主穴取脾俞、胃俞、中脘、气海、章门、足三里。胃脘部痛甚者,配梁丘穴;血瘀者,配膈俞、期门穴;胃寒不食者,配冲阳穴。均适用补法,同时可配合灸法。脾俞、胃俞、章门穴均斜刺0.5～0.8

寸,气海、足三里穴均直刺 1~2 寸,中脘穴直刺 1.0~1.5 寸。留针 20~30 分钟,每日 1 次,10 次为 1 个疗程。适用于脾胃阳虚型消化性溃疡,症见胃脘灼热疼痛,得凉则缓,痛势绵绵不休,空腹痛甚,进食则痛减,腹胀纳差,泛吐清水,手足欠温,小便清长,大便稀薄,舌淡苔白,脉沉细。

5. 耳针疗法 取耳穴胃、神门、交感、皮质下为主穴。十二指肠溃疡者,加刺十二指肠穴;腹胀者,加三焦、脾、腹穴;呃逆反酸者,加肝、脾穴。每次选 4~6 穴,耳针常规方法操作,急性期每日 1 次,留针 30~40 分钟;亦可采用埋针方法,缓解期 2~3 日 1 次,可用王不留行贴压,每日按压 3~5 次。两耳交替针刺,每 10 次为 1 个疗程。

6. 灸法 取中脘、脾俞、胃俞、足三里穴。每穴艾条温和灸 5~10 分钟,至穴位皮肤潮红为度,隔日 1 次,10 次为 1 个疗程,疗程间隔 5~7 日;亦可用温针灸。

7. 贴敷疗法 详见"慢性胃炎"。

8. 穴位注射疗法 第一组取脾俞、胃俞穴。第二组取中脘、梁门穴。一般选用胎盘组织液、维生素 B_1 注射液、当归注射液等;疼痛严重者,可选用 1% 普鲁卡因注射液、硫酸阿托品注射液;合并幽门梗阻呕吐、呃逆者,可用复方氯丙嗪注射液。每次取一组穴位,两组穴位交替使用,按穴位注射常规方法操作,每次注入药液 0.5 毫升,每日 1 次。

9. 推拿按摩疗法

(1)通常取中脘穴做环行按摩,节律中等,轻重适度,每日 1~2 次,每次 15 分钟。平卧位按揉双侧足三里穴,得气后按揉约 100 下,每日 1~2 次;按揉双侧胃俞穴(取俯卧位),得气后按揉约 100 下;然后用少量凡士林油膏,涂于推拿者小鱼际部,紧贴患者背部直线来回按摩 1~2 分钟足太阳膀胱经经络的皮肤,每日 1~2 次。能促进胃肠蠕动和排空,增强胃肠分泌功能,减轻胃肠淤血,改善血液循环,有助于脾胃运化,缓解各类症状。

(2)仰卧位,以一指禅推法在上腹部轻推,重点按中脘穴约5分钟,然后用掌摩法在上腹部按顺时针方向按摩3分钟,再移至中下腹部按摩2分钟,最后点按中脘、梁门、下脘、内关、公孙、足三里诸穴。

(3)俯卧位,沿脊椎(第一胸椎至第二腰椎)及其两旁做㨰法按摩5~10分钟,然后点按肺俞、肝俞、脾俞、胃俞穴或上背部出现的压痛反应点,再沿脊柱及两侧做掌推法。

(4)肝胃不和者,摩季肋下,推挤脐腹,直推背部,推下肢内外侧,按足三里穴,揉内关穴,以疏肝理气,调和肝脾。脾胃虚寒者,横摩下腹,束带摩上腹,挤推侧腹,拿提腹肌,挤推背部,揉足三里穴,以健脾理气,和胃止痛。

10. 药膳食疗方

(1)双鲜饮:鲜藕节、鲜白茅根各150克。把藕节洗净,切薄片;白茅根去泥土,洗净,切碎。同入锅,加水600毫升,把锅放在武火上煮沸,用文火熬20~30分钟。每次30~100毫升,每日饮3~5次。清热生津,凉血散瘀。适用于消化性溃疡。

(2)麦芽山楂饮:生麦芽15克,生山楂20克。生山楂洗净,切片,去核,同麦芽一起,用沸水冲泡,取汁每日当茶饮用,量适中。活血化瘀,消食和中健胃,疏肝气。适用于消化性溃疡。

(3)大枣陈皮饮:大枣8枚,陈皮10克,山楂5克。大枣、陈皮、山楂一同加水1000毫升煎沸6分钟,待凉每日当茶饮用,量适中。养心脾,益气血,理气化痰和胃。适用消化性溃疡。

(4)枣柿饼:大枣30克,柿饼30克,山茱萸20克,山楂10克,面粉200克,炼乳、植物油各适量。把大枣掰开,去核;柿饼洗净,去蒂,切块,与山茱萸一同捣碎、拌匀、烘干,研成细粉。把细粉与面粉拌匀,加适量的水调和,做成小饼。锅烧热,放入植物油烧至七八成热,将小饼逐个油炸熟,食用前蘸炼乳即可。每日1~2次,

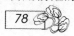

每次食用 200 克左右,宜常吃。补肝肾,健脾开胃,清热止渴。适用于消化性溃疡。

(5)大枣糯米粥:大枣 20 克,山药 100 克,薏苡仁 100 克,荸荠粉 20 克,糯米 500 克,蜂蜜适量。将山药去皮,洗净,切块,打成粉或糊;薏苡仁洗净下锅,加水 2 000 毫升,用武火煮沸,改用文火煮至薏苡仁开花时,再将糯米、大枣下锅,煮至米烂,将山药粉边下边搅,隔 5 分钟后,再将荸荠粉撒入锅内,搅匀后停火。将药粥装碗内时,放入适量蜂蜜即可。每次 200 克左右,每日 1～2 次,宜常吃。补中益气,滋肝养肾,养心健脾。适用于消化性溃疡。

(6)丹参瘦肉汤:丹参 10 克,猪瘦肉 100 克,料酒、姜汁、白糖、食盐、生粉各适量。将猪瘦肉洗净,切丝,用料酒、姜汁、白糖、食盐、生粉等拌匀上浆。将丹参择净,放入锅中,加清水适量浸泡 5～10 分钟,水煎取汁,加瘦肉煮熟,加入调料即可。每日 1 剂,吃肉喝汤,连续 5～7 日。适用于消化性溃疡。

(7)大麦甘草粥:大麦 100 克,甘草、粳米各 50 克。先将大麦、甘草择净,放入锅中,加清水适量浸泡 5～10 分钟,水煎取汁,加粳米煮为稀粥即可。每日 1 剂,佐餐食用,5 日为 1 个疗程,连续 2～3 个疗程。适用于胃及十二指肠溃疡等。

(8)麦冬牛肚汤:麦冬 10 克,牛肚 500 克,调味品适量。将牛肚洗净,切片。麦冬布包,与牛肚同放入锅中,加水炖至牛肚熟后,去麦冬,放入调味品,再煮一二沸即可。吃牛肚喝汤,每周 2～3 次,连续 3～5 周。适用于消化性溃疡。

(9)八宝粥:莲子肉 80 克,山药 80 克,扁豆 50 克,薏苡仁 60 克,芡实 70 克,茯苓 60 克,党参、白术各 10 克,糯米 200 克,冰糖 200 克。将莲子肉、山药、扁豆、薏苡仁、芡实、茯苓、党参、白术拣择干净;把党参、茯苓、白术用纱布包好,扎紧袋口,将中药放入锅内,加水用武火煮沸,后移文火再煎煮 40 分钟,捞出中药包,把糯米莲子肉、山药、扁豆、薏苡仁、芡实、冰糖中放药汁续煮至米烂粥成。每日 1～2 次,每次食用 300 克左右。滋阴养脾,健脾益气,气阴俱补。适用于消化性溃疡。

(10)香砂藕粉:砂仁 2 克,木香 1 克,藕粉 20 克,蜂蜜适量。把砂仁、木香焙干,冲(研)细面,与藕粉拌均匀,将滚开水调熟变色,放入蜂蜜即可。每日 1～2 次,每次食用 300 克左右。清热生津,温胃理气,行滞宽中。适用于溃疡病患者。

(11)牛髓骨炖萝卜:牛髓骨 1 000 克,熟地黄、黄精各 40 克,萝卜 500 克,姜、食盐、味精各适量。将牛髓骨洗净,砍成节;生姜去皮,拍破;萝卜去皮,切成 2 厘米×4 厘米的块。将熟地黄、黄精、萝卜块同牛髓骨、生姜下锅,加水 2 000 毫升,放食盐,先用武火煮沸,打去浮沫。移用文火煮至肉烂、萝卜烂即可,食用前放味精适量。每日 1～2 次,吃萝卜、肉、喝汤,宜常吃。补肝肾,益精髓,健脾胃。适用于溃疡病患者。

(12)黄芪银耳炖鸡:黄芪 80 克,银耳 50 克,母鸡 1 只,姜、食盐、味精各适量。先将银耳用温水泡发,洗净;母鸡宰杀,去毛,除内脏,洗净;黄芪洗净;生姜拍破。把鸡、姜、黄芪、银耳、食盐一起入砂锅,加水先用武火煮沸后,移文后炖至鸡肉烂熟,捞去黄芪,出锅前加味精即可。每日 1～2 次,吃鸡肉喝汤。补中益气,补精髓,益精血。适用于溃疡病患者。

(13)鲜藕粥:新鲜老藕 500 克,大米 100 克,红糖适量。把藕洗净,切薄片;大米淘净。藕片、大米一同入锅,加水 1 000 毫升,置火上熬煮至米烂、藕片烂熟,放入红糖搅拌均匀,煮熟成粥。每日 1～2 次,每次食用 300 克左右,宜常吃。健运脾胃,清热凉血,止血。适用于溃疡病等。

(14)荔枝粥:荔枝肉 50 克,新米 100 克,淮山药 20 克,冰糖适量。淮山药去皮,洗净,切丁;新米淘净。新米与山药一同入锅,加水用武火上煮沸,移用文火煎煮至米将熟时,加荔枝,续熬至米烂粥熟即可。每日 1～2 次,每次食用 300 克左右。补脾固肾,养肝血,扶虚。适用于溃疡病。

(15)大枣粥:大枣 20 个,新米 100 克,冰糖适量。把新米淘洗净,大枣洗净,一同入锅,加水用武火煮沸,改用文火煎煮至米熟,加入冰糖使其溶化,搅拌均匀即可。每日 1～2 次,每次食用 300克左右,宜常食。补虚健脾,益气养心。适用于溃疡病。

(16)山药小豆粥:山药 60 克,赤小豆 40 克,白糖适量。将山药切片,再将赤小豆淘净入锅,加水用武火煮沸,煮至半熟时,再放入山药,用文火继续煮至熟烂时,加入适量白糖即可。每日 1～2次,每次 300 毫升左右,可常食用。清热利湿,健脾胃益气阴。适用于溃疡病。

(17)什锦海参:水发海参 300 克,鸡肉片、火腿片、鲜笋片各50 克,肉丸子 10 个,蛋饺 8 个,香菇 20 克,植物油 60 克,料酒、食盐各适量。锅内加水煮沸,放入洗净海参、料酒、食盐适量煮沸 3分钟捞出。用水豆粉把鸡肉、火腿片拌匀。锅内放植物油烧七八成热,下火腿、鸡肉翻炒,略变色出锅,把鲜笋、香菇片、肉丸、蛋饺、食盐等放入海参汤里烩,最后放入炒好的火腿、鸡肉翻炒出锅。佐餐食用,每日 1～2 次,宜常吃。补肾壮阳,健脾益胃。适用于溃疡病。

(18)果仁排骨:猪排骨 1 000 克,草果仁 50 克,五加皮 10 克,姜、葱、花椒、料酒、香油、卤汁、食盐、味精各适量。把草果仁、五加皮分别炒黄,略捣碎,加水熬 2 次,取药汁 2 000 毫升。把猪排骨洗净,砍成 4 厘米×4 厘米的方块,用沸水氽 2～3 分钟,洗净血水,放锅内,倒入药汁,并放姜(拍破)、葱、花椒置武火上煮沸,打去浮沫,煮至七八成熟,捞出,待凉,放入卤汁锅内煮沸,用文火卤排骨至熟起锅;再在锅中用少许卤汁加食盐,用文火收成浓汁,烹入料酒,浇在排骨上,再淋上香油即可。每日 1～2 次,每次食用 100克左右。补精益髓,强筋壮骨,健脾和胃。适用于溃疡患者。

(19)菊花鸡肉片:鲜菊花瓣 60 克,鸡脯肉 300 克,鸡蛋 1 个,

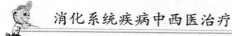

鸡汤、猪油、香油、料酒、冰糖、生姜、水豆粉、胡椒粉、葱、食盐各适量。把鸡肉洗净,切成薄片;菊花瓣洗净;生姜切丝,葱切段。将鸡肉片用鸡蛋清、胡椒粉、食盐调匀,把食盐、冰糖、鸡汤、水豆粉、香油调成滋汁。锅中放猪油烧至七成热时,放入鸡肉片,抖散滑透,铲出沥油;锅内再留少许油,烧热时下姜、葱微炒,再倒入鸡片,加入料酒焇锅,再倒滋汁搅匀,放菊花瓣、味精,翻炒均匀起锅即可。每日 1~2 次,每次食用 100 克左右。补中气,益精髓,补肝肾,祛风热。适用于溃疡病患者。

(20)香酥山药:淮山药 500 克,豌豆粉 100 克,白糖 60 克,植物油、食盐、醋、味精各适量。将山药去皮,洗净,切成 4 厘米长的段,切片,上笼蒸熟后取出,与豌豆粉拌匀。将锅烧热,倒入植物油,烧至七八成热,逐个放入拌好的山药片,锅内加入白糖、水,用武火烧沸,加醋、食盐、剩余豌豆粉,淋上熟油、味精拌匀起锅装盘即可。佐餐食用,每日 1~2 次,宜常吃。健脾补肾,行血散瘀。适用于溃疡病。

(21)猪皮大枣汤:猪皮 200 克,大枣 20 枚,生姜、葱、食盐、味精各适量。将猪皮的毛或毛桩拔除干净,切成小块;生姜去皮,拍破;葱切段。将猪皮、大枣、生姜、葱、食盐一同入锅,加水先用武火煮沸后,移文火炖至猪皮烂熟,出锅前加味精即可。每日 1~2 次,每次食用 200 克左右,猪皮、大枣均可吃。滋阴养血,健脾补气,润燥。适用于消化性溃疡及各类手术后恢复期。

(五)生活调养

1. 饮食调养原则　溃疡病患者的饮食调理是治疗的主要目的是为了减轻症状,减少胃酸分泌,保护溃疡面,促进溃疡愈合和防止溃疡复发。凡无并发症的溃疡病患者,可采取以下饮食治疗原则。

(1)注意生活节律:改变不良的生活方式,养成良好的生活习惯,三餐定时、定量,勿饥饱无度;中、晚餐吃6~7分饱。不吃对胃有刺激的食物或药物。

(2)调整情绪:精神紧张、情绪激动,或过分忧虑对大脑皮质产生不良的刺激,使得丘脑下中枢的调节作用减弱或丧失,引起自主神经功能紊乱,增加胃酸分泌,溃疡的症状会变得明显。

(3)注意冷暖:寒冷的刺激常常是导致溃疡复发的一个重要的诱因。在春秋气候变化无常时,要注意保暖,避免受凉,同时还应少吃生冷瓜果等,饮食以暖为主养胃。

(4)禁酒戒烟:酒对黏膜有刺激和损伤作用;吸烟能增加胃病的发病率,烟中的尼古丁能使胃排空缓慢,影响胃酸分泌。研究表明:吸烟者溃疡病的发病率是非吸烟者的2~4倍,同时吸烟能降低胃病的治愈率,也更容易引起溃疡复发。

(5)适当运动锻炼:如散步、慢跑、打太极拳等,能增强人体的胃肠功能,使胃肠蠕动加强,消化液分泌增加,增加能量消耗,促进食物的消化和营养成分的吸收,并能改善胃肠道的血液循环,促进其新陈代谢,推迟消化系统的老化。

2. 生活调养原则

(1)溃疡病急性发作期的患者因有剧烈的局部疼痛,并伴有大便隐血或合并胃炎等,故应严格限制患者食用对胃黏膜有刺激的食物。

(2)为避免胃的过分扩张,减少胃酸对溃疡面的刺激,实行少量多餐的进食方法十分重要。根据病情需要,每日可少量多餐(5~7次)。

(3)避免食用刺激性过强的食物,如促进胃酸分泌的浓肉汁、浓咖啡、烈性酒、粗粮、韭菜、芹菜,以及过甜、过咸、过硬、过酸、过辣等食物。此外,还应禁食生葱、生蒜、生萝卜等,以免产生气体,扩张胃肠。

(4)脂肪能抑制胃酸的分泌,急性溃疡病初期可用牛奶治疗,逐渐过渡到食用浓米汤、豆浆、蛋羹及发酵的食物。

(5)当溃疡病并发幽门梗阻时,患者应卧床休息,禁食,可输液以维持水、电解质和酸碱平衡。可开始进食清淡流质饮食,应给少量的无米汤汁、藕粉等清淡流质饮食。

(6)烹调方法宜以蒸、煮、炖、烩为主,少食烤、熏、炸、腌、拌等不易消化食物,在胃内停留时间较长,增加胃肠负担,不宜选用。

(7)溃疡病恢复期患者的病情一般比较稳定,这个时期除了可以继续进食流质、少渣半流质的饮食外,还可以逐渐增加含纤维素少又容易消化的食物,如冬瓜、番茄、削掉皮的茄子、嫩的小白菜叶、土豆丝、胡萝卜丝等。病情好转以后,就可以逐渐吃些软饭、馒头、肉包子、蒸米糕、蛋糕、面包或面条等。

(8)对服用非甾体抗炎药后出现的溃疡,如情况允许应立即停用非甾体抗炎药,或病情不允许者,可换用对黏膜损伤小的非甾体抗炎药如特异性环氧化酶抑制药(如塞来昔布)。如停用非甾体抗炎药者,也可予常规剂量常规疗程的 H_2 受体阻滞药或质子泵抑制药治疗;对于发生非甾体抗炎药溃疡并发症的高危患者,如既往有溃疡病史、高龄、同时应用抗凝血药(包括小剂量的阿司匹林)或糖皮质激素者,应常规予以抗溃疡药物预防,目前认为质子泵抑制药或米索前列醇预防效果较好。

(9)彻底治疗幽门螺杆菌感染及停服非甾体抗炎药,可消除消化性溃疡的两大常见病因,因而能大大减少溃疡复发。对溃疡复发同时伴有幽门螺杆菌感染复发(再感染或复燃)者,可予以根除幽门螺杆菌再治疗。长程维持治疗一般以 H_2 受体阻滞药或质子泵抑制药常规剂量的半量维持治疗。

六、胃　癌

胃癌居我国恶性肿瘤之首位,占消化道肿瘤的 50％～60％。近年来,胃癌的发病率有增加的趋势。中医学把胃癌归属于"噎嗝""反胃""胃脘痛""积聚""伏梁"等范畴。

(一)病　因

1. 环境与饮食因素　环境与饮食因素是导致胃癌的最主要原因,如化肥、工业废气、食品添加剂、霉变、腌制等食物都含有致癌物质。

2. 精神因素　性格内向、喜欢生闷气的胃癌发病率较高,而乐观开朗的则患病率较低。

3. 幽门螺杆菌感染　世界卫生组织的报告显示,50％的胃癌与幽门螺杆菌有关。

4. 疾病　患有萎缩性胃炎、胃溃疡、胃息肉、肠化生、恶性贫血及做过胃大部切除术的残胃等,都有癌变的危险。

5. 熏制食品　致癌物质苯并芘在食品熏制过程中大量的产生,而蛋白质在容温环境烧焦时易产生致癌物质。而常期吃熏制食品的胃癌发病率较高。

6. 饮酒　经常酗酒者可损伤胃黏膜,引起慢性胃炎,部分可转变成胃癌。

7. 遗传　患者家属中胃癌的发病率比正常人高 2～3 倍。
胃癌的发生也与遗传有关系,有胃癌家族史者患癌风险大。

(二)诊断要点

1. 临床表现

（1）症状

①早期胃癌多无症状，或者仅有一些非特异性消化道症状，因此仅凭临床症状，诊断早期胃癌十分困难。早期胃癌 70% 以上无明显症状，随着病情的发展，可逐渐出现类似于胃炎或胃溃疡的症状，包括上腹部饱胀不适或隐痛、反酸、嗳气、恶心，偶有呕吐、食欲缺乏、消化不良、大便隐血试验阳性或黑粪，不明原因的乏力、消瘦或进行性贫血等。患者也可能出现早饱感及软弱无力。早饱感是指患者虽有饥饿感，但稍一进食即感饱胀不适。早饱感或呕吐是胃壁受累的表现。

②中晚期胃癌疼痛与进食无明显关系，也有类似消化性溃疡疼痛，进食后可以缓解。上腹部饱胀感、沉重感、厌食、腹痛、恶心、呕吐、腹泻、消瘦、贫血、水肿、发热等。贲门癌主要表现为剑突下不适，疼痛或胸骨后疼痛，伴进食梗阻感或吞咽困难；胃底及贲门下区癌常无明显症状，直至肿瘤巨大而发生坏死、溃破引起上消化道出血时才引起注意。

（2）体征：早期胃癌无明显体征，进展期在上腹部可扪及肿块，或有压痛。肿块多位于上腹偏右相当于胃窦处。如肿瘤转移至肝脏可致肝大及黄疸，甚至出现腹腔积液；腹膜有转移时也可发生腹腔积液，移动性浊音阳性。

一些胃癌患者可以出现副癌综合征，包括反复发作的表浅性血栓静脉炎及过度色素沉着；黑棘皮症，皮肤褶皱处有过度色素沉着，尤其是双腋下；皮肌炎、膜性肾病，以及累及感觉和运动通路的神经肌肉病变等。

2. 辅助检查

（1）血常规：常有红细胞及血红蛋白降低，呈小细胞低血红蛋白性贫血。白细胞一般正常，晚期常升高，甚至出现类白血病样反应。红细胞沉降率增快。

（2）大便隐血试验：大便隐血试验持续阳性对胃癌诊断有一定意义。胃癌患者80％～90％可出现阳性。

（3）胃液分析：55％～70％的胃癌患者胃酸缺乏，其余病例胃酸正常或偏高。胃酸低的程度常与胃癌的体积大小及部位有关，体积越大，低酸或无酸倾向越大，息肉样型胃癌及胃底贲门癌比幽门部胃癌更低。

（4）脱落细胞学检查：有的学者主张临床和 X 线检查可疑胃癌时行此检查。

（5）胃镜检查

①普通胃镜。是临床上胃癌诊断的首选，胃镜检查结合活体组织病理检查是诊断胃癌最可靠的特殊检查，可诊断早期胃癌，鉴别良、恶性溃疡，确定胃癌的类型和浸润范围，发现癌前期病变。

②放大内镜。临床检查时将内镜放大与黏膜染色结合使用，更能提高对癌前病变及早期胃癌的诊断。

③自体荧光内镜。自体荧光内镜的高敏感性对发现早期胃癌、指导活检很重要。

④仿真内镜。仿真内镜对于术前胃癌分期更准确，而且可以提高早期胃癌的检出率，便于指导手术治疗方案。

⑤色素胃镜。色素胃镜是在普通胃镜检查的同时，向可疑病变部位喷洒亚甲蓝刚果红染料对组织进行染色，使病变显示更加清楚，以提高胃镜下识别癌症病灶的能力，提高检出率。

（6）X 线表现：气钡双重造影可清楚显示胃轮廓、蠕动情况、黏膜形态、排空时间，有无充缺损、龛影等。检查准确率近80％。而双重对比钡剂造影可明显提高早期胃癌的诊断率。

(7)螺旋CT：螺旋CT检测胃癌分期准确率可达76.7%，对早期胃癌的诊断准确率与纤维内镜相近。CT对中晚期胃癌的诊断有以下特点：了解胃癌浸润的深度及范围；确定是否侵及邻近器官和有无大的淋巴结转移；确定有无脏器转移；为临床分期提供依据，结合胃镜或钡剂造影对确定手术方案有参考价值。

3. 诊断　临床表现结合辅助检查，大都能做出正确诊断。

4. 鉴别诊断　胃癌早期症状和体征不明显，需与胃溃疡、胃结核、胰腺癌、胃恶性淋巴瘤、胃息肉、胃皱壁巨肥症等相鉴别。

（三）西医治疗

1. 术前营养支持　进展期胃癌患者术前常有厌食、消化不良、不能进食或呕吐等症状，导致营养摄入明显减少，营养物质消化吸收能力下降，加之肿瘤细胞的高代谢而导致的葡萄糖、脂肪、蛋白质消耗增加，从而引起蛋白质代谢紊乱，出现进行性消瘦、负氮平衡，造成机体营养不良。要加强营养，进食高蛋白饮食。

2. 手术治疗　手术治疗是胃癌的常用治疗方法，是姑息性治疗的主要手段。手术治疗的主要方法包括远端胃大部切除术，近端胃大部切除术，全胃切除及全胃合并脾、胰体尾切除术，胃癌合并受累脏器联合切除术，以及姑息性手术。因此，手术切除后配合中药扶正培本是提高胃癌患者长期生存率和生活质量的关键。

3. 胃内镜下治疗　早期胃癌可以内镜下行电凝切除或剥离切除术。由于早期胃癌可能有淋巴结转移，故需对切除的癌变息肉进行病理检查，如癌变累及根部或表浅型癌瘤浸润到黏膜下层，需追加手术治疗。

4. 免疫治疗　胃癌患者在术前及手术去瘤后的创伤应激反应期内，机体免疫功能处于抑制状态，之后免疫功能会得到显著改善，部分患者甚至可达到正常人水平，而术后早期使用免疫调节药可以明显缩短术后的免疫抑制期,有助于减少胃癌术后复发和转移。免疫治疗适用于以下患者。

(1)早期胃癌根治术后适合全身免疫刺激药,注射用香菇多糖2毫克,加入5%～10%葡萄糖注射液250毫升中,静脉滴注,每周2次。

(2)不能切除的或姑息切除的病例,可在残留癌内直接注射免疫刺激药,注射用香菇多糖4～6毫克。

(3)胃癌晚期伴有腹腔积液者,适用于腹腔内注射免疫增强药物,注射香菇多糖8～12毫克。

5. 放疗 放疗对不适合做切除的患者帮助不大,其原因是不能进行解剖定位。放疗可以缓解贲门癌梗阻症状和减轻不能切除病变的慢性出血,但会对患者的机体免疫能力造成极大的损害。

6. 化疗 由于目前手术的大部分是进展期胃癌,单纯手术的疗效甚差,作为综合治疗重要组成部分的化疗是当今治疗胃癌的重要手段之一。

(1)常用的化疗方案

①FM方案。为改良的FAM方案。氟尿嘧啶500～750毫克,5%葡萄糖注射液500毫升,静脉滴注,每日1次,5日1个疗程。同时给丝裂霉素8毫克,生理盐水20毫升,第1日静脉注射,1个月后重复。此方案疗程短,不良反应少,患者易接受,常用于中晚期胃癌术后辅助治疗。

②ECF方案。主要有表柔比星、伊力替康、替加氟,为第二代化疗方案的代表。在ECF与FAM对照的Ⅲ期试验中,ECF方案在缓解率、肿瘤进展时间,以及总生存率上有显著优势,从而取代了FAM方案成为晚期胃癌的常规方案。

③FAM方案。为第一代化疗方案的代表。FAM方案在20世纪80年代问世,曾经广泛应用,被美国东部肿瘤协作组(ECOU)推荐为晚期胃癌的标准治疗方案。但因其有效率仅为

29%～42%,中位生存期 5.5～9 个月,而且其中的丝裂霉素存在的延迟性和累积性骨髓抑制显著而长久,故 FAM 及其改良方案目前已渐被淘汰。

(2)第三代联合化疗方案:初步看来疗效有明显提高,可使晚期胃癌患者的症状明显缓解、生存期延长、不良反应可以耐受。这主要与紫杉醇类药物(紫杉醇,多西紫杉醇)、奥沙利铂、伊立替康、卡培他滨等的引入有关。第三代联合化疗方案中主要代表方案如下。

①aTCF 方案。即紫杉醇＋顺铂＋氟尿嘧啶。紫杉醇 135～175 毫克/平方米体表面积,加入 5％葡萄糖注射液中,静脉滴注,第 1 日;顺铂 30 毫克/平方米体表面积,加入生理盐水 250 毫升中,静脉滴注,第 2～4 日;醛氢叶酸 200 毫克/平方米体表面积,加入生理盐水 250 毫升中,静脉滴注,第 2～3 日;氟尿嘧啶 400 毫克/平方米体表面积,静脉滴注,第 2 日;600 毫克/平方米体表面积泵入 22 小时,第 2～3 日。紫杉醇在应用前 12 小时、6 小时各口服地塞米松 10 毫克,应用前 30 分钟静脉注射西咪替丁 300 毫克,肌内注射苯海拉明 50 毫克,预防过敏。化疗前后给予 HT₃ 受体拮抗药(如雷格司琼注射液或联合甲氧氯普胺注射液)预防恶心、呕吐。化疗过程中所有患者常规给予对症支持治疗。紫杉醇是一种有较大前途的抗胃癌药物,完全缓解加部分缓解率达20%～30%。以紫杉醇为主的联合化疗开始用于晚期胃癌的临床试验表明,近期有效率为 40%～57.5%。

②bDCF 方案。即多烯紫杉醇 75～85 毫克/平方米体表面积,静脉滴注,第 1 日;顺铂 75 毫克/平方米体表面积,静脉滴注,第 1 日;氟尿嘧啶 750 毫克/平方米体表面积,静脉滴注 24 小时,第 1～5 日;21 日为 1 个疗程。

③奥沙利铂十卡培他滨方案。奥沙利铂 135 毫克/平方米体表面积,加入 5％葡萄糖注射液 250 毫升中,持续静脉滴注 3 小

 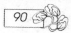

时,第 1 日;卡培他滨 1 克/平方米体表面积,口服,每日 2 次,第 1～14 日。3 周为 1 个疗程,至少完成 2 个疗程。用药期间禁冷食、冷饮及接触冷水。此化疗方案治疗近期有效率达 46.1%,不良反应较轻,患者大部分时间可以在家中口服治疗,减少了住院时间,提高了生活质量。

④FOLFOX 方案。FOLFOX 方案最初是用来治疗晚期大肠癌,后来发现这一方案对胃癌颇具疗效,且与传统化疗或紫杉醇类药物不具交叉耐药性,可以作为晚期或转移性胃癌的二线方案或救援性治疗使用。奥沙利铂 145 毫克/平方米体表面积,5%葡萄糖注射液 500 毫升,静脉滴注 2 小时,第 1 日;亚叶酸钙(CF)500 毫克,氟尿嘧啶 3.5 克/平方米体表面积,分别置入微量泵内持续静脉滴注 5 日,每隔 2 周为 1 个周期,共化疗 2 个周期。化疗前后常规使用止吐药(雷格司琼注射液联合甲氧氯普胺注射液),并予护肝、护胃治疗。总有效率为 62%。不良反应主要为白细胞减少症、腹泻、恶心、呕吐、脱发、口腔炎。

⑤LFEP 方案。该方案以亚叶酸钙和小剂量顺铂作为氟尿嘧啶后生化调节剂,加用表柔比星有效率 40%以上,不良反应少,是目前使用较广泛的一种方案。亚叶酸钙 200 毫克/平方米体表面积,静脉滴注 2 小时,第 1～3 日;氟尿嘧啶 600 毫克/平方米体表面积,持续静脉滴注 24 小时,第 1～3 日;表柔比星 50 毫克/平方米体表面积,静脉注射,第 1 日;顺铂 20 毫克/平方米体表面积,静脉滴注 4 小时,第 1～3 日。每 3 周重复 1 次。

⑥FLP 方案。该方案有效率 43%～51.8%,不良反应轻。老年患者可将顺铂减少到 35 毫克/平方米体表面积。亚叶酸钙 200 毫克/平方米体表面积,静脉滴注 2 小时,第 1～5 日;氟尿嘧啶 400 毫克/平方米体表面积,持续静脉滴注 24 小时,第 1～5 日;顺铂 100 毫克/平方米体表面积,静脉滴注 4 小时,第 2 日。每 4 周重复 1 次。

⑦FDH 方案。赵永玲报道,以时间先后顺序给药:亚叶酸钙每日 200 毫克,30 分钟内静脉滴完;氟尿嘧啶每日 750 毫克,每次持续静脉滴注 8 小时,第 1~5 日;顺铂每日 30 毫克,静脉注射,第 1~5 日;羟喜树碱每日 10 毫克,静脉滴注 1 小时,第 1~5 日;28 日为 1 个疗程。治疗胃癌 20 例,完全缓解 2 例,部分缓解 9 例,稳定 5 例,进展 4 例;而 20 例对照组用 FAM 方案,有效率 35%。认为 FDH 治疗方案可提高对中晚期胃癌的疗效,减少其他化疗药物的剂量而降低毒副作用,值得推广应用。

(3)常用的化疗药物

①氟尿嘧啶。为治疗胃癌首选药物,是嘧啶抗代谢物,能抑制胸腺嘧啶合成酶,阻止癌细胞 DNA 合成。单用治疗中晚期胃癌,总有效率 23.6%;若手术加氟尿嘧啶治疗效果更好。一般用量 8~12 克为 1 个疗程。每次 300 毫克/平方米体表面积,5%葡萄糖注射液 500 毫升,静脉注射 4 小时,每周连用 5 日,21 日为 1 个周期,共 4~6 个周期。

②替加氟。为氟尿嘧啶衍生物,疗效较氟尿嘧啶好,毒性较氟尿嘧啶小,用量可比氟尿嘧啶大数倍,对骨髓抑制也较轻,口服或直肠给药吸收良好。每日 15~30 毫克/千克体重,分次饭后服;或加入 5%葡萄糖注射液 250 毫升,静脉滴注。总量 20~40 克,间隔 2~3 个月,再进行下一个疗程。

③丝裂霉素。对胃癌有明显疗效,对腺癌效果较好,总有效率为 19%~40%。每次 4~10 毫克,每周 1~2 次,口服,总量 40 毫克为 1 个疗程。毒性大,较少单独使用。

④替加氟/尿嘧啶。能特异性增加肿瘤组织中的抗癌活性代谢物质浓度,持续有效地抑制癌细胞,对胃癌有较好疗效。尤其对用其他氟尿嘧啶类药无效者,用该药可收到明显效果,毒性亦较低。片剂,每片含替加氟 50 毫克,尿嘧啶 112 毫克;胶囊剂,每粒含替加氟 100 毫克,尿嘧啶 224 毫克。一般每次 2~4 片,每日 3

次,口服,6～8周为1个疗程;与丝裂霉素联合效果为佳,总量40毫克为1个疗程。

⑤卡培他滨。是一种新型氟尿嘧啶口服抗癌药,口服后吸收迅速,并能以完整药物经肠黏膜进入肝脏。卡培他滨能优先在肿瘤组织中转化为活化的氟尿嘧啶,因此可高选择性杀伤肿瘤细胞,面对正常组织影响小,有利于其发挥更强的扰癌作用。每日2.5克/平方米体表面积,分早晚饭后30分钟口服,连用2周后停用1周。卡培他滨是效果最好的口服制剂之一,单药治疗胃癌的有效率达19%,如病情继续恶化或产生不能耐受的毒性应停止治疗。主要不良反应为黏膜炎、胃肠道反应、手足综合征、肝功能损害及较轻骨髓抑制。

⑥TS-1(S-1)。由替加氟,5-氯-2,4-二羟吡啶和Qx0三种药物组成。每日80～100毫克,分2次饭后口服,每4周连续用药,间隔1～2周。有效率达27.3%～46.5%,是迄今为止单药治疗胃癌有效率最高的药物。不良反应主要有骨髓抑制、色素沉着、食欲缺乏、脱发等。有报道,每2周连续用药,间隔1周用药方案较每4周连续用药,间隔2周方案不良反应明显降低。

⑦奥沙利铂。是20世纪90年代以来广泛应用于临床的新型抗肿瘤药物,也是目前公认的对大肠恶性肿瘤唯一有效的铂类制剂。目前亦应用于胃癌临床治疗,为第三代铂类抗癌药,无肾脏毒性作用,但可出现可逆性、剂量累积性周围神经毒性,遇冷刺激加重10%～15%的患者在总量800毫克/平方米体表面积时,出现毒性反应,13周左右恢复。

⑧多柔比星及表柔比星。主要作用机制为AND分子嵌入DNA双螺旋结构复制核酸合成,进而抑制肿瘤细胞生长,常与其他抗肿瘤药物组成联合化疗方案,大剂量对心肌有损害,严重时可出现心力衰竭。多柔比星是表柔比星的立体异构体,作用与表柔比星相似,但对心肌毒性作用较表柔比星轻。成人每次70～90毫

克/平方米体表面积,静脉注射,总剂量不宜超过 1 000 毫克/平方米体表面积。

⑨ZD9331。是一个新的特异性胸嘧啶脱氧核苷酸合酶抑制药。剂量 65 毫克/平方米体表面积,每周 1 次,连用 2 周,3 周为 1 个疗程,主要不良反应为腹泻。

⑩伊立替康。常规剂量 350 毫克/平方米体表面积,2 周重复。由于血液毒性大,近年建议降低每次剂量,以每周 125 毫克/平方米体表面积给药,连用 4 周,每 6 周重复,有效率 15%。

(四)中医治疗

1. 中医辨证施治　胃癌早期多属肝胃不和型、脾胃虚寒型,中期多属痰湿凝结型,晚期多属胃热阴伤、瘀毒内阻、气血双亏型。在 6 型之间是相互关联的,各个证型也随着胃癌病情发展而变化,临床上应根据患者的病情变化予以辨证分型论治。

(1)肝胃不和

主症:胃脘胀满,时时作痛,痛引两胁,口苦心烦,嗳腐反酸,呃逆呕吐,舌苔薄黄或薄白,脉弦细。

治则:疏肝和胃,降逆止痛。

方药:逍遥散加减。柴胡、当归、姜半夏、白术各 10 克,郁金、玫瑰花、青陈皮、旋覆花(包)、代赭石、白芍、延胡索各 15 克,藤梨根 30 克。

用法:每日 1 剂,每剂煎 2～3 次,每次 200～300 毫升,每日 2～3 次,温热服。

加减:两胁痛者,加川楝子或香附;嗳腐者,加山楂、神曲、麦芽、谷芽;口干思饮、胃脘嘈杂者,去陈皮、姜半夏。

(2)脾胃虚寒

主症:胃脘隐痛,喜按喜温,朝食暮吐或食后良久复又吐出,时呕清水,面色无华,神疲肢冷,便溏水肿,舌质胖淡,舌苔白滑,脉沉缓或沉细。

治则:温中散寒,健脾和胃。

方药:理中汤加味。白术、干姜、炙甘草、陈皮、茯苓、娑罗子、法半夏各10克,人参、吴茱萸、紫菀各6克,生黄芪30克。

用法:每日1剂,每剂煎2~3次,每次200~300毫升,每日2~3次,温热服。

加减:兼畏寒肢冷、腰膝酸软者,加肉桂,补骨脂,以补益肾阳,温煦脾阳。

(3)瘀毒内阻

主症:胃脘刺痛,灼热灼痛,食后痛剧,口干欲饮,腹胀拒按,心下触块,呕血便血,肌肤甲错,舌质紫暗或有瘀斑,苔薄白或白腻,脉沉弦。

治则:活血止痛,祛瘀解毒。

方药:失笑散加味。生蒲黄(包)、五灵脂、当归、赤芍、桃仁、三棱、延胡索、乌药、龙葵、藤梨根各10克,玉竹、仙鹤草、藕节各20克,露蜂房、蛇蜕各6克。

用法:每日1剂,每剂煎2~3次,每次200~300毫升,每日2~3次,温热服。

加减:胃脘痛甚者,加三七粉冲服,以化瘀止痛;呕吐者,加姜半夏、大黄,以降逆止呕;胃中灼热者,加蒲公英、牡丹皮。

(4)胃热伤阴

主症:胃脘灼热,嘈杂难忍,食后痛甚,便秘溲赤,舌红少苔,甚至舌绛无苔,脉细数。

治则:清热解毒,养阴和胃。

方药:玉女煎合增液汤加减。生地黄、玄参、玉竹、天花粉、沙参、麦冬、知母各15克,藤梨根、白花蛇舌草各30克。

用法:每日1剂,每剂煎2~3次,每次200~300毫升,每日

2～3次,温热服。

加减:便秘者,可加大黄,以清泻腑热。

(5)痰湿凝结

主症:胸闷脘痛,呕吐痰涎,腹胀便溏,痰核累累,舌苔滑腻,舌质暗淡,脉细而濡。

治则:温化中焦,化痰散结,调畅气机。

方药:开郁二陈汤加减。陈皮、法半夏、茯苓、白术、苍术、夏枯草、紫苏子、海藻各10克,生牡蛎、薏苡仁、藤梨根各30克。

用法:每日1剂,每剂煎2～3次,每次200～300毫升,每日2～3次,温热服。

加减:脘痞胀满甚者,加石菖蒲、厚朴,以理气化痰;便溏者,加干姜,温运脾阳。

(6)气血两虚

主症:面色无华,面目虚肿,畏寒身冷,全身乏力,心悸气短,头晕目眩,自汗盗汗,脉虚细无力,舌苔薄白,舌质胖淡,边有齿印。

治则:健脾和胃,气血双补。

方药:十全大补汤加减。当归、熟地黄、白芍、西洋参、茯苓、黄精、阿胶、淫羊藿、山楂各15克,何首乌、黄芪各30克,白术10克,甘草6克,紫河车3克,谷芽、麦芽各20克。

用法:每日1剂,每剂煎2～3次,每次200～300毫升,每日2～3次,温热服。

加减:伴手足心热、两颧发红、大便干结者,加沙参、墨旱莲,加强养阴之功;伴耳鸣、头晕者,加枸杞子、菊花、草决明,以平肝潜阳。

2. 单验方

(1)喜树碱:存在于喜树果、皮中,已能提取其单体,用以抑制胃癌细胞的代谢和分裂增殖。每次10～20毫克,隔日1次,口服。总量200毫克为1个疗程。

（2）三根汤：藤梨根、水杨梅根、虎杖各 30 克。水煎服，或代茶饮。

（3）藤虎糖浆：每 60 毫升中含藤梨根 60 克，虎杖 30 克。每次 20～30 毫升，每日 3 次，口服。

（4）草珊瑚含片：每片含生药量 1 克。每次 3～5 片，每日 3 次，口服。

（5）蜈蚣粉：蜈蚣晒干、研末，每日 2～3 条，分 3 次服。

（6）蟾酥制剂：采用中华干蟾皮制成 50％静脉注射液，每毫升含干蟾皮 0.5 克。每次 50％干蟾皮注射液 10 毫升，10％～50％葡萄糖液 40 毫升中，缓慢静脉注射，每日 1 次，30 次为 1 个疗程。可用 1～2 个疗程。

（7）七叶一枝花汤：七叶一枝花 50～100 克。水煎，每次200～300 毫升，每日 3～4 次，温热服用。10 日 1 个疗程，服 7～8 个疗程。

（8）张氏经验方：赭石粉、海藻、昆布、制鳖甲各 15 克，旋覆花（布包）、煨三棱、煨莪术、赤芍各 10 克，夏枯草 60 克，白茅根 30 克，白花蛇舌草 120 克。上药加水 2 700 毫升，熬至 900 毫升，去渣，再加蜂蜜 60 克入药汁中，稍煎，每日 2～3 次，分 10 次服完。

（9）吴氏经验方：乌蛇粉 420 克，土鳖虫、蜈蚣各 90 克。上药研为细末，炼蜜为丸，每丸 3 克。早晚各 1 丸，温开水送下。适用于各型胃癌。

（10）谢氏经验方：乌蛇、土鳖虫、炒穿山甲、山慈姑、紫草、功劳叶、黄柏各 10 克，蜈蚣 2 条，丹参、生薏苡仁、党参各 30 克，白术、青黛各 6 克。水煎服，每日 1 剂。适用于胃癌瘀毒内阻，痰湿凝结型胃癌。

3. 化疗时配方

（1）健脾益肾冲剂：党参、枸杞子、菟丝子、女贞子各 15 克，白术、补骨脂各 10 克。制成冲剂，冲服。对晚期胃癌化疗不良反应有解毒增效作用。

(2)益气补血健脾汤:生黄芪 30 克,党参、熟地黄、芡实各 15 克,白术、茯苓、枸杞子、何首乌、黄精、女贞子、山药各 12 克,沙参 10 克,鸡血藤 20 克。每日 1 剂,水煎分 3 次服。化疗时、化疗后均可服用。

(3)胃癌术后脾胃调理汤:生黄芪 30 克,党参、陈皮、枳壳、半夏、川厚朴、鸡内金各 10 克,砂仁、甘草各 6 克,石斛 15 克。每日 1 剂,水煎服。自汗及虚汗者,加浮小麦、五味子、防风;阴虚者,加沙参、麦冬、生地黄;便秘者,加火麻仁;便溏者,加白术、茯苓等。

4. 针灸疗法

(1)针刺止痛:主穴取中脘、下脘、章门、脾俞、胃俞、膈俞、足三里、三阴交,配穴取丰隆、公孙、肾俞。每次选取主穴与配穴 1~3 穴,平补平泻手法,留针 30 分钟,每日 1 次。

(2)艾灸止痛:取中脘、下脘、胃俞、脾俞、关元、神阙、足三里、三阴交穴。

(3)针刺止呃:取双侧内关、足三里穴,平补平泻法,留针 40 分钟,每日 1 次;针刺迎香、缺盆穴。

(4)耳针止呃:主穴选用耳穴膈、胃、肝、脾、交感,配穴选用耳穴神门、皮质下、肾上腺。选主穴与配穴 1~3 穴,针刺,留针 40 分钟,每日 1 次。

(5)穴位封闭止呃:维生素 B_1 注射液、维生素 B_6 注射液各 2 毫升,取双侧内关穴位封闭。

5. 推拿疗法 推拿具有调节胃蠕动、促进胃液分泌、减轻胃疼痛作用。胃癌患者亦可采用相应手法改善胃的功能,缓解疼痛,降逆止呕,进行辅助治疗。

(1)按摩止痛:医者一手点内关穴,一手点足三里穴,同时进行,先点左侧,再点右侧。用双拇指沿肋弓向两侧做分推数次。用双手掌揉至阳、脾俞、胃俞、三焦俞穴数次。手掌揉搓承山穴一带数次,使局部有发热的感觉。此法有生热祛寒、温暖脾胃作用。适用于胃癌的脾胃虚寒型。

(2)推拿止呕:捏拿背部胃俞穴处肌肉 15～20 次,按揉足三里、内关穴各 1 分钟。

(3)按压止呃逆:医者左手扶患者头,右手中指指端点按其百会穴,施以揉压,由轻渐重,至产生较强酸胀感为度。拇指按压膻中穴、巨阙穴。

6. 敷贴疗法

(1)止痛抗癌膏:三七、七叶一枝花、延胡索、黄药子各 10 克,芦根 20 克,川乌 6 克,冰片 8 克,紫皮大蒜 100 克,石菖蒲 10 克。大蒜取汁,余药研为极细末,调膏贴于痛点或经络压痛部位,隔日1 次。

(2)蟾酥膏:以蟾酥、生川乌、两面针、公丁香、肉桂、细辛、七叶一枝花、红花等药制成膏,外贴癌性疼痛处,24 小时换药,7 日为 1个疗程。

7. 药膳食疗方

(1)陈皮粳米瘦肉粥:陈皮 5 克,粳米 50 克,猪瘦肉末 25 克。陈皮、粳米同煮粥至熟,去除陈皮,加入猪肉末,再煮至熟烂。食肉喝粥,每日 1 剂。

(2)玫瑰茉莉保健茶:玫瑰花瓣 5 克,茉莉花 3 克,云南抗癌保健茶 3 克。同放入茶杯中,用沸水冲泡,代茶饮。消化道出血时不可饮。

(3)茯苓包子:茯苓粉 5 克,面粉 100 克,猪瘦肉 50 克。做成发面包子,每日 1 次,食用。

(4)海参香蘑粥:海参 10 克,香蘑 30 克,新糯米 100 克,姜、葱、食盐各适量。将海参用水发好,洗净,切小条或丝;姜拍破,葱切段。将糯米淘净,与海参、姜、葱、食盐一同入锅内,加水先用武火煮沸后,改用文火煮至米烂粥成。佐餐食用。滋阴补气滋燥。

适用于胃癌。

(5)枸杞麦冬粥：枸杞子 25 克，麦冬 10 克，糯米 80 克。把枸杞子、麦冬洗净，糯米淘净，一同入锅内，加水 800 毫升，先用武火煮沸，后用文火熬煮成粥即可。加餐食用。每日 1～2 次，每次 300 毫升左右。滋阴补肾，益中气。适用于胃癌。

(6)西洋参糯米粥：西洋参 6 克，糯米 100 克。将西洋参切薄片，加水 1 000 毫升，用文火煎煮 2 小时后，把糯米淘净，放入人参汤中，继续煮至米熟成粥即可。加餐食用，每日 1～2 次，宜常吃。安心神，补中益气，生津。适用于胃癌和手术后过度饮食等。

(7)灵芝蛇肉汤：活乌梢蛇(约 500 克以上)1 条，灵芝 80 克，姜、葱、料酒、食盐、味精各适量。将蛇宰杀，去头、皮、尾及内脏，洗净，切小段，放入砂锅中；灵芝洗净，切片或研粉；姜去皮，拍破；葱切段。蛇肉、灵芝片、料酒、食盐一同入锅，加水 1 000 毫升，先用武火煮沸后，移文火煮至蛇肉烂熟即可。吃蛇肉喝汤，每日 1～2 次，宜常吃。舒经通络，祛风除湿。适用于胃癌和手术后过度饮食等。

(8)灵芝煨龟：灵芝 100 克，乌龟(约 200 克)1 只，姜、葱、料酒、食盐、味精各适量。把灵芝洗净，切片(打粉)放锅内，加水 1 000 毫升，用武火煮沸，煎熬 1 小时，得药汁 800 毫升。乌龟用沸水烫死，去头、爪、苦胆，剖开龟甲，放入药汁中，放入姜、葱、料酒、食盐，用武火煮沸后，再移文火煮熬 3 小时，出锅前放入味精即可。每日 1～2 次，吃乌龟肉喝汤。滋阴活血，清热除湿。适用于胃癌和手术后过度饮食等。

(9)参苓山药汤圆：人参 5 克，茯苓 20 克，山药 20 克，豆沙泥 50 克，猪油 20 克，白糖、糯米粉 300 克。山药、人参、茯苓分别洗净，烘干，研细粉，与豆沙泥、白糖、猪油共同拌匀，搓成小丸子，然后在糯米粉中滚动，均匀粘米粉，再将丸子逐个蘸水，再放入米粉中滚动，再蘸水，如此反复三四次，即可为汤圆。把汤圆投入沸水锅中煮熟，再放白糖即可。每日 1～2 次，每次食用 100 克左右，宜常吃。补中益气,补肾补元气,健脾开胃。

（10）苁蓉猪肉粥:猪肉 100 克,肉苁蓉 10 克,大米 100 克,生姜、葱花、食盐各适量。将猪肉洗净,切成小块;生姜拍破。肉苁蓉切碎入锅,加水 1500 毫升,用武火煮沸,改用文火熬煮 20 分钟,捞出渣,放猪肉、洗净的大米、生姜一起用文火煎煮至肉烂、米熟粥成,放食盐、葱花搅拌即可。每日 1～2 次,每次食用 300 克左右,可常吃。补肾助阳,补虚益气。适用于胃癌和手术后体质虚弱,失血较多,久病不愈,面色苍白无华,头晕目眩,腰膝酸软,食欲缺乏等。

（11）灵芝海参:水发海参 400 克,灵芝粉 20 克,小白菜 100 克,玉兰片 50 克,猪油、姜、葱、水豆粉、食盐、味精各适量。海参洗净,切片,用沸水煮软;姜末、葱段、玉兰片、灵芝粉制成鲜汤;小白菜去根,洗净,放沸水中断生。锅烧热下猪油,烧至七八成热,加姜、葱,煸出香味,掺入鲜汤稍煮,放海参片,改用文火慢煮入味,再放小白菜翻炒,用水豆粉勾兑,出锅前放味精即可。佐餐食用,每日 1～2 次,宜常吃。补肝肾,益精气,健脾胃。适用于胃癌。

（12）阿胶黄油饮:阿胶 30 克,红糖、料酒各适量。把阿胶、料酒放入杯中,锅内放水,茶杯置锅内,隔水蒸,置武火上炖溶化后,放入红糖即可。每日分 2 次饮完,每次约 15 毫升,7 日为 1 个疗程。滋阴补血,润燥止血。适用于胃癌和手术后。

（13）灵芝甲鱼:灵芝 20 克,甲鱼 500 克,火腿肉 100 克,姜、葱、鸡汤、料酒、食盐、味精各适量。把活甲鱼入沸水中烫死,斩去头、爪、尾,斩开腹甲,去内脏,洗净,切成小块,摆入碗中;火腿肉切成小片,盖在甲鱼面上,入笼蒸至肉烂;灵芝洗净,切片,放入碗中,入笼蒸 2 小时至烂熟。用鸡汤煮沸,放入姜、葱、料酒、食盐兑汁煮沸,浇在甲鱼面上,加入味精即可。佐餐食用,每日 1～2 次,宜常吃。滋阴养心,补血活血,祛瘀退热,抗癌。适用于胃癌和癌症术前、术后体质虚弱,食欲缺乏,营养不良,消瘦盗汗等。

(14)猪骨粥:鲜猪骨 1 000 克,大米 100 克,姜、葱、食盐各适量。将猪骨洗净,全部捣碎,入锅,加水 3 000 毫升,用武火煮沸,放姜(拍破)、食盐,改用文火熬煮 2 小时。大米淘净,入另锅,取猪骨汤 600 毫升,熬煮成粥,起锅前加葱、食盐即可。可作主食、半流食或加餐食用。每日 1～2 次,每次 300 克左右,宜常吃。补脾肾,益精髓。适用于胃癌手术失血过多,慢性胃肠道失血,面色苍白,头晕目眩,耳鸣疲倦,筋骨酸软,乏力心悸,食欲缺乏,消瘦等。

(15)玉竹粥:玉竹 25 克,大米 100 克,冰糖 10 克。玉竹加水 500 毫升一起入锅煮熟后,用文火再煮 20 分钟,捞出玉竹,再入大米,再加水 200 毫升左右,用文火煮至粥熟,再入冰糖煮沸即可。每日早餐食用,宜常食用。养胃生津,润肺胃。适用于胃癌和手术后纳差,食欲缺乏等。

(16)菠菜粥:新米 50 克,菠菜 50 克。用家常方法将米煮粥,待粥煮熟之前,将事先准备好的菠菜放入粥内,再将粥煮烂即可。每日早餐食用,宜常用。补气养血。适用于胃癌和手术出血过多,慢性胃肠道疾病,贫血患者等。

(17)鸡汁粥:活鸡 1 只,大米 60 克。将鸡宰杀后,除毛,去内脏,用水将鸡肉煮成烂熟。按家常方法,将大米煮粥,临熟之前加入鸡汤 300 毫升左右,再用文火煮沸即可。每日早餐食用,宜常用。益气补血,添精益髓。适用于胃癌和久病不愈,体质虚弱,食欲缺乏等。

(18)素炒韭菜:韭菜 300 克,植物油、食盐、味精、清汤各适量。将韭菜洗净,切段。植物油入锅烧至七成热时,入韭菜爆炒至熟,略放清汤、食盐少许,翻炒片刻,熄火放入味精起锅。佐餐食用。每日 1～2 次,宜常吃。温阳健脾胃。适用于胃癌和手术后大便干结,病久后食欲缺乏,心悸头晕,面色苍白无华等。

(19)素炒香菇冬笋:香菇、冬笋各 50 克,葱、姜、食盐、味精各适量。香菇、冬笋均用温水泡发,洗净,切片。锅烧热倒入植物油烧至七八成热,放入香菇、冬笋、姜,清汤少许,煮熟后放葱、味精即可。佐餐食用,每日 1～2 次,宜常吃。健脾胃,益气健身。适用于胃癌及其他胃肠疾病。

(20)鱼香四季豆:四季豆 300 克,郫县豆瓣、姜丝、葱、蒜泥、食盐、水豆粉、素汤、醋、味精、植物油各适量。四季豆去筋,洗净,摘成节;豆瓣研细。锅烧热,下植物油烧至七八成热,放入四季豆炒至七成熟捞出;锅内留油,放入豆瓣、姜、蒜泥用中火煸出香味,加汤,倒入四季豆、食盐、醋拌匀烧至烂熟,再加入葱、水豆粉、味精搅匀起锅即可。佐餐食用,每日 1～2 次,宜常吃。清热润燥,健脾开胃,利水消肿。适用于胃癌和手术后等。

(21)茼蒿炒萝卜丝:白萝卜 200 克,茼蒿 100 克,植物油、花椒、食盐、味精、香油各适量。白萝卜去须根,洗净,切丝;茼蒿择净,洗干净,切成段。先将锅烧热,放植物油烧七八成热,放几粒花椒后,倒入萝卜丝煸炒,适量放入棒骨汤,翻炒七成熟,加入茼蒿、食盐、味精翻炒均匀,加点香油出锅即可。佐餐食用,每日 1～2 次,宜常吃。养脾益肺,化痰下气,宽中。适用于胃癌和手术后舌体胖,苔厚腻等。

(22)海参炖猪肚:猪肚 500 克,海参 100 克,黑木耳 50 克,姜块、葱段、草果、料酒、酱油、食盐、味精各适量。猪肚洗净,切段,用沸水汆一下,再刮去黄膜,切成小块;海参用水发好,去内脏,切成条。猪肚块放入锅内,加水 800 毫升,用武火煮沸,打去浮沫,改用文火煮至五成熟,放入海参、姜块、葱段、草果、料酒、酱油、食盐、木耳,续用文火煮至猪肚烂熟,出锅前加味精即可。佐餐食用,每日 1～2 次,宜常吃。健脾开胃,养阴生津。适用于胃癌和各种手术后恢复期,慢性胃肠道病恢复期,食欲缺乏,体质虚弱等。

(23)火腿香菇肉片:火腿肉 50 克,干香菇 20 克,料酒、水豆粉、胡椒粉、猪油、清汤、食盐各适量。火腿肉切薄片;干香菇用温水发,洗干净,切片;水豆粉、料酒、胡椒粉、清汤、味精兑成滋汁。

锅烧热下猪油烧七八成热,下火腿肉片翻炒几下,再下香菇片炒至断生时入滋汁,收汁起锅即可。佐餐食用,每日 1～2 次,宜常吃。健脾化痰,滋阴润燥养血。适用于胃癌和各类手术后恢复期,食欲缺乏,神疲乏力等。

(24)番茄肉末:鲜番茄 500 克,猪肉 200 克,火腿 30 克,鸡蛋 1 个,料酒、水豆粉、姜、葱花、植物油、茨菇、金钩、胡椒粉、味精、食盐各适量。猪肉洗净,剁细;鸡蛋制成蛋清豆粉;火腿肉剁细;金钩发胀;茨菇去皮;姜、葱剁细。锅烧热放入适量植物油,放 1/2 猪肉馅和料酒适量。待猪肉烧干水气再放入火腿、姜、金钩、胡椒粉、食盐、味精,一起炒出香味,铲出盆内凉冷,再放入余下的 1/2 猪肉馅和葱花、植物油一起拌匀,制成生熟混合馅。把番茄洗净,去皮,在顶部切一刀,掏去子,用纱布抹干番茄内的水分,抹上蛋清豆粉,将混合馅装入番茄上盖。顺序放在蒸笼摆好,上笼蒸熟后,取出放在盘内。锅内放入肉汤、胡椒粉、味精、食盐,煮沸放入水豆粉勾芡后,起锅淋在番茄上即可。佐餐食用,每日 1～2 次,宜常吃。滋阴清热,生津止渴。适用于胃癌和各类手术后恢复期等。

(25)麻雀肉饼:麻雀 5 只,猪瘦肉 200 克,料酒、水豆粉、冰糖、姜末各适量。将麻雀用水捂死,去毛,除内脏、头、爪,洗净,切细块;猪肉洗净,切细块。将麻雀肉与猪肉共剁成泥,放入碗内,加入水豆粉、冰糖、食盐、料酒、姜末拌匀,做成肉饼,置笼上蒸熟即可。佐餐食用,每日 1 次。壮阳补肾,滋阴润燥。适用于胃癌和手术后恢复期等。

(26)大枣栗子焖鸡:活鸡 1 只,栗子 200 克,大枣 20 枚,干姜、葱段、蒜、植物油、食盐、味精各适量。将活鸡宰杀,除毛,去内脏,洗净,切块;栗子去壳,洗净。将植物油入锅,烧至八九成热,下干姜丝、蒜,翻炒后倒入鸡块用大火煸炒,加食盐,水 1 000 毫升,葱段、蒜、烧煮鸡肉五成熟,加入栗子、大枣,用柴或木灰余火焖熟,食用前加味精即可。佐餐食用,每日 1～2 次。补中益气,填精血。

适用于胃癌和各类手术后恢复期等。

(27)海参炖羊肚：羊肚 500 克，海参 100 克，黑木耳 50 克，姜块、葱段、草果、料酒、酱油、食盐、味精各适量。羊肚洗净，切段，用沸水汆一下，刮去黄膜，切成小块；海参用水发好，去内脏，切成条。羊肚块放入锅内，加水 800 毫升，用武火煮沸，打去浮沫，改用文火煮至五成熟，放入海参、姜块、葱段、草果、料酒、酱油、盐、木耳，继续用文火煮至羊肚烂熟，出锅前加味精即可。佐餐食用，每日 1～2 次，宜常吃，吃肉喝汤。健脾开胃，养阴生津。适用于胃癌和手术后恢复期等。

(28)清蒸鳊鱼：鳊鱼 1 条，火腿肉片 50 克，香菇 20 克，猪油、胡椒粉、姜、葱、食盐、味精各适量。将鱼剖开，去内脏、鳞、鳃，洗净，并在鱼背上划上刀花，然后撒上食盐摆在鱼盘中；香菇用温水泡发，切片；姜切丝，葱切段。把香菇、姜、葱、肉片均摆在鱼身上或周围，上笼蒸至鱼、火腿肉均熟，放味精即可。佐餐食用，每日 1～2 次，宜常吃。健脾开胃，益气健身。适用于胃癌和各类手术后恢复期，久病愈后恢复期，食欲缺乏，营养不良等。

(29)鲜韭黄炒猪腰：鲜韭黄 200 克，猪腰 1 只，花椒、干辣椒、食盐、植物油、味精各适量。鲜韭黄择好，洗净，切 4 厘米长段；猪腰纵形剖开，去筋膜，洗净，切成薄片。锅烧热下植物油，烧至七八成热，下花椒几粒、干辣椒，放猪腰片快速翻炒，再放韭黄、食盐翻炒均匀，出锅前放味精即可。佐餐食用，每日 1～2 次，宜常吃。温助肾阳，补肾益精。适用于胃癌和各类手术后恢复期，久病愈后恢复期，食欲缺乏，营养不良等。

(30)虾皮冬瓜：冬瓜 500 克，虾皮 100 克，清汤、水豆粉、猪油、料酒、胡椒粉、食盐、葱、味精各适量。冬瓜去皮和瓤、子，洗净，切 4 厘米长的条，入沸水中汆一下捞出；虾皮用温水泡发；葱切细末。锅内放猪油烧至七八成热时，下冬瓜条稍炒一下，下料酒、清汤，煮沸后放食盐、胡椒粉、味精、虾米，煮至冬瓜入味时，加水豆粉,撒上葱花,起锅即可。佐餐食用,每日 1～2 次,宜常吃。温阳化气,利水消肿。适用于胃癌和各类手术后,尿少而黄,食欲缺乏等。

(31)白烩鱿鱼丝:水发鱿鱼 400 克,水发香菇 50 克,水发木耳 30 克,植物油、姜、葱、水豆粉、清汤、食盐、味精、花椒各适量。把鱿鱼去头、皮,洗净,切成 3 厘米的丝,放入加有花椒的沸水中汆一下捞出。锅倒入植物油,烧至七八成热,放入姜末、葱段、鱿鱼丝翻炒数下,放木耳、香菇丝、食盐,再加少许清汤,待汤煮沸后下水豆粉勾芡,出锅前放入味精即可。佐餐食用,每日 1～2 次,宜常吃。补益气血,健脾开胃。适用于胃癌和各类术后恢复期等。

(32)清炒鳝丝:黄鳝丝 300 克,熟火腿丝 50 克,姜丝、葱丝、植物油、酱油、料酒、味精、水豆粉、清汤各适量。将植物油倒入锅内烧七八成热,倒入鳝丝,用手勺不停翻煸,煸至鳝丝两头略翘为止,再加入料酒、酱油、姜丝,炒至上色,放入少许清汤,淋入水豆粉,翻炒均匀,放入味精拌匀起锅即可。佐餐食用,每日 1～2 次,宜常吃。补中气,健脾胃,祛湿浊。适用于胃癌和各类手术后恢复期等。

(33)红烧带鱼:带鱼 500 克,植物油、酱油、料酒、水豆粉、姜、葱、食盐、白糖各适量。将带鱼去头、尾,剖肚,去内脏,洗净,砍成 3 厘米段,并用食盐腌浸 5 分钟以上;姜切丝,葱切段;锅烧热倒入植物油烧至七八成热,放几颗花椒,将鱼段逐个放入热油锅炸至微黄后捞出。铲出多余油,放酱油、料油、姜、葱、白糖、鱼块,再放清汤适量,用武火煮沸,移至文火煮 10 分钟即可。佐餐食用,每日 1～2 次,宜常用。健脾开胃,益气健身。适用于胃癌。

(五)生活调养

1. 饮食调养原则

(1)手术前维持患者的良好营养状况,是保证手术顺利进行,促进病体康复的必要条件。对消瘦患者应给予高热能、高蛋白饮食,使其体重增加。结合患者的病情,给予合理的饮食治疗。饮食以低脂肪、低纤维、少食多餐为原则。对肝、胆、胰疾病患者要控制脂肪摄入量,争取在手术前创造一个较好的营养条件。

(2)胃癌胃切除术后消化道进行重建,饮食应注意从稀到稠、从量少到多、从流食到普食逐渐过渡,并使糖类、蛋白质、脂肪的摄入逐渐与机体需要相适应。开始每日5～6餐,食量以胃部无不适为原则。从流食开始(如米汤、蛋花汤、藕粉、牛奶、蛋羹等)到半流食(如稀饭、馄饨、面片、面条等),最后过渡到普通饮食(一般手术后3日排气后进流汁食,15日开始进半流食,术后6个月即可恢复普通饮食)。

(3)细嚼慢咽,利于食物在口腔内充分嚼烂并与唾液充分混合,以替代部分胃的功能,减轻胃的负担。

(4)应坚持将铁锅作为主要炊具,并根据具体情况服用硫酸亚铁制剂,选食动物肝脏、豆类、菠菜、大枣等含铁多酌食物。

2. 生活调养原则

(1)心情要愉快,要正确对待疾病,积极配合医生治疗。

(2)多到室外活动,主动与周围亲朋好友聊天,或与同行们跳广场舞,多晒太阳,分散精力。

(3)饮食尽可能以汤、汁、羹、软食为主,宜少量多餐,家属尽可能以色、香、味调整饮食。不食隔夜汤及菜。

(4)新鲜蔬菜和水果,以绿叶菜为主,注意营养均衡。

(5)减少刺激性食物,绝对禁烟酒、硬质食物,少吃或不吃腌制品。少喝或不喝高浓度饮料。避免食用过分辛辣刺激性食物及过冷、过热饮食。

七、上消化道出血

上消化道出血是指屈氏韧带以上的食管、胃、十二指肠上段、空肠及胰腺和胆管的出血,是内科常见病,多发病之一,好发于冬春季,男性多于女性,以中青年多见,老年人则以消化道肿瘤出血为多。按其出血速度和出血量的多少,分为急性上消化道出血和慢性上消化道出血。

(一)病 因

1. 消化系统疾病 在上消化道出血中消化性溃疡出血占首位,为 47.84%,其中十二指肠溃疡出血约占消化性溃疡的 65.6%。其次是食管静脉曲张出血,约占 19.42%。上消化道肿瘤占上消化道出血的 7.98%,依次为胃癌、贲门癌、食管癌、残胃癌。随着纤维胃镜的广泛应用,对病因诊断的正确率有了显著提高,病因统计分类亦发生了变化,尤其是急性出血性糜烂性胃炎、十二指肠肠炎、食管贲门黏膜撕裂症、出血性食管炎等的发病率有所增加。

2. 非消化系统疾病 血液系统疾病,如过敏性紫癜、血小板减少性紫癜、再生障碍性贫血、白血病、血友病等;其他还有脑出血、尿毒症、血管炎、创伤、休克、手术、严重感染、多脏器衰竭等所致的应激性溃疡出血等。

3. 服用药物 长期服用阿司匹林、保泰松、利舍平、泼尼松等药物亦可引起上消化道出血。

4. 其他因素 吞服强酸或强碱等腐蚀剂,可引起出血;服用粗糙坚硬食物,或饮烈酒,嗜食煎炸、过热、辛辣食品或误食有毒药物等,损伤食管、胃底黏膜、血管而致出血。

(二)诊断要点

1. 临床表现 上消化道出血的临床表现主要取决于出血量及出血速度。

(1)呕血与黑粪:是上消化道出血的特征性表现。上消化道大量出血之后,均有黑粪。出血部位在幽门以上者常伴有呕血。若出血量较少、速度慢亦可无呕血。反之,幽门以下出血如出血量大、速度快,可因血反流入胃腔引起恶心、呕吐而表现为呕血,多棕褐色呈咖啡渣样。如出血量大,未经胃酸充分混合即呕出,则为鲜红或有血块。黑粪呈柏油样,黏稠而发亮,当出血量大,血液在肠内推进快,粪便可呈暗红甚至鲜红色。

(2)失血性周围循环衰竭:急性大量失血由于循环血容量迅速减少而导致周围循环衰竭。一般表现为头晕、心慌、乏力,突然起立发生晕厥、肢体冷感、心率加快、血压偏低等。严重者呈休克状态。

(3)贫血和血常规变化:急性大量出血后均有失血性贫血,但在出血的早期血红蛋白浓度、红细胞计数与血细胞比容可无明显变化。在出血后,组织液渗入血管内,使血液稀释,一般须经3~4小时才出现贫血,出血后24~72小时血液稀释到最大限度。贫血程度除取决于失血量外,还与出血前有无贫血、出血后液体平衡状况等因素有关。上消化道大量出血2~5小时,白细胞计数轻至中度升高,血止后2~3日才恢复正常。但在肝硬化患者,如同时有脾功能亢进,则白细胞计数可不增高。

(4)发热:上消化道大量出血后,多数患者在24小时内出现低热,持续 3～5 日体温降至正常。引起发热的原因可能与周围循环衰竭,导致体温调节中枢的功能障碍等因素有关。

(5)氮质血症:在上消化道大量出血后,由于大量血液蛋白质的消化产物在肠道被吸收,血中尿素氮浓度可暂时增高,称为肠源性氮质血症。一般于一次出血后数小时尿素氮开始上升,24～48 小时可达高峰,大多不超过 14.3 毫摩/升,3～4 日可降至正常。

2. 辅助检查

(1)血常规:少量出血,实验室检查多无明显异常;大量出血,则外周血红细胞、血红蛋白、血红细胞比容均有下降。血细胞比容升高,多在出血后 24 小时变化明显。连续动态查血常规对判断有无继续出血、治疗效果及预后有帮助。血小板计数、出血和凝血时间、凝血酶原时间等检查,有助于诊断因凝血机制障碍所致的出血。

(2)肾功能:血浆尿素氮、血肌酐在出血后可升高,在 24～48 小时达到最高峰,4 日内可降至正常。再次出血则尿素氮、肌酐再次升高。如尿素氮在 14.3 毫摩/升以上,而血肌酐在 133 毫摩/升以下,则提示上消化道出血量已超过 1 000 毫升。

(3)其他检查:肝功能、乙型肝炎病毒表面抗原、乙型肝炎病毒表面抗体、乙型肝炎病毒 e 抗原、乙型肝炎病毒 e 抗体、乙型肝炎病毒核心抗体、血清蛋白、血清碱性磷酸酶、单胺氧化酶,以及 B 超、放射性核素等检查,有助于诊断肝脏疾病所致出血。当上消化道出血时,大便隐血试验为阳性,出血越多则反应越强。

(三)西医治疗

1. 一般治疗 患者禁食,取平卧位休息,头侧位略高,以免大量呕血时血液反流引起窒息。烦躁不安者,可给予适量镇静剂。严密监测生命体征及呕血、黑粪和尿量情况,定期复查血常规、网织红细胞计数、尿素氮。加强护理。

2. 药物治疗 上消化道出血是危及患者生命的急症,如就诊时患者已因失血而休克,则须立即补充血容量,进行抗休克治疗,并应迅速确定出血部位,进行止血、抑酸等处理。

3. 补充血容量 建立静脉输液通道,立即交叉配血。血源未送来前,可先用血浆代用品,如右旋糖酐等,但24小时内右旋糖酐不宜超过1 000毫升,以防止降低血小板黏附和聚集作用而增加出血,食管胃底静脉曲张出血者不宜用。下列情况为紧急输血指征:患者改变体位时出现晕厥、血压下降和心率加快;收缩压<90毫米汞柱(或较基础血压下降25%);符合重度出血的标准。对于肝硬化食管胃底静脉曲张破裂出血者,应输新鲜血,输血量要适中,以免静脉压力增高导致再出血,或诱发肝性脑病。输全血量视出血量而定,一般先输入400～500毫升,观察后再议输血量。

4. 药物止血

(1)血管加压素:血管加压素的推荐疗法是0.2单位/分钟,静脉持续滴注,视治疗反应可逐渐增加剂量至0.4单位/分钟(目前国内所用垂体后叶素含等量加压素与缩宫素)。

(2)三甘氨酰赖氨酸加压素:与加压素比较,该药止血效果好、不良反应少、使用方便(每次2毫克,4～6小时1次,静脉注射)。因价昂目前国内未推广使用。

(3)生长抑素及其拟似物:可明显减少门静脉及侧支循环血流量,止血效果肯定。该类药物已成为近年治疗食管胃底静脉曲张出血的最常用药物。14肽天然生长抑素首剂150微克,缓慢静脉注射,继以250微克/小时持续静脉滴注。本药半衰期极短,应注意滴注过程中不能中断;若中断超过5分钟,应重新注射首剂。奥曲肽是8肽的生长抑素拟似物,该药半衰期较长,常用量为首剂100微克,缓慢静脉注射,继以25～50微克/小时持续静脉滴注。

(4)止血药:凝血酶被认为是肝病出血紧急止血的首选方法之

一。一般用量为每次 0.2 万～2 万单位,最高可达每次 6 万单位,可口服、胃管内注入或内镜下喷洒,以内镜下喷洒效果为佳,2～4 小时可重复使用,首次剂量应给足。凝血酶在酸性和热环境下易失去活性,故可将药物放在冷盐水、冷牛奶中服下或注入为好。如能同时给予 H_2 受体拮抗药、质子泵抑制药,此酶将更好地发挥作用。

还可选用维生素 K、酚磺乙胺、卡巴克络、氨甲苯酸、氨基己酸、仙鹤草素等。该类药物作用较弱,止血效果出现缓慢,对急性出血的止血效果尚难完全肯定。此类药多需静脉滴注,每日 1 次,待止血停止即可停药。

5. 抑酸药

(1)西咪替丁每日 0.6～0.8 克,分 3～4 次静脉滴注。

(2)法莫替丁每次 20 毫克,每日 2 次,静脉注射。

(3)雷尼替丁每日 400～600 毫克,分 2 次静脉滴注。

(4)奥美拉唑每次 40 毫克,每 12 小时 1 次,静脉滴注或静脉推注。

6. 血管活性药　适用于失血性休克。

(1)血管扩张药:

①多巴胺为首选,于 5% 葡萄糖注射液 250 毫升内加入多巴胺 20～60 毫克。

②异丙肾上腺素 1 毫克,加入 5% 葡萄糖注射液 500 毫升中,静脉滴注,视血压升降情况调整速度。

(2)血管收缩药:可选用间羟胺 2～10 毫克,肌内注射;或美芬丁胺 10～20 毫克,肌内注射。1～2 小时重复 1 次,不可多用。

7. 纠正酸中毒和应用抗生素　当休克严重时,应使用碱性药物和广谱抗生素,以纠正酸中毒和预防肠道内毒素的吸收及感染。

8. 纤维胃镜止血　应用纤维胃镜止血,实践证明效果良好。

(1)压迫止血:对出血病灶小(<0.5 厘米)的活动性渗血者,

用活检钳直接压迫止血。

（2）喷洒止血：通过纤维胃镜对出血病灶直接喷洒止血药，如去甲肾上腺素、凝血药或中药等。

（3）局部注射：对活动性出血（含喷射状大出血）者，通过胃镜在出血灶周围4个点上，分别注射去甲肾上腺素0.5毫升；或注射利多卡因、高渗盐水、肾上腺素混合液。

（4）激光止血：将体外激光沿石英光导纤维经胃镜导入胃内，纤维光头距出血病灶2厘米进行激光照射。激光止血有二氧化碳激光、氩激光和石榴石激光3种。激光止血对大血管、多发性出血灶或胃镜盲区的出血尚有困难。

（5）高频电凝止血：将高频电极通过胃镜导入胃内，电极接触出血灶周围黏膜进行电凝，每次持续3～7秒钟，先周围后中心。

（6）微波透热止血：将微波热探头经胃镜导入胃内，分单极和双极两种。此法在国内尚未广泛应用。

（7）硬化疗法：此法常用于治疗食管胃底静脉曲张出血，采用IK纳米注射器或3K注射器针经胃镜插入，于静脉内注射硬化剂5％鱼肝油酸钠、5％油酸乙醇胺或聚乙二醇单月桂醚等，每周注射1次，3～4次为1个疗程。此法优于药物止血和双囊三腔管压迫止血。

9. 双囊三腔管压迫止血　适用于食管胃底静脉曲张破裂出血。经口或鼻腔插入三腔管，进入胃腔后充气，使管端的气囊膨胀，然后向外牵引，用以压迫胃底的曲张静脉。此时再充气使位于食管下段的气囊膨胀，即可压迫食管的曲张静脉，一般均获得满意的效果。操作中必须警惕置管引起的血液反流进入气管而致窒息。置管24小时后宜放出气囊空气，以防气囊压迫过久而导致黏膜糜烂；必要时可再重复充盈气囊。在出血停止后24小时，可放出气囊内空气，继续观察24小时内未有再出血即可拔管。

10. 外科手术治疗　如经内科治疗后，仍有活动性出血者，可考虑外科手术治疗。手术指征是：年龄 50 岁以上并伴动脉硬化，经治疗 24 小时后出血不止；严重出血经内科积极治疗后仍不止；近期曾有多次反复出血；合并幽门梗阻、胃穿孔或疑有癌变者。

11. 介入治疗　在少数特殊情况下，患者严重消化道大出血既无法进行内镜治疗，又不能耐受手术，可考虑在选择性肠系膜动脉造影找到出血灶的同时进行血管栓塞治疗。

（四）中医治疗

1. 辨证论治　本病危急者，可给予生脉注射液或参附注射液 10～20 毫升，加入 50％葡萄糖注射液 40 毫升中，静脉注射，可连续使用，并配合补液、输血等措施。待病情稳定后辨证施治。

（1）胃中积热

主症：胃脘胀满，甚或作痛，胃部灼热，口干口臭，渴喜饮冷，呕血紫暗，或呈咖啡色，混有食物残渣，大便黑如柏油样，舌质红，苔黄或燥，脉滑数。

治则：清胃泻火，化瘀止血。

方药：泻心汤合十灰散化裁。大黄 9 克，黄芩 9 克，黄连 6 克，炒栀子 9 克，牡丹皮 9 克，炒侧柏叶 15 克，地榆炭 15 克，仙鹤草 30 克，茜草 9 克。

用法：每日 1 剂，每剂煎 2～3 次，每次 200～300 毫升，每日 2～3 次，温热服。

（2）肝火犯胃

主症：呕血鲜红或紫暗，大便色黑如漆，口苦咽干，头痛昏胀，心烦易怒，胁痛脘胀，失眠多梦或有黄疸，右上腹绞痛，或见蜘蛛痣，肝脾大，舌质红，苔黄，脉弦数。

治则：泻肝清胃，凉血止血。

方药：龙胆泻肝汤化裁。龙胆草 9 克，炒栀子 9 克，黄芩 9 克，当归 6 克,生地黄 18 克,牡丹皮 9 克,生白芍 15 克,白茅根 18 克,藕节 15 克,墨旱莲 18 克,生大黄粉(分冲)6 克,三七粉(分冲)3 克。

用法:每日 1 剂,每剂煎 2～3 次,每次 200～300 毫升,每日 2～3 次,温热服。

(3)脾失统摄

主症:呕血绵绵不止,时断时续,血色暗淡,大便漆黑稀溏,面色㿠白,唇甲淡红,神疲乏力,心悸失眠,纳少腹胀,舌质淡,苔白薄,脉细弱。

治则:益气健脾,温中摄血。

方药:归脾汤化裁。人参 129,黄芪 15 克,当归 6 克,白术 9 克,茯苓 9 克,仙鹤草 18 克,海螵蛸 15 克,炮姜 6 克,白及 9 克,炙甘草 6 克,三七粉(冲)6 克。

用法:每日 1 剂,每剂煎 2～3 次,每次 200～300 毫升,每日 2～3 次,温热服。

(4)气随血脱

主症:突然发病,呕血量多,大便溏黑,甚则紫红,面色苍白,心悸眩晕,烦躁口干,肢冷神昏,舌质淡,脉微细欲绝。

治则:益气摄血,回阳固脱。

方药:参附生脉散化裁。人参 9 克,附子 9 克,干姜 9 克,麦冬 12 克,五味子 9 克,三七粉(冲)3 克,生龙骨 15 克,生牡蛎 15 克,炙甘草 9 克。

用法:每日 1 剂,每剂煎 2～3 次,每次 200～300 毫升,每日 2～3 次,温热服。

2. 验方

(1)海螵蛸粉 10 克,三七粉 3 克,茜草 15 克。以茜草煎汁冲服海螵蛸粉、三七粉(混匀)。上为 1 次量,每日 3 次,连服 3 日。适用于上消化道出血,脘腹胀痛,拒按,大便呈柏油样者。

（2）海螵蛸 3 份，白及 2 份，三七 1 份。按比例共研极细末，每次 5～10 克，每日 2～3 次，温开水送下。适用于消化性溃疡所致虚多实少之上消化道出血。

（3）黄连 330 克，大黄 100 克，黄芩 500 克。上药制成冲剂 100 包，每包含生药 18.3 克。每次 1 包，每日 3～4 次，口服。适用于上消化道出血。

3. 药膳食疗方

（1）绿豆薄荷饮：绿豆 100 克，鲜薄荷 10 克。鲜薄荷洗净备用。绿豆洗净，浸泡 4～6 小时后，放入锅内，加水 1 000 毫升煮至豆烂，倒出 200 毫升于碗内，将洗净的薄荷放入盖盖闷 35 分钟即可。每日饮用 2～3 次，留下豆汤下次饮用。适用于上消化道出血。

（2）藕粉山楂羹：藕粉 100 克，山楂粉 10 克，蜂蜜适量。山楂粉与藕粉拌匀，加入少许水调匀，再用沸水冲调至熟，放入蜂蜜拌匀即可。每日 1 次，每次食用 20 克。适用于上消化道出血。

（3）山竹粥：玉竹 25 克，山楂 10 克，山药 30 克，大米 100 克，冰糖 10 克。玉竹加水煮熟后，用文火再煮 20 分钟，捞出玉竹，入大米，再加水 500 毫升左右，用文火煮至粥熟，然后入冰糖煮沸即可。每日早餐 1 次，宜常食用。养胃生津，润肺胃。适用于上消化道出血。

（4）鸡蛋面粉山药羹：面粉 100 克，山药粉 10 克，鸡蛋 1 个，植物油、猪油、食盐各适量。面粉和山药粉、鸡蛋用植物油拌匀，加入少许水调匀，再用沸水冲调至熟，放入食盐拌匀，放入蒸笼蒸熟即可。每日 1～2 次，每次食用 200 克左右。适用于上消化道出血。

（5）咸菠菜粥：新米 50 克，菠菜 50 克，植物油、猪油、食盐各适量。用家常方法将米煮粥，待粥煮熟之前，将事先准备好的菠菜放入粥内，再放入植物油、猪油、食盐各适量，将粥煮烂即可。每日早餐 1 次，每次 200～300 克，宜常用。补气养血。适用于上消化出血过多。

（6）鸡汁粥：活鸡1只，大米60克，料酒、胡椒各适量。将鸡宰杀后，除毛，去内脏，用水将鸡肉煮成烂熟。按家常方法，将大米煮粥，临熟之前加入鸡汤300毫升左右，再用文火煮沸即可。每日早餐1次，宜常用。益气补血，添精益髓。适用于上消化道出血日久不愈等。

（7）天麻鱼头：鲜鲢鱼头300克，天麻25克，川芎、茯苓各10克，料酒、水豆粉、植物油、酱油、生姜、葱、食盐、白糖、胡椒粉、味精各适量。将鱼头去鳃，洗净；天麻研碎；川芎洗净；生姜拍破；葱洗净，切段。诸药及调料，加食盐、水各适量，先用武火煮沸后，改用文火炖熟，再放入味精、水豆粉、葱即可。佐餐食用，每日1～2次，宜常吃。平肝息风，活血补虚。适用于上消化道出血。

（8）栗子烧鸭块：鸭子1只，栗子200克，党参20克，黄芪15克，仙鹤草18克，料酒、酱油、白糖、水豆粉、植物油各适量。将鸭子宰杀，除毛，去内脏，洗净，从背部剖开，切成块，用沸水汆一下，捞出，洗净血沫；栗子去皮。将鸭块放锅内，加清汤、党参、黄芪、仙鹤草等中药用纱布包成药包及配料入锅，用武火煮沸后，改用文火炖至鸭肉近熟，将栗子倒入，再炖半小时起锅，捞出中药，用原汤加豆粉勾成芡汁，淋在鸭肉上即可。每日1～2次，吃肉喝汤。滋阴利水，补肾活血，腱脾开胃。适用于上消化道出血。

（9）清炖墨鱼：墨鱼20克，猪瘦肉20克，核桃仁10克，山药30克，胡椒、料酒、姜、葱段、食盐各适量。先将墨鱼用温水发泡，去皮、骨，洗净，切细丝；猪肉洗净，切丝；核桃仁剁细；山药去皮，切段。将墨鱼、猪瘦肉、核桃仁、山药一起入锅，加入姜、料酒、葱段、食盐、水各适量。先用武火煮沸后，改用文火炖熬，至墨鱼熟透即可。每日1～2次，吃肉喝汤。滋阴补脏，活血化瘀。适用于上消化道出血。

（10）冬虫夏草炖鸡：母鸡（500克左右）1只，冬虫夏草10根，党参10克,姜、料酒、葱、食盐等各适量。将母鸡宰杀后,除毛,去内脏;姜去皮,拍破;葱洗净,切段。把冬虫夏草、党参放入鸡腹中,置锅中加水1000毫升,将料酒、姜、葱、食盐入锅,先用武火煮沸后,改用文火烧至鸡肉烂熟即可。每日1～2次,每次100克左右,吃肉喝汤。温中益气,补益精髓,腱脾开胃。适用于上消化道出血。

(11)黄芪炖乌鸡:乌鸡1只,黄芪80克,陈皮5克,草果2个,姜、胡椒、葱、食盐等各适量。将乌鸡宰杀后,除毛,去内脏,切块。将黄芪、陈皮、草果拍破,姜、胡椒用纱布包好,与鸡块同入锅内,放水1000毫升,放入葱、食盐,先用武火煮沸后,改用文火煮至鸡块烂熟为止;捞出纱布包,即可食用。每日1～2次,喝汤吃肉,宜常吃。补气血,益精髓,腱脾胃。适用于上消化道出血。

(12)参芪煨羊肉:羊肉300克,党参、黄芪、淮山药各50克,干姜、草果、食盐、味精各适量。先将羊肉洗净,切成小块,用沸水余一下,将血水清洗净;干姜切成大块;党参、黄芪用纱布包裹,扎紧口。将羊肉、姜、草果、食盐、中药、山药一同放瓷罐,加水1500毫升,封口,用余炭火或草木灰火煨煮至羊肉烂熟,出锅前放味精即可。每日1～2次,吃肉喝汤。补中益气,健脾暖下,生气血。适用于上消化道出血。

(13)黄芪闷里脊:猪里脊肉400克,黄芪20克,山楂10克,鸡蛋1个,植物油、水豆粉、葱、姜、酱油、味精、料酒、食盐各适量。黄芪、山楂加水熬煮,去渣,取浓汁50毫升;猪脊肉洗净,切条,入碗内,加入葱段、姜丝、料酒、酱油、食盐拌匀浸10分钟,去掉葱、姜,用蛋清、水豆粉入碗搅成糊,把脊肉条入糊内搅匀。锅内放入植物油,烧至七成热,将里脊肉逐条下锅,炸成金黄色,倒出多余的油,将调好的汁与药汁洒在肉条上,翻炒均匀即可。佐餐食用,每日1～2次,宜经常吃。滋阴生血,固表利水。适用于上消化道出血。

(14)归参山药炖猪腰:当归、党参、白芍各10克,猪腰300克,香油、酱油、醋、姜、葱、蒜、食盐、味精各适量。将猪腰剖开,去筋膜,洗净。3 味中药装入干净纱布袋内,扎紧袋口,与猪肾、姜、食盐同入锅,加清水 500 毫升,先用武火上煮沸后,移文火上炖煎至猪腰熟透,捞出中药,猪腰待冷切片,放入盘中,加入酱油、醋、姜丝、蒜泥、香油即可。每日 1～2 次,每次食用 100 克左右,宜常吃。补血和血,益气健脾,滋肾阴。适用于上消化道出血。

(15)黄芪党参煨鸡:黄芪 20 克,党参 50 克,母鸡(约 500 克)1只,姜、料酒、食盐各适量。母鸡宰杀,去毛,除内脏,洗净;黄芪洗净;党参放入鸡腹内;生姜拍破。把鸡、姜、黄芪、食盐一起入砂罐,加水 1000 毫升,用草木灰煨 6～8 小时,至鸡肉烂熟,捞去黄芪、党参即可。每日 1～2 次,每次食用 200 克左右,吃肉喝汤。补中益气,补精髓,益精血,腱脾开胃。适用于上消化道出血。

(16)土豆汁:新鲜土豆 250 克,蜂蜜适量。将土豆洗净,切碎,加开水捣烂,用洁净纱布包扎挤汁,餐前每次服 1 匙,酌加蜂蜜,连用 2～3 周。有凉血止血功效。适用于上消化道出血。

(17)西瓜汁:取西瓜瓤,挤汁饮用。具有消烦止渴,解暑清热的功效。对上消化道出血具有良好的止血作用。适用于上消化道出血。

(18)紫菜鸡蛋汤:鸡蛋 1 个,紫菜、葱花、胡椒面、味精、食盐各适量。紫菜用水先发 10～20 分钟,锅内放水 100 毫升,煮沸放入紫菜,鸡蛋打破调匀,边往紫菜汤内倒鸡蛋,边拌汤,鸡蛋倒完汤即熟,放入葱花、胡椒面、味精,汤即好食用。适用于上消化道出血。

(19)香酥山药:淮山药 500 克,豌豆粉 100 克,白砂精 60 克,植物油、食盐、醋、味精各适量。将山药去皮,洗净,切成 4 厘米长的段,切片,上笼蒸熟后,取出与豌豆粉拌匀待用。将锅烧热倒入植物油,烧至七八成热,逐个放入拌好的山药片;锅内加入白糖、水,用武火煮沸,加醋、食盐、剩余豌豆粉,淋上熟油、味精拌匀起锅装盘即可。每日 1～2 次,每次食用 200 克左右,宜常吃。健脾补肾,行血散瘀。适用于消化道出血。

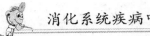

（20）什锦海参：水发海参 300 克，鸡肉片、火腿片、鲜笋片各 50 克，肉丸子 10 个，蛋饺 8 个，香菇 20 克，植物油 60 克，料酒、食盐、味精各适量。锅内加水 200 毫升煮沸，放入洗净海参、料酒、食盐煮沸 3 分钟捞出；用水豆粉把鸡肉、火腿片拌匀。锅内放植物油烧七八成热，下火腿、鸡肉翻炒，略变色出锅；把鲜笋、香菇片、肉丸、蛋饺、食盐等放入海参汤里内烩，最后放入炒好的火腿、鸡肉翻炒出锅。每日 1～2 次，每次食用 200 克左右，宜常吃。补肾壮阳，健脾益胃。适用于上消化道出血。

（21）菊花鸡肉片：鲜菊花瓣 60 克，鸡脯肉 300 克，鸡蛋 1 个，鸡汤、猪油、香油、料酒、冰糖、生姜、水豆粉、胡椒粉、葱、食盐各适量。把鸡肉洗净，切成薄片；菊花瓣洗净；生姜切丝，葱切段。将鸡肉片用鸡蛋清、胡椒粉、食盐调匀；用食盐、冰糖、鸡汤、水豆粉、香油兑成滋汁。锅中放猪油烧至七成热时，放入鸡肉片，抖散滑透，铲出沥油；锅内再留少许油，烧热时下姜、葱微炒，再倒入鸡片，加入料酒烩锅，再倒滋汁搅匀，放菊花瓣、味精，翻炒均匀，起锅即可。每日 1～2 次，每次食用 100 克左右。补中气，益精髓，补肝肾，祛风热。适用于上消化道出血。

（22）葱炒猪大肠：猪大肠 500 克，大葱 50 克，干辣椒、植物油、姜丝、黄酱、食盐、味精各适量。用盐水将大肠内外洗干净，用沸水氽一下，再洗净切块。锅内放植物油烧至七八成热，先放干辣椒、大肠块翻炒，再放姜丝、黄酱、食盐、清汤焖煮 20 分钟，清汤近干后放大葱翻炒，放味精即可。每日 1～2 次，每次食用 80 克左右。健脾开胃，补气益血。适用于上消化道出血。

（23）黄豆煨牛筋：牛筋 300 克，黄豆 200 克，姜块、葱、草果、食盐各适量。牛筋洗净，切小段，用沸水氽一下，捞出牛筋，与黄豆、姜块、草果、葱、食盐一同放入土罐内，加水 500 毫升，用余炭或草木灰余火进行煨煮 6～8 小时以上即可食用。每日 1～2 次，每次食用 80 克左右，吃肉喝汤，可经常食用。补气血，健脾胃。适用于上消化道出血。

(24)芹菜炒牛肉末:牛肉 200 克,芹菜 250 克,水豆粉、姜末、蒜、白酱油、植物油、食盐、味精各适量。牛肉洗净,剁成肉末,撒少许食盐、水豆粉;芹菜择去根和黄叶,洗净,切 3 厘米长,撒少许食盐,用时应沥干水气;姜去皮洗净,剁末;蒜剁细末;将白酱油、食盐、汤、水豆粉、味精兑成滋汁。锅烧热放植物油烧至八九成热,放入牛肉末,迅速滑散,放入姜、蒜炒出香味,放入芹菜煸炒,芹菜一断生烹入滋汁起锅。每日 1～2 次,每次食用 50 克左右,宜常吃。平肝热、益气健脾。适用于上消化道出血。

(五)生活调养

1. 饮食调养原则

(1)大量出血或虽非大量,但有呕吐时,应予禁食,所需营养由静脉补给。出血停止后可逐步恢复饮食,先流质,后半流质,直至软食、普通饮食等。

(2)仅少量黑粪,或累计出血量虽大,但出血速度不快,特别是患者仍有饥饿感时,可不必禁食,而给少量多餐的流质饮食。强制禁食,可因胃的饥饿收缩,或胃酸得不到食物中和,反而对止血不利。但所进流质不宜过甜、过烫,过甜会刺激胃酸分泌,过烫不利于血管收缩和血痂的形成。

(3)根据不同出血原因和原发疾病的程度,采取不同的饮食原则。溃疡病出血,一旦允许进食,即可采用高蛋白、高热能和高维生素的流质,如牛奶、豆浆、麦乳精等均可选用,只是不宜太甜。但肝硬化所致的食管、胃底静脉破裂出血,则不宜采用高蛋白,因为消化道出血后的肝硬化患者,容易并发肝性脑病,以采用低蛋白、高糖饮食为宜。

(4)出血停止后的恢复期,除多给优质蛋白,以利于病灶修复外,还应多吃含铁质丰富的食物,如海带、木耳、芝麻、黄豆、蛋黄、猪肝、动物血等,以促进造血,尽快纠正贫血。

2. 生活调养原则

(1)注意良好的饮食习惯和生活要规律性,按自然规律安排生活,避免不良的生活方式,不良嗜好,如饥饱不均,好餐多吃,不好餐就不吃,经常不吃早餐,嗜好吃肥肉,饱餐后不爱运动等。

(2)要注意饮食卫生,常规的餐前便后洗手,尤其是在外就餐,要格外注意饮食卫生,对一些过期、酶变、变质的食物尽可能倒掉不吃,避以小失大。食物以软、易消化、营养价值高为佳。

(3)禁烟、酒或酗酒,注意对生、冷、硬、烫食物要少吃和禁吃。

(4)随时注意自己的大便、小便、饮食、睡眠,甚至血压的变化,发现问题及时就医,不要大意。

八、功能性消化不良

功能性消化不良是由胃和十二指肠功能紊乱引起的临床上的一组消化道疾病。

(一)病　因

病因和发病机制至今尚未清楚,可能与下列因素有关。

1. 神经因素　胃肠道受中枢神经和周围神经支配,由于神经功能失调,不能正常支配控制胃肠道的正常运动和胃肠道内的腺体分泌,甚至失去条件反射,吃进的食物没有被消化,也就吸收不了。

2. 内脏感觉过敏　功能性消化不良患者胃的感觉容量明显低于正常人。内脏感觉过敏可能与外周感受器、传入神经、中枢整合等水平的异常有关。

3. 精神因素　一直认为,精神因素与功能性消化不良的发病有密切关系。调查表明,功能性消化不良患者存在个性异常,焦虑、抑郁积分显著高于正常人和十二指肠溃疡组。还有调查报道,在功能性消化不良患者生活中,特别是童年期应激事件的发生频率高于正常人和十二指肠溃疡患者。但精神因素的确切致病机制尚未阐明。

4. 感染因素　如幽门螺杆菌感染及由此引起的慢性胃炎,但研究至今未发现幽门螺杆菌感染及慢性胃炎与功能性消化不良症状有明确的相关性;功能性消化不良患者中胃酸大多在正常范围

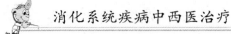

内。但有研究发现,功能性消化不良患者的十二指肠对胃酸的敏感性增加,酸灌注十二指肠可引起症状,因此功能性消化不良发病与胃酸分泌的关系亦未明确。

(二)诊断要点

1. 临床表现　主要临床表现有上腹痛、上腹灼热感、餐后饱胀和早饱等一种或多种症状,可同时存在上腹胀、嗳气、食欲缺乏、恶心、呕吐等。常以某一个或某一组症状为主,在病程中症状也发生变化。起病多缓慢,病程经年累月,曾持续性或反复发作。不少患者有饮食、精神等诱发因素。

上腹痛常与进食有关,表现为餐后痛,亦有表现为饥饿痛,进食后缓解,亦可无规律性。部分患者表现为上腹灼热感。餐后胀饱和早饱是另一类常见症状,可单独或以一组症状出现,伴或不伴有上腹痛。

根据临床特点,最新的罗马Ⅲ标准将本病分为两个临床亚型:上腹痛综合征,即上腹痛和(或)上腹灼热感;餐后不适综合征,即餐后饱胀和(或)早饱。两型可有重叠。

2. 辅助检查

(1)胃镜及活组织病理检查:胃和十二指肠仅见慢性非活动性炎症。

(2)消化道钡剂造影:未见明显异常。

(3)B超:肝、胆、胰、脾等脏器未见有异常改变。

(4)胃动力检查:有50%左右的功能性消化不良患者存在胃动力过缓。

(5)X线标志物胃排空试验:在试餐中加入不透X线的小钡条20根,一定时间后腹部X线摄片观察胃内存留的钡条数。目前认为,胃排空率在50%以上为正常,50%以下为胃动力延缓。

（6）胃腔内压力测定和胃频谱检查：可见到胃动力学障碍的波形，对本病诊断有一定辅助价值。

（7）幽门螺杆菌检查：约 50％功能性消化不良的患者可检出幽门螺杆菌。

3. 鉴别诊断

（1）急（慢）性胃肠炎：急性发作病史，主要有恶心、呕吐，伴纳差甚至有发热，急性期症状较重，实验室检查有血常规检验有血象改变。

（2）胃肠神经官能症：本病多发生在女性，在检查时未发现明显胃肠道阳性体征。

（三）西医治疗

1. 一般治疗　养成良好的饮食习惯，避免烟、酒及服用非甾体抗炎药。无特殊食谱，避免个人生活已经历会诱发症状的食物。注意根据患者不同特点进行心理治疗。失眠、焦虑者可适当予以镇静药。

2. 药物治疗　无特效药，主要是对症治疗。

（1）抑制胃酸分泌药：一般适用于以上腹痛、上腹灼热感为主要症状的患者。可选择 H_2 受体拮抗药（西咪替丁 0.4 克，每日 3 次，口服）；或质子泵抑制药（奥美拉唑 20 毫克，每日 2 次，口服）。

（2）促胃肠动力药：一般用于以餐后饱胀、早饱为主要症状的患者。可选用以下口服药：多潘立酮每次 10 毫克，每日 3 次，口服；莫沙必利每次 5 毫克，每日 3 次，口服；或依托必利每次 50 毫克，每日 3 次，口服。甲氧氯普胺因长期服用不良反应大，现已少用于功能性消化不良治疗。

对疗效不佳者，抑制胃酸分泌药和促胃肠动力药可换用或合用。

（3）抗幽门螺杆菌治疗：对少部分有幽门螺杆菌感染的功能性消化不良患者可能有效，可试用。

（4）抗抑郁药：上述疗效欠佳而伴随精神症状明显者可试用。常用的有三环类抗抑郁药（如阿米替林25毫克，每日2次，口服），选择性抑制5-羟色胺再摄取的抗抑郁药（如帕罗西汀）等。宜从小剂量始，注意药物的不良反应。

（四）中医治疗

1. 辨证论治

（1）寒湿内盛

主症：泄泻如水，腹胀尿少，纳呆食少，头眩肢困，烦恶欲吐，肢体倦怠，舌质淡，苔白腻，脉濡缓。

治则：芳香化湿，解表散寒。

方药：胃苓汤。藿香9克，姜半夏9克，厚朴6克，苍术、白术各9克，陈皮6克，猪苓12克，茯苓12克，泽泻9克，桂枝6克，生姜6克。

用法：每日1剂，每剂煎2～3次，每次200～300毫升，每日2～3次，温热服。

（2）湿热蕴结

主症：泄泻不爽，粪色黄褐，其气臭恶，肛门灼热，伴有后重，舌质偏红，苔腻黄，脉滑数。

治则：清热利湿，和中止泻。

方药：葛根黄连汤。葛根12克，黄芩9克，黄连6克，滑石粉12克，白豆蔻12克，茯苓12克，猪苓9克，甘草6克。

用法：每日1剂，每剂煎2～3次，每次200～300毫升，每日2～3次，温热服。

（3）肝气乘脾

主症：腹痛腹泻，胸胁胀闷，嗳气频频，纳呆食少，情志郁怒病发或加重，舌质淡，苔白，脉弦。

治则：抑肝扶脾，调气助运。

方药：四逆散合痛泻汤。柴胡9克，枳壳6克，白术9克，白芍9克，陈皮6克，防风6克，黄芩9克，甘草6克。

用法：每日1剂，每剂煎2～3次，每次200～300毫升，每日2～3次，温热服。

（4）脾肾阳虚

主症：黎明即泻，完谷不化，稍进油腻便次增多，腹中冷痛，形寒肢冷，倦怠乏力，舌质淡，苔白滑，脉沉细。

治则：健脾益气，温肾固涩。

方药：四神理中汤。人参9克，白术12克，干姜9克，炮附子6克，补骨脂9克，吴茱萸6克，肉豆蔻9克，五味子6克，赤石脂12克，炙甘草6克。

用法：每日1剂，每剂煎2～3次，每次200～300毫升，每日2～3次，温热服。

（5）阴阳俱虚

主症：多见于中毒性消化不良轻症。泄泻频下，身热汗出，倦怠嗜睡，面色苍白，手足逆冷，口干不欲饮，口唇青紫或躁动不安，舌红少津，苔薄腻，脉微细或沉伏。

治则：益阴扶阳，和中困脱。

方药：生脉散合四逆汤化裁。红人参15克，干姜9克，当归9克，白芍9克，乌梅9克，附子6克，黄连6克，甘草6克，麦冬9克，五味子6克。

用法：每日1剂，每剂煎2～3次，每次200～300毫升，每日2～3次，温热服。

加减：如有高热、烦躁、神昏者，合服紫雪丹。

（6）脾肾两衰

主症：多见于中毒性消化不良重症。大便稀溏，四肢不温，精神萎靡，睡卧露睛，面色萎黄，时有搐搦，舌淡苔滑，脉微细。

治则：温运脾阳，滋补肾阴。

方药：理中地黄汤化裁。熟地黄 15 克，山药 12 克，山茱萸 9 克，当归 6 克，枸杞子 9 克，白术 9 克，炮姜 6 克，人参 15 克，附子 6 克，肉桂 6 克，炙甘草 9 克。

用法：先以灶心土 60 克，煎汤代水，再入诸药浓煎，每剂煎 2～3 次，每次 200～300 毫升，每日 2～3 次，温热服用。

注意：如见阳衰欲脱者，合用温灸关元、天枢穴，病情危急者需中西医结合抢救。

2. 中成药

（1）扶阳正气丸每次 0.3～1.5 克，早、午、晚各服 1 次。适用于寒湿内盛型单纯性消化不良。

（2）红灵丹每次 0.5 克，每日 4 次，口服。适用于湿热型单纯性消化不良。

（3）辟瘟丹每次 0.3～0.5 克，每日 2 次，口服。适用于中毒性消化不良症。

3. 验方

（1）暖脐膏与药粉外用：肉桂粉、丁香粉各 1～3 克，可用酒调或醋调，敷在脐部（贴神阙穴）。每日 1 次，连用 5 日。适用于消化不良，泄泻迁延不愈症。

（2）脱水口服液：生姜 3 克，食盐 6 克，绿茶 6 克，水煎 500 毫升，当茶饮。适用于消化不良症，腹泻水样便者。

4. 针灸疗法

（1）体针：取穴足三里、内关、中脘、太冲。平补平泻，留针 20 分钟。

（2）皮肤针法。背部胸$_{4～12}$椎旁开 1.5 寸足太阳膀胱经，上腹部任脉经。两组处方交替使用,用中等刺激由上向下循环叩打3～4遍,至皮肤潮红为度,每日或隔日1次。

5. 耳穴压豆疗法 取双耳神门、心、脑、交感、皮质下穴。压豆以刺激穴位。

6. 走罐疗法 用直径5～6厘米的玻璃火罐,以闪火法使火罐吸住皮肤,沿背部两侧之膀胱经自上而下,不规则自下向上的推移火罐,一般反复推拉2～3遍,至两侧皮肤发红即可。每日1次,10次为1个疗程,间隔5日后再行第二个疗程。

7. 埋线疗法 取赤医一穴(在第六胸椎棘突上缘)、赤医二穴(在第一腰椎棘突上缘)。用16号臂髓穿刺针,将针芯磨平,针芯长度与针尖斜面端平,用2号羊肠线2～3厘米塞入针筒前端,右手拇、食、中指持针,在背部正中线上成45°进针到皮下,沿皮下向下刺入3～4厘米后,用右手食指固定针芯,右手拇、中指向上提针筒至针芯顶端时,取出穿刺针,将羊肠线埋在皮下。2周1次,2次为1个疗程。

8. 按摩疗法

(1)按摩双侧肢体的足三里、中脘、胃俞、肠俞穴,每次5～8分钟,每日2次。

(2)取第九肋前端的期门穴,脐上与心口窝中间的中脘穴,脐左、右两侧的天枢穴,以这些穴位为中心,双手反复轻轻地按摩。

(3)患者俯卧位,取后背经络的胆俞、脾俞及胃俞穴,用双手拇指像画圆一样按摩。适用于胃神经官能症、胃下垂等患者出现的胃功能低下,如消化不良、呃逆等症状。

9. 药膳食疗方

(1)鹿胶料酒饮:鹿角胶15克,料酒适量。把鹿角胶放入杯中,加入料酒、水各半,隔水炖化。早晚各饮1/2。温阳益精,活血散寒。适用于功能性消化不良和各种手术后失血过多、创伤、烧伤、头晕眼花、神疲乏力、腰膝酸软等。

（2）荔枝山药粥：荔枝肉 30 克，淮山药 20 克，莲子 10 克，新米 100 克，冰糖适量。把淮山药去皮、洗净、切薄片；莲子去皮、心打碎。新米淘净，与莲子一起入锅，加水先用武火煮沸，改用文火熬煮至米快熟时，加入荔枝肉、山药，继续熬煮粥熟即可。每日 1～2 次，每次 300 克左右，宜常吃。补脾固肾，养肝血，腱脾开胃。适用于功能性消化不良。

（3）山楂小豆粥：山楂 30 克，赤小豆 40 克，粳米 100 克，白糖适量。将山药切片，赤小豆淘净入锅，加水用武火煮沸，煮至半熟时，再放入山药，用文火继续煮至熟烂时，加入适量白糖即可。每日 1～2 次，每次 300 毫升左右，可常食用。清热利湿，健脾胃益气阴。适用于功能性消化不良。

（4）柏子仁炖羊心：羊心 1 个，柏子仁 15 克，山楂 5 克，姜丝、葱、食盐、味精各适量。将猪心剖开，洗净，切成小块，与柏子仁、山楂混合，放小砂锅内，并放姜、葱、食盐、水适量加盖用余炭火或草木灰火行炖至猪心烂熟，食用前加味精即可。佐餐食用，每日 1～2 次，宜常吃。养心补血，滋阴健脾。适用于功能性消化不良。

（5）红参莲肉汤：红参 6 克，莲子 20 枚，冰糖 15 克。把红参切成小薄片，莲子去皮、去内心，放入有盖的瓷碗或茶杯内，加入滚沸开水后加盖闷泡 10～20 分钟，饮用前加入适量冰糖即可；或将红参切成小薄片，莲子（去皮、去内心），置入瓷碗内，加水约 300 毫升，冰糖适量，将盛药碗置蒸笼中，或隔水蒸 1 小时，凉后饮用。当茶饮用，每日 1～2 次，喝汤吃参片和莲子肉等。补元气，益气津，安心神。适用于功能性消化不良。

（6）地黄烧羊肉：羊肉 200 克，生地黄 15 克，黄精 15 克，干姜 6 克，酱油、料酒、红糖、食盐各适量。羊肉洗净，切小块，与黄精、生地黄、干姜（拍破）、酱油、料酒、红糖、食盐一同入锅，加水煮沸后，改用文火熬煮至羊肉烂熟，食用前加味精出锅即可。佐餐食用，每日 1 次，在冬季宜常吃。滋阴补血，补中益气。适用于功能性消化不良。

（7）红烧火鸡肉：火鸡肉700克，豆蔻10克，山楂10克，植物油50克，姜片10克，葱段10克，红辣椒5个，花椒、大料、料酒、清汤、食盐、味精各适量。将火鸡肉切成小块，入沸水中汆透，捞出，洗净血沫；豆蔻、山楂、花椒、大料用纱布包好。把锅烧热，倒入植物油，烧至七八成热时下入火鸡肉，加糖少许，煸炒至肉上色后，加入清汤、红辣椒和纱布包，煮沸后，打去浮沫，倒入砂锅，用文火炖至肉烂熟，取出纱布包和辣椒，放食盐和味精即可。每日1～2次，吃肉喝汤。健脾开胃，滋阴补肾，益气养血，强筋壮骨。适用于功能性消化不良。

（8）地黄鸡：生地黄10克，龙眼肉10克，母鸡1只，饴糖200克，大枣10枚，清汤、食盐各适量。把母鸡宰杀后，除毛，去内脏，入沸水中煮片刻捞出；生地黄洗净，切成薄片；龙眼肉撕碎，与生地黄拌匀，再掺饴糖，一起纳入鸡腹中。把鸡摆入土罐内，再加入大枣、姜、清汤封口，将土罐置于炭火或草木灰旁进行煨炖至鸡肉烂熟，出锅后依各人口味，加食盐或放冰糖即可。每日1～2次，吃肉喝汤。滋阴清热，健脾益气，养心血，益精髓。适用于功能性消化不良。

（9）红杞三七炖鸡：活母鸡1只，三七10克，枸杞子15克，猪瘦肉100克，料酒、胡椒粉、生姜、葱、食盐、味精各适量。把鸡宰杀后，除毛，去内脏；三七研细，猪肉切块；生姜去皮，拍破。把猪肉、三七末均放入鸡腹内。鸡、姜、料酒一同入锅，加水用武火煮沸后，改用文火煎煮至鸡、猪肉烂熟，出锅前放食盐、葱、味精等即可。每日1～2次，每次食用汤、鸡、肉、中药。滋阴血，补中气，活血化瘀。适用于功能性消化不良。

（10）土茯苓煨龟：土茯苓300克，乌龟2只，姜、葱、料酒、食盐、味精各适量。把土茯苓洗净，切片，放锅内，加水1 000毫升，用武火煮沸，煎熬1小时，如此重复1次，共得药汁1500毫升。乌

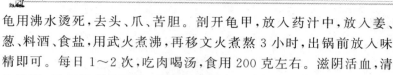

龟用沸水烫死,去头、爪、苦胆。剖开龟甲,放入药汁中,放入姜、葱、料酒、食盐,用武火煮沸,再移文火煮熬3小时,出锅前放入味精即可。每日1～2次,吃肉喝汤,食用200克左右。滋阴活血,清热除湿,通利关节,适用于功能性消化不良。

(11)凉拌姜丝:生姜50克,醋、酱油、香油、味精各适量。姜去外皮,洗净,切丝,用醋、酱油浸3～5分钟后,放入香油、味精,依各人口味可放油辣椒或芥沫。在吃饭时当菜食用,每日1～2次。

(12)羊肉焖萝卜:羊肉500克,胡萝卜300克,生姜、植物油、胡椒、花椒、醋、食盐各适量。将羊肉洗净,切小块;胡萝卜去叶,尾须,洗净,切小块;生姜去皮,拍破。将锅烧热,倒入植物油,烧至七八成热时,放入几粒花椒、胡椒、生姜、羊肉翻炒均匀,变色后倒入几滴醋,起锅,倒入砂锅,放清汤、食盐封盖,用武火煮沸后,移至文火焖至羊肉烂熟即可。佐餐食用,每日1～2次。温中健脾,益气、行气、消积。适用于功能性消化不良。

(13)黄豆煨猪蹄:猪蹄7寸长2只,黄豆200克,生姜、味精、食盐各适量。先将猪蹄拔除毛,洗净,砍成小块;黄豆洗净;生姜拍破,一同入砂锅,加水及食盐,先用武火煮沸后,改用文火煮至猪脚烂熟,食用前放味精。每日1～2次,吃肉、黄豆喝汤。壮腰健肾,健脾润燥,适用于功能性消化不良及各类术后恢复期。

(14)茼蒿炒萝卜:白萝卜200克,茼蒿100克,植物油、花椒、食盐、味精各适量。白萝卜去须根,洗净,切丝;茼蒿择净,洗干净,切成段。先将锅烧热,放植物油烧七八成热,放几粒花椒后,倒入萝卜丝煸炒,放入棒骨汤适量,翻炒七成熟,加入茼蒿、食盐、味精翻炒均匀,加点香油出锅即可。佐餐食用,每日1～2次,宜常吃。养脾益肺,化痰下气,宽中。适用于功能性消化不良。

(15)番茄肉末:鲜番茄500克,猪肉200克,料酒、姜、葱、植物油、茨姑、金钩、胡椒粉、肉汤、味精、食盐各适量。猪肉洗净,剁细;金钩发胀;茨姑去皮;姜、葱剁细。锅烧热放入植物油适量,放猪肉一半,料酒适量。待猪肉烧干水气再放入姜、金钩、胡椒粉、食盐、味精各适量,一起炒出香味,铲出盆内凉冷,再放入余下的一半猪肉和葱花、植物油一起拌匀,制成生熟混合馅;把番茄洗净,去皮,在顶部切一刀,掏去番茄内的子,用纱布抹干番茄内的水分,将混合馅装入番茄上盖,顺序放在蒸笼摆好,上笼蒸熟,取出放在盘内。锅内放入肉汤、胡椒粉、味精、食盐,煮沸起锅淋在番茄上即可。适用于功能性消化不良。

(16)红烧带鱼:带鱼500克,植物油、酱油、料酒、水豆粉、姜、葱、食盐、白糖各适量。将带鱼去头、尾,剖肚去内脏,洗净,砍成3厘米段,并用盐浸泡5分钟以上;姜切丝,葱切段。锅烧热倒植物油烧至七八成热,放几粒花椒,将鱼段逐个放入热油锅炸至微黄后捞出。铲出多余油,放酱油、料油、姜、葱、白糖、鱼块、清汤适量,用武火煮沸,移至文火煮10分钟即可。佐餐食用,每日1～2次,宜常用。健脾开胃,益气健身。适用于功能性消化不良。

(17)蛇肉汤:活乌梢蛇(人工饲养,约500克以上)1条,姜、葱、料酒、食盐、味精各适量。将蛇宰杀,去头、皮、尾及内脏,洗净,切小段,放入砂锅中,加水,放入姜、葱段、料酒、食盐,先用武火煮沸,后移文火煮至蛇肉烂熟即可。每日1～2次,吃肉喝汤,宜常吃。舒经通络,祛风除湿。适用于功能性消化不良。

(18)糖醋红白萝卜丝:白萝卜200克,胡萝卜5克,蒜泥、葱丝、红油、白糖、食盐、醋、味精各适量。白萝卜、胡萝卜去头尾须,洗净,切成均匀细丝,放在瓷盆内,加入适量食盐拌匀,将萝卜丝码盐5～10分钟,轻轻挤干,倒去涩水,再放入食盐、蒜泥、醋、糖、红油、葱、味精等各种配料,拌匀即可。每日1～2次,每次食用适量,宜常吃。健脾,化湿,祛痰。适用于功能性消化不良。

(19)麻辣羊肉炒葱头:羊肉200克,葱头100克,植物油、姜丝、干辣椒、花椒、料酒、醋、食盐、味精各适量。羊肉洗净,切丝,锅烧热放入植物油烧至七八成热时,放入花椒、干辣椒炸至微黄后捞出,将热油锅放入羊肉丝、姜丝、葱头煽炒,再加食盐、料酒、醋、味精,热透将花椒、干辣椒拌炒即可。每日1~2次,每次食用80克左右。温中补肾,通阳散寒,温阳化饮。适用于功能性消化不良。

(20)蘑菇肉片:猪瘦肉100克,鲜蘑菇150克,植物油、胡椒粉、水豆粉、清汤、食盐、味精各适量。猪肉洗净,切薄片,蘑菇切片,水豆粉、胡椒粉、食盐、清汤兑成滋汁。锅内下植物油,烧至七八成热时,放入肉片,炒几下,再下蘑菇片,炒至断生时,下入滋汁,收汁起锅即可。每日1~2次,每次食用适量,宜常吃。健脾养血。适用于功能性消化不良。

(21)芝麻卤兔肉:黑芝麻50克,兔1只1 000克,姜块、葱段、花椒、香油、食盐、卤汁、味精各适量。将活兔宰杀后,去皮、毛、内脏、头、爪,洗净,放入沸水锅中氽去血水,打去浮沫,再入姜、葱、花椒、食盐,煮至兔肉熟后捞出,稍凉再放入卤水锅中,用文火卤1小时,捞出待凉,切成2厘米小块,放在盘中;将芝麻淘净,沥干,放入锅内炒香;把味精用香油调匀淋在兔肉上,边淋边拌和边放芝麻即可。每日1次,每次100克左右,宜常吃。补益气血,滋养肝肾。适用于功能性消化不良。

(22)海带炖排骨:猪肋骨500克,海带100克,白萝卜200克,生牡蛎30克,海蛤壳20克,生姜、草果、食盐、味精各适量。猪肋骨洗净,砍成小块;海带水发,洗净,切成小片;白萝卜洗净,切成小块;牡蛎、海蛤水发洗净;生姜去皮,拍破。把猪骨、海带、萝卜、牡蛎、海蛤、生姜、草果一同入锅,加水先用武火煮沸后,放食盐,再移文火炖至猪骨肉熟,萝卜烂熟放味精即可。每日1~2次,每次食用200克左右,宜常吃。滋补肝肾,理气化痰,软坚散结。适用于功能性消化不良。

(23)香菇竹笋鱼:鲤鱼(约500克)2条,香菇、冬笋各30克,花椒、料酒、姜、葱、食盐、味精各适量。将鲤鱼去鳞、鳃、内脏,洗净;香菇、冬笋用温水泡发后洗净,切片;姜去皮,切丝。用食盐在鱼身表面涂上薄薄的一层。锅烧热倒入植物油烧至七八成热,放入几粒花椒,即把鱼放入锅内油炸至两面微黄,放入香菇、冬笋、姜,清汤200毫升,煮熟后放葱、味精即可。本菜可供佐餐食用。每日1～2次,每次食用100克左右,宜常吃。健脾胃,益气健身。适用于功能性消化不良。

(24)陈皮卤烫鸡:童公鸡1只,陈皮20克,生姜、葱各10克,冰糖25克,花椒、食盐、香油、植物油、味精各适量。将鸡宰杀后除毛,去内脏,洗净;陈皮切碎。锅内加水,下入陈皮一半,以及姜、葱、花椒、食盐、鸡一起入锅煮至七成熟捞出;锅中倒入卤汁煮沸,放入鸡,用文火煮至鸡烂熟捞出;用另锅加入卤汁少许,放入冰糖、味精、食盐收成汁,涂抹在鸡的表面;将植物油炼熟,炸酥陈皮捞出切丝,然后油锅离火,把鸡倒提,用油反复淋烫至红亮为止,再往鸡面抹上香油,把鸡斩块装盘,再将陈皮丝撒在鸡肉上即可。佐餐食用,每日1～2次。补气血,益精髓,健脾胃,消食。适用功能性消化不良。

(25)黄雌鸡:黄母鸡1只,草果2个,赤小豆100克,姜、葱、食盐、味精各适量。将母鸡宰杀后除毛,去内脏,洗净,将赤小豆和草果放鸡腹内,一同入锅,加水武火上煮沸,打去浮沫,加姜、食盐、葱,改用文火熬煮至鸡肉、赤小豆烂熟,出锅前放味精即可。每日1～2次,每次适量吃肉喝汤,宜常吃。补虚健脾,消肿利水。适用于功能性消化不良。

(26)鱼香莴笋丝:莴笋500克,泡辣椒2个,植物油、水豆粉、姜末、蒜、葱、食盐、清汤各适量。将莴笋去皮,洗净,切丝,用食盐拌匀;泡辣椒切细。锅烧热,下植物油烧至七八成热时,放入姜、蒜、泡辣椒、葱,炒出香味后,下莴笋炒至半生,加清汤,勾水豆粉拌匀即可。佐餐食用,每日1～2次,宜常吃。清热化痰,利气宽胸。适用于功能性消化不良。

（五）生活调养

1. 饮食调养原则

（1）以少渣、易消化食物为主，神经性厌食伴有严重营养不良及消化吸收功能障碍者，需静脉输入营养液体。

（2）避免食用能使食管下端括约肌松弛、刺激食管和增加胃酸分泌的食物。能够导致食管下端括约肌松弛的食物因人而异，一般包括以下几种：巧克力、脂肪或油炸食物，奶制品、奶油、坚果及薄荷等。

（3）避免食入含酒精和咖啡因的饮料及辛辣食物。

（4）减少碳酸饮料的饮用量，进食时少饮水，同时细嚼慢咽，以减少呃逆的发生。

（5）少食生冷、硬性、咸腌之类食物，必须戒烟，限酒，一般给高营养低渣饮食。

2. 生活调养原则

（1）保持良好的生活习惯和睡眠习惯，情绪稳定和良好的心境。

（2）注意不能偏食、暴饮暴食，饥饱不均，少食零食。

（3）定时定量；按时休息、防止熬夜，不能劳累。

九、胃下垂

站立时,胃的下缘达盆腔,胃小弯弧线最低点降至髂嵴连线以下,称为胃下垂。

(一)病　因

该病的发生多是由于膈肌悬吊力不足,肝胃韧带、膈胃韧带功能减退而松弛,腹内压下降及腹肌收缩力减弱等,加上体型或体质等因素,使胃呈低张的鱼钩状,即为胃下垂所见的无张力型胃。

(二)诊断要点

1. 临床表现　轻度下垂者一般无症状,下垂明显者可出现如下症状。

(1)腹胀:平时感上腹不适,以腹胀为主。

(2)腹痛:多为持续性隐痛。常于餐后发生,与食量有关。

(3)恶心、呕吐:常于饭后活动时发作,尤其进食过多时更易出现。

(4)便秘:便秘多为顽固性,其主要原因可能由于同时有横结肠下垂,使结肠肝曲与脾曲呈锐角,而致通过缓慢。

2. 体格检查　可见瘦长体型,上腹部压痛点因立卧位变化而不固定,有时用冲击触诊法,或患者急速变换体位时,可听到脐下振水音。上腹部易扪到主动脉搏动,常同时伴有肝下垂、肾下垂及结肠下垂的体征。

3. 辅助检查

（1）血、粪常规检查：无明显异常发现。

（2）B超检查：饮水B超检查可发现胃下缘移入盆腔内。

（3）X线检查：胃肠钡剂造影可发现胃呈"丁"字形，松弛无力，张力明显降低。胃小弯最低点在两侧髂嵴连线以下。胃的蠕动减慢，排空时间延长，胃内有钡剂残留，食钡后6小时胃内仍残存有1/4～1/3的钡剂。十二指肠球部向左侧偏移，同时在胃窦部常有并发炎症。胃黏膜皱襞紊乱、变形、变浅。

4. 诊断 依据患者病史、临床表现，以及饮水"B"超声波试验和X线检查较易确诊。胃下垂的程度一般以小弯切迹低于两髂嵴连线水平1～5厘米为轻度，6～10厘米为中度，11厘米以上为重度。

（三）西医治疗

1. 增强胃平滑肌张力药物

（1）多潘立酮每次10毫克，每日3次；或甲氧氯普胺每次5～10毫克，每日3次。合并便秘者首选莫沙必利片，每次1片，每日3次。

（2）加兰他敏注射液为抗胆碱酯酶药，能使M胆碱神经兴奋，从而引起胃肠蠕动增加，平滑肌张力增强。每次1毫克，每日2次，肌内注射。30日为1个疗程，休息7日再行第二个疗程。癫痫、哮喘、心动过缓、心绞痛者应禁用。

（3）当机体消化吸收、生化合成、肌肉收缩时，ATP是一种辅酶释放出所需能量，分解成二磷腺苷及磷酸基。另外，ATP还具有强烈的增强迷走神经的功能，表现出极强的乙酰胆碱样作用，适用于心力衰竭、胃下垂、肾下垂等，能使平滑肌增强，肌细胞逐渐恢复,从而使胃下垂复位。三磷腺苷每次 20 毫克,分别于早、午餐前 30 分钟肌内注射。25 日为 1 个疗程,间隔 5 日后再行第二个疗程。

2. 解痉镇痛药 颠茄合剂每次 10 毫升,每日 3 次,口服;阿托品注射液每次 0.5 毫克,痛时肌内注射。

3. 止泻药 碱式碳酸铋每次 0.3～0.9 克,每日 3 次,口服;鞣酸蛋白每次 0.25～0.5 克,每日 3 次,口服。

4. 助消化药物

(1)胃蛋白酶合剂有消化蛋白质,使凝固的蛋白质分解,而起到助消化的作用。每次 10 毫升,每日 3 次,口服。

(2)多酶片有消化淀粉、脂肪、蛋白质的作用。每次 1～2 片,每日 3 次,口服。

(3)乳酸菌素片有促进胃肠蠕动、胃液分泌助消化、增食欲的作用。每次 3～5 片,每日 3 次,嚼服。

(四)中医治疗

1. 辨证施治 胃下垂一般以中气下陷为主,但肝胃不和证也不少见,所以首先要辨别证的虚实属性。脘腹坠胀,纳减便溏,神疲乏力为虚证;脘腹痞胀疼痛,情绪急躁易怒为实证。

(1)脾虚气陷

主症:面色萎黄,精神倦怠,语言低微,气短乏力,食少纳呆,脘腹重坠,胀满,嗳气不舒,食后加重,肌肉瘦弱,舌淡苔白,脉缓弱。

治则:补气升陷。

方药:补中益气汤合枳术丸。黄芪 15～20 克,炙甘草 5 克,橘皮 6 克,升麻、柴胡各 3 克,人参、当归、白术、枳实各 10 克。

用法:每日 1 剂,每剂煎 2～3 次,每次 200～300 毫升,每日 2～3 次,温热服。

加减:食少纳呆者,可加鸡内金 6 克,炒谷芽、炒麦芽各 12 克;恶心呕吐者,加半夏 10 克,或合用旋覆代赭汤。

(2)虚寒夹饮

主症:脘腹坠胀不适,食后尤甚,喜暖喜按,心下悸动,水走肠间辘辘有声,恶心、呕吐清水痰涎,便溏、舌淡、苔白滑,脉沉细小滑。

治则:温阳化饮,和胃降逆。

方药:苓桂术甘汤合附子理中汤加味。茯苓 12 克,桂枝 9 克,人参、白术、炮姜各 10 克,炙甘草、炮附子各 6 克,加半夏 10 克,代赭石 15 克,吴茱萸 6 克。

用法:每日 1 剂,每剂煎 2～3 次,每次 200～300 毫升,每日 2～3 次,温热服。

(3)肝胃不和

主症:两胁胀而不舒,脘腹胀满,呃逆,嗳气,嘈杂吞酸,善太息,苔薄腻,脉弦。

治则:疏肝和胃。

方药:柴胡疏肝散合左金丸(川芎、香附、枳壳、山药各 9 克,炙甘草 6 克,黄连、陈皮、柴胡、吴茱萸各 10 克);或四逆散与逍遥散加减化裁(白芍 9 克,柴胡、枳实、炙甘草各 6 克,当归、白芍、白术、茯苓等各 10 克)。

用法:每日 1 剂,每剂煎 2～3 次,每次 200～300 毫升,每日 2～3 次,温热服。

(4)胃阴不足

主症:面色略红,唇红而干,脘腹胀满,灼热不适,口干苦,口渴思饮,嗳气,恶心呕吐,大便干,舌红少津,脉细数。

治则:濡养胃阴。

方药:益胃汤合一贯煎加味。北沙参、麦冬、玉竹、当归身各 10 克,生地黄 30 克,枸杞子 12 克,川楝子 5 克。

用法:每日 1 剂,每剂煎 2～3 次,每次 200～300 毫升,每日 2～3 次,温热服。

加减:腹胀者,加鸡内金 6 克,炒麦芽 15 克,莱菔子 12 克;呕吐较著者,可养胃降逆,方用麦冬汤合竹茹汤。麦冬 60 克,半夏 9 克,甘草 4 克,粳米 6 克,大枣 3 枚,橘皮、竹茹各 12 克,生姜 10 克,人参 3 克。

(5)瘀血停滞

主症:胃脘疼痛有定处,如针刺或刀割,痛而拒按,食后痛甚,或见呕血、黑粪,舌质紫暗,或见瘀斑,脉弦或沉涩。

治则:活血化瘀,通络止痛。

方药:失笑散合丹参饮加味。丹参 24 克,檀香 10 克,砂仁 6 克,生蒲黄 10 克,五灵脂 10 克,当归 12 克,白芍 12 克,赤芍 12 克,党参 15 克,香附 10 克,延胡索 10 克,海螵蛸 30 克,三七粉(冲)6 克,甘草 6 克。

用法:每日 1 剂,每剂煎 2～3 次,每次 200～300 毫升,每日 2～3 次,温热服。

加减:疼痛较剧者,加九香虫、大黄,以化瘀定痛;兼气滞者,加柴胡、枳壳,以疏肝理气止痛;血瘀日久、正气渐耗者,加黄芪、白术,以益气健脾;兼呕血、黑粪者,加白及粉、藕节、云南白药,以化瘀止血。

(6)湿热壅阻

主症:胃脘热痛,胸脘痞满,口苦口黏,头痛重着,纳呆嘈杂,肛门灼热,大便不爽,小便不利,舌苔黄腻,脉滑数。

治则:清化湿热,理气和胃。

方药:连朴饮合半夏泻心汤加减。黄连 6 克,厚朴 10 克,栀子 10 克,清半夏 10 克,藿香 15 克,干姜 3 克,黄芩 10 克。

用法:每日 1 剂,每剂煎 2～3 次,每次 200～300 毫升,每日 2～3 次,温热服。

加减：大便秘结者，加大黄，以清热泻火，通便导滞；偏湿者，加薏苡仁、佩兰、荷叶，以增强芳香化湿之力；若湿热化燥、热迫血行者，加犀角粉、生地黄、牡丹皮、大黄、三七粉等，以清热养阴，凉血止血；若脘痞较重，伴嗳腐吞酸者，为湿热兼有食滞，宜加槟榔、焦山楂、焦神曲、焦麦芽，以消食化积，通降胃腑。

2. 验方

（1）牡蛎1.8克，茯苓6克，白术6克，吴茱萸4.5克，生姜1.8克，沙参3克，枳实6克。每日1剂，水煎分3次服。适用于重症胃下垂。

（2）人参3克，生姜3克，苍术4.5克，茯苓3克，陈皮3克，枳实1.5克。每日1剂，水煎分3次服。

（3）炙黄芪20克，党参15克，白术10克，当归10克，陈皮6克，升麻6克，炒柴胡6克，炙甘草3克。饮食停滞、嗳气酸腐者，加山楂15克，神曲15克，炒麦芽20克；脾阳不振、喜温畏寒者，加干姜5克，桂枝6克；中虚气滞、腹胀较著者，去当归，加木香6克，枳壳10克。每日1剂，水煎分2次服。适用于脾虚气陷，脘腹痞胀，食后作坠，隐痛，嗳气不舒，不思饮食，形体消瘦，面色萎黄，少气懒言，舌质淡，苔薄白，脉细弱。

（4）炒柴胡6克，枳壳10克，制香附10克，陈皮6克，川芎10克，紫苏梗10克，甘草3克。气郁化火、嘈杂吞酸者，加黄连3克，吴茱萸1克；火郁伤阴者，加北沙参15克，麦冬15克；气滞血瘀、舌有瘀斑者，加莪术10克，丹参15克。每日1剂，水煎分2次服。适用于肝胃不和，脘胀满疼痛，连及两胁，嗳气频作，嘈杂吞酸，纳差，烦躁易怒，或抑郁而喜叹息，苔薄，脉弦。

（5）黄芪20克，白术15克，枳壳15克，防风10克。水煎服，每日1剂。适用于脾胃气虚，中气下陷。

（6）党参12克，白术10克，云茯苓10克，砂仁6克，白豆蔻6克，陈皮6克，枳壳6克，厚朴6克，麦芽6克，谷芽6克，神曲6

克,山楂 6 克,木香 6 克,山药 15 克,鸡内金 12 克,甘草 6 克,大枣 6 枚。水煎服,每日 1 剂。适用于中气下陷。

(7)党参、白术、茯苓、山药、莲子肉、黄芪、白芍、麦冬各 10 克,炙甘草 5 克,五味子 5 克。上药加水 500 毫升,煎取药汁 250 毫升。每日 1 剂,分 3 次温服,连服 1 个月为 1 个疗程。气虚明显者,将党参、黄芪加至 20 克;中气下陷明显者,加升麻、柴胡各 5 克;阴虚明显者,将山药、白芍、麦冬加至 20 克;夹肝气郁滞者,加枳壳、川楝子各 5 克。具有益气养阴的功效。

(8)黄芪、升麻各 20 克,云苓 15 克,麦芽 15 克,党参 15 克,山楂 12 克,鸡内金 10 克,白术 10 克,枳实 10 克,三棱 10 克,莪术 10 克,川芎 10 克,柴胡 10 克,红花 9 克。每日 1 剂,水煎分 2 次服。具有益气化瘀的功效。

(9)生黄芪 30 克,煨葛根 30 克,党参 15 克,覆盆子 15 克,金樱子 15 克,山药 15 克,茯苓 15 克,莲子 10 克,升麻 6 克,鸡内金 12 克,芡实 24 克。每日 1 剂,水煎分 2 次服。兼阴虚症状者,加山茱萸 15 克,知母 12 克;兼血瘀症状者,加蒲黄 10 克,五灵脂 12 克;兼血虚症状者,加当归、桂圆肉各 15 克;兼阳虚者,加附子 9 克,肉桂 6 克;兼气滞者,加延胡索 12 克,川楝子 15 克。具有益肾健脾,益气升阳的功效。

(10)黄芪 20 克,炙黄精、制何首乌、党参、焦白术各 15 克,当归、佛手、木香各 10 克,甘草 3 克,炙升麻 6 克。每日 1 剂,水煎分 3 次温服,30 剂为 1 个疗程。胃胀者,加玫瑰花(后下)6 克,绿梅花 9 克;胃痛者,加延胡索 9 克,丹参 30 克;胃腹痛者,加制香附 9 克,乌药 10 克;胃溃疡者,加蒲公英 15 克,白及 9 克;吞酸者,加煅牡蛎、煅瓦楞子各 30 克;便溏者,加山药、扁豆衣各 15 克;胃寒者,加熟附子、高良姜各 9 克;失眠者,加合欢花 9 克,夜交藤 30 克;阴虚者,加玉竹 15 克,石斛 10 克。具有补气养胃,健脾温阳的功效。

(11)太子参、黄芪各 10~30 克,砂仁 4 克,白术 10 克,陈皮

10～15 克,升麻 6～9 克,柴胡 9～12 克,枳壳 10～18 克,大黄(后下)3～12 克,炙甘草 5 克。每日 1 剂,水煎分 2 次服。具有升清阳、通胃浊的功效。

(12)党参 15 克,白术、枳实、山药、枳壳、半夏、柴胡各 10 克,大黄 6 克,陈皮 9 克,炙甘草 3 克。每日 1 剂,水煎分 2 次服。脾虚泄泻者,加黄芪、苍术各 15 克,减大黄;腑实便秘者,重用大黄至 10 克,加厚朴 6 克。具有健脾祛浊的功效。

(13)枳实 50 克,白术 50 克。上药加水 500 毫升,煎取药汁 200 毫升。每日 1 剂,分 3 次服,2 周为 1 个疗程。具有益气健脾、燥湿和中、消痞除胀的功效。

(14)黄芪 30 克,党参 15 克,炒白术 12 克,煨葛根 12 克,炒白芍 12 克,炒枳壳 12 克,柴胡 9 克,陈皮 10 克,紫苏梗各 10 克,炙甘草 4 克。上药加水 500 毫升,煎取药汁 250 毫升。每日 1 剂,分 3 次服,连续服药 30 剂。具有疏肝健脾和胃的功效。

(15)木香、厚朴、大腹皮、槟榔片、枳壳、莱菔子各 20 克,乌药 10 克。每日 1 剂,水煎分 2 次服,24 日为 1 个疗程。便秘者,加芒硝(冲入药汁内)6 克。具有和胃健脾的功效。

(16)黄芪、茯苓、党参、升麻、柴胡、白芍、鸡内金、郁金各 10 克,枳壳 9 克,山药 12 克。上药加水 500 毫升,煎取药汁 250 毫升。每日 1 剂,分 3 次服,2 周为 1 个疗程。具有益气健脾升阳的功效。

3. 敷贴治疗

(1)蓖麻子仁 10 克,五倍子 2 克。将五倍子壳内外杂屑刷净,晒干或烘干,研成细末过筛;选用饱满而洁白的蓖麻子仁,拍碎,捣烂成糊状,与五倍子细末充分拌和均匀,制成直径约 1.5 厘米、厚 1 厘米的药饼备用。将选定敷贴百会穴处头发剃去药饼大一块,将药饼紧贴百会穴,用洁净纱布、绷带固定。取仰卧位,以盐水瓶或盐开水置于药饼上热敷 15 分钟左右,贴后每日早、中、晚各 1

次,2 日更换 1 次药饼。孕妇及呕血者忌用。

(2)蓖麻子仁 10 克,五倍子 5 克。将蓖麻仁、五倍子分别拣杂,洗净,晾干后即共捣为泥糊状,敷于神阙穴内。每日早、中、晚各热敷 1 次,隔 4 日换药 1 次。孕妇及呕血者忌用。

(3)蓖麻子仁 10 克,升麻粉 2 克。将蓖麻子仁拣杂,捣烂如泥,调拌入升麻粉,制成直径 2 厘米、厚 1 厘米的圆饼备用。将选定敷贴腧穴百会处头发剃去药饼大一块,将药饼置于百会穴,每日热熨药饼 3 次,每次 30 分钟,5 日后更换药饼。

(4)黄芪、党参、升麻各 15 克、白术、白芍、枳壳、生姜末各 10 克,柴胡 6 克。将生姜末拣杂,晒干,备用;将黄芪、党参、升麻、柴胡、枳壳、白术、白芍分别拣杂,洗净,晒干或烘干,共研为极细末;然后与生姜末充分混合均匀,过筛后,瓶装备用。用时取药末 10 克左右填入神阙穴内,铺平呈圆形,直径为 2～3 厘米,再用 8 厘米×8 厘米胶布贴紧。每隔 3 日换药末 1 次,每日隔药艾条灸 1 次(药与艾之间放一圆形金属盖),连灸 3 壮,1 个月为 1 个疗程。

4. 兜肚疗法 兜肚疗法是指将保暖御寒制品制成兜肚;或将药物研为细末,置于密封的布袋中,做成兜肚,挂吊在胃脘及腹部,直接紧贴皮肤的一种治疗方法。兜肚疗法对胃及十二指肠溃疡、慢性胃炎、胃下垂、胃神经官能症等病的治疗中有较好的辅助治疗效果,特别对胃寒疼痛的治疗及预防有显效。其作用机制与脐疗法相似。

兜肚制作简单,也易于掌握,对中老年,尤其老年胃寒型胃脘痛患者十分适宜。特别是在秋冬季节及至初春,胃病患者十分乐意接受这种治疗方法。兜肚分为普通兜肚、中药兜肚两种。普通兜肚可选用棉花、丝绵、狗皮等材料制成大小适宜的兜肚。中药兜肚可根据胃病的性质,根据辨证选药的原则来选择药物,将所选药物粉碎成细末缝制成兜肚,使药物能直接作用于胃脘(上腹)部。兜肚中药物每 15 日更换 1 次。

（1）温胃兜肚：川椒、公丁香、细辛、艾叶、高良姜、白芷各 10 克。将上药分别拣杂，洗净，晒干或烘干，共研成极细末，过筛。收取其过筛细末，充分拌和均匀，同放入可密封的布袋中，做成 10 厘米×10 厘米可吊挂在颈部并围腰束结的兜肚。将兜肚的药袋面敷于脐部，用可吊挂在颈部并围腰束结的系带扎好，10～15 日换药 1 次。于秋冬开始应用，至次年 3～4 月份去掉。适用于胃寒型胃下垂。

（2）散寒兜肚：细辛、荜茇各 15 克，陈皮 20 克，吴茱萸、山奈、官桂、甘松各 10 克。将上药分别拣杂，洗净，晒干或烘干，共研为极细末，过筛。将药末同放入可密封的布袋中，做成 10 厘米×10 厘米可围腰束结的兜肚。将兜肚的药袋面敷于脐部，用可围腰束结的系带扎好，每日换药 1 次。适用于寒凝气滞引起的胃下垂。

（3）行气活血兜肚：生香附 20 克，炒五灵脂 30 克，生黑丑 15 克，炒白丑 15 克，甘松、木香各 10 克。将生香附、炒五灵脂、生黑丑、炒白丑、木香分别拣杂，洗净，晒干或烘干，共研为极细末，过筛。将药末同放入可密封的布袋中，做成 10 厘米×10 厘米可围腰束结的兜肚。将兜肚的药袋面敷于脐部，用可围腰束结的系带扎好，每周换药 1 次。适用于气滞血瘀引起的胃下垂。

（4）健胃兜肚：陈皮 15 克，艾叶 30 克，肉豆蔻 10 克，白檀香 6 克，甘松 6 克。将陈皮、艾叶、肉豆蔻、白檀香分别拣杂，洗净，晒干或烘干，共研为极细末，过筛。将药末同放入可密封的布袋中，做成 10 厘米×10 厘米可围腰束结的兜肚。将兜肚的药袋面敷于脐部，用可围腰束结的系带扎好，每日换药 1 次。适用于脾胃虚寒引起的胃下垂。

（5）止痛兜肚：延胡索 30 克，高良姜 20 克，青木香、广木香、徐长卿、甘松各 15 克。将延胡索、高良姜、青木香、广木香、徐长卿分别拣杂，洗净，晒干或烘干，共研为极细末，过筛。将药末同放入可密封的布袋中，做成 10 厘米×10 厘米可围腰束结的兜肚。将兜肚的药袋面敷于脐部,用可围腰束结的系带扎好,每日换药 1 次。适用于寒凝气滞引起的胃下垂及慢性胃脘疼痛。

5. 针灸疗法

(1)体针:第一组取足三里、中脘、梁门、气海、天枢、关元穴,第二组取肝俞至三焦俞、百会穴。先针足三里穴,施手法使患者腹内有感觉后,再按其穴位排列顺序进行针刺。天枢、梁门穴只取左侧穴,直刺进针 3 寸,气海、足三里穴取双侧,进针 2 寸,针后可加灸。背俞穴斜刺 2 寸,针向棘突。以上两组穴位交替使用,每次留针20 分钟。

(2)耳针:取耳穴脾、胃、肺、交感。腹胀者,加腹、三焦穴;反酸者,加肝、胆穴;便秘者,加大肠、三焦穴。每次选 3～5 穴,耳针常规方法操作,留针 20 分钟。每日或隔日 1 次。

也可用毫针柄在耳壳"胃肠区"按压,寻找敏感点,在此点上加压 2～3 分钟,每日 1 次。

(3)灸法:取百会、足三里、关元、脾俞、胃俞、中脘、梁门、天枢、气海穴。每次选 2～4 穴,按艾卷温和灸常规操作。艾条悬灸百会穴。中脘、气海穴用滑石粉垫穴,上撒丁桂散少许,再置艾炷燃灸。每穴灸治 15～30 分钟,每日施灸 1 次,10 次为 1 个疗程;取气海、关元、足三里、胃俞等穴施灸,每穴灸治 15～30 分钟,每日施灸 1次,10 次为 1 个疗程。

6. 拔罐治疗

(1)取中脘、天枢、关元穴。患者仰卧,每穴施行闪火拔罐20～30 下,然后留罐 10 分钟。每日 1 次,症状缓解后改为隔 1～2 日施术 1 次。

(2)取脾俞、下脘、气海、足三里穴。可配阳陵泉、天枢穴。患者侧卧,采用单纯拔罐法,留罐 15 分钟。2～3 日为 1 次,10 次为1 个疗程。

(3)主穴取脾俞、中脘、气海、足三里。夹痰饮、胃中有振水音

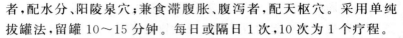

者,配水分、阳陵泉穴;兼食滞腹胀、腹泻者,配天枢穴。采用单纯拔罐法,留罐10~15分钟。每日或隔日1次,10次为1个疗程。

(4)主穴取下脘、神阙、胃俞,配穴取内关、足三里、气海。采用单纯拔罐法或针刺后拔罐,留罐15~20分钟。每日或隔日1次,10次为1个疗程。

7. 推拿按摩疗法

(1)在晚间睡觉之前躺在床上,用两手按摩上下腹部,来回往复40~80遍。可以帮助消化,促进胃肠蠕动,增加血液供应。对胃下垂、溃疡病具有良好的保健作用。

(2)足三里穴是调整消化功能的一个重要穴位,坚持每日按摩足三里穴10分钟,对消化系统具有双向调节作用。

(3)取仰卧位,身体放松,呼吸均匀,用左手小鱼际托起下垂至骨盆的胃底,从左小腹耻骨边开始向上轻轻托至左肋下,如此反复操作数次。

(4)取仰卧位,用左手食指掌指关节按住下脘穴,右手掌根重叠在左手食指掌指关节背面,然后随呼吸逐渐用力向下按压,至一定深度时再持续按压待有得气感后松指。其温热感透达胃腑向足趾处放散,随后按揉腹部。

(5)用中指点按百会穴,有酸胀感时轻揉片刻,再以拇指点压合谷穴,双侧交替进行,继而弹拨足三里、丰隆穴,揉三阴交穴。

(6)双手呈叉腰状,两手拇指贴于背后(或其余手指贴于背后)分别按揉脾俞、胃俞、三焦俞穴。

8. 刮痧疗法 刮痧疗法是一种用光滑扁平的器具蘸上润滑液体刨刮或用手指钳拉患处,以达到治病目的的一种简单自然疗法。刮痧的机械作用可使皮下充血,毛细孔扩张,秽浊之气由里出表,体内邪气宣泄,把阻经滞络的病源呈现于体表,使全身血脉畅通,汗腺充溢,而达到开泄腠理,毒从汗而解的目的。此外,刮痧术通过经络腧穴刺激血管,使人体周身气血迅速得以畅通,病变器官和受损伤的细胞得到营养和氧气的补充,气血周流,通达五脏六腑,平衡阴阳,可以产生正本清源、恢复人体自身愈病能力的作用。刮痧术通过经络腧穴对神经系统产生良性的物理刺激作用,是通过神经系统的反射活动而实现的。通过刮痧手法刺激有关的经络腧穴,可反射性地调节自主神经的功能。刮痧可以促进正常免疫细胞的生长、发育,提高其活性,对消除疲劳、增强体力也有一定作用。重刮大椎、膏肓俞、神道、大杼经穴部位,中等强度刮拭中脘、内关、足三里经穴部位,轻刮脾俞、胃俞、章门经穴部位。各刮 3～5 分钟。

9. 保健与运动法

(1)保健操

①仰卧,两臂沿躯干放好。右腿屈膝抬起,双手抱膝,使右腿紧贴腹部,然后放下腿,伸直。左腿也照样做,或两腿同时做。左右各做 10～15 次。

②仰卧,两腿上举,放下右腿,屈膝,使右腿紧贴腹部。左腿也照样做,左右腿各做 10～15 次。

③两手撑腰站立,抬起一条腿,屈膝,大腿紧贴腹部,把腿放回原来的位置。另一条腿也照样做。左右各做 10～15 次。

④抬起一条腿,屈膝,双手抱膝,并使其紧贴腹部。另一条腿也照样做。左右腿各做 10～15 次。

⑤仰卧,并在背下塞一枕头,其目的是使腹腔内脏在隔膜下恢复常态。这是静态动作。这一练习每次可持续 3～5 分钟,自然呼吸。

⑥两膝分开跪立。躬身,使胸贴在枕头上,朝右扭头,深呼吸,再往左扭头,深呼吸。向每一侧扭头后将姿势持续数分钟。

(2)腹肌锻炼:腹肌锻炼反复进行数次,早晚练习,次数由少渐多;或模仿踏自行车的动作,每日坚持锻炼。可以增强轻度或中度胃下垂者的腹肌张力。进行腹肌锻炼不但能增强腹肌的肌力,同时也能提高胃本身及内脏韧带的紧张度。经 X 线钡剂透视证实，单纯进行腹肌锻炼 6 个月以上，胃可以提高 5～8 厘米。具体方法如下。

①仰卧起坐是一种垫上运动，主要锻炼腹部、腰部和髋部。仰卧起坐有明显增强腹肌和腰肌收缩能力的作用，能促进腹部脂肪组织的消耗而有减肥作用，还有促进胃肠蠕动和增强消化功能的作用，适用于胃下垂及便秘等。取仰卧位，两臂前举（也可两手置于脑后抱头），腹部用力内收使上体抬起，双手触及脚尖为完成 1 次。每次需连续做 10～20 次。刚进食后不宜做此项锻炼。出现腹痛症状时应暂停锻炼。

②两手分别放在胸腹部，使腹部随呼吸上下运动，每次 2～3 分钟，可以增强腹肌。

③双腿伸直抬高 45°～90°，每次 3～5 分钟，可增强髂腰肌、腹肌。蹬车运动。双腿向上模仿蹬自行车，每次 3～5 分钟，这样可增强髂腰肌、腹肌及盆底肌。锻炼应由少到多，循序渐进，防止过劳，每日早晚各锻炼 1 次，坚持 6～12 个月。

（3）养生功：是防治胃病的一种有效保健方法，具有放松、镇静的作用，可调节大脑皮质的功能状态，抑制过度兴奋，对于神经系统、消化系统、呼吸系统、循环系统、免疫系统的功能均有改善作用。用养生功辅助治疗胃下垂能使腹部不发达的肌肉张力增强，胃的位置明显提高或恢复正常，从而使临床症状明显改善或消失。患者取仰卧位，臀部适当垫高或将床脚垫高 5 厘米，先吸再呼，停闭，重复进行；吸气时舌舐上腭，默念字句的第一个字，呼气时落舌，默念第二个字，停闭时舌不动，默念其余的字，默念字句可为"胃上升""上升"等。

（4）仰卧式腹式呼吸功

①姿势。仰卧床上，屈膝（两脚成内八字，平踏床上），或平伸（两脚尖朝上）。全身放松，上肢放在身旁，右手掌放在小腹部，拇

指正对肚脐。左手拇指放在右手拇指与食指之间,其余四指放在右手四指之上,盖住气海和关元穴。手指轻贴小腹部,可随小腹上下活动。头部自然正直,垫枕稍高于一般睡眠时的枕高,口唇微闭,舌贴上腭,两眼平视,心情舒畅。初练者可先采用屈膝姿势,这样容易感到小腹随呼吸而动。熟练后则采用平伸双腿的姿势。

②呼吸。鼻吸鼻呼,采用自然腹式呼吸。吸气时胸腔不要向上扩张,小腹部自然凸起,呼气时小腹自然凹陷。呼吸过程中,尽量做到自然,不要刻意用力或憋气。呼气要尽量呼尽,同时上腹部要随呼气尽量放松,为自然腹式呼吸创造有利条件。

③意守。练功中排除杂念,意念集中在小腹部。当呼气将尽时,意想肚脐随呼气向命门穴靠贴。吸气时意想命门穴中的内气向两掌扩散。

④收功。练功完毕,呼吸慢慢恢复成自然呼吸,同时静守小腹部片刻。然后两手搓热,擦摩面部和头部,再活动一下腿脚(伸缩几下)。一般每次练1小时左右,每日练3～5次。

⑤特别提醒。仰卧式腹式深呼吸能增加胃底活动范围,较坐式增大4～5厘米,且能锻炼胃壁的弹韧性,对于松弛变形,伸缩功能下降的胃壁大有好处。

(5)强胃功:此式配合手势的上下导引,升中有降,降中有升,加上意念活动,利用"脾气主升,胃气主降"的生理特点,从而起到增强脾胃功能的作用。

①起式。松静站立,双手重叠(男左手在下,女右手在下),拇指下方的鱼际穴放在肚脐上,手心劳宫穴正对丹田(气海穴),然后呼气。呼气时,舌尖从上牙根移至下牙根,发"嘘"音,同时双手轻按腹部,并屈膝下蹲,臀略后坐,下蹲至双膝略超过趾尖停止。嘘气后勿起,双手抬起,恢复舌舐上牙龈,并用鼻吸气,吸气后,从下蹲式起立,并进行自由呼吸,如此重复3遍。接着手在丹田处变为手手相对,手指向前,手掌沿丹田水平线外开,至离胯半尺处停止。

翻掌使两手心相对,向中心线内合,合到两掌指相接后停止。如此开合3次,不配合呼吸。

②正功。出左脚,脚跟着地,左脚逐渐落下。右手手心朝下,从体前升起至右耳上方10厘米处翻掌向上,成虎爪状,意如摘物。同时左掌在左胯旁,亦成虎爪,意如抓一坛口,两掌上下相分。右手向上,意似摘挑,只是意念向上摘取,并无形体动作。摘一次未够着,再摘一次又未够着,再摘一次。摘3次的同时,身体向右转,小腹随摘桃动作而内收,以达到活跃脾胃的作用。身体重心逐渐前移。右手翻掌向下,劳宫穴对着百会穴。左手翻掌向上,与右手掌心遥相对应,形成两掌相合之势。右手随之向下导引,离面部和身体近些,好似捋髯。右手至膻中穴时,体重向前移动,左手开始向上启动,手心朝下。从体前慢慢升起。右手至丹田时,体重完全移至前脚。然后上右脚,左手上举呈摘物状,右手在右胯外呈抓坛状,3个动作同时完成。配合两手一升一降的姿势及两脚一虚一实地缓慢行走,头腰随之左右自然转动。以每分钟行走2~3步的速度,行走20~30分钟即可收功。

③收功。重做起式中三开合、三嘘吸动作。

④特别提醒。练此法时,意念向上摘挑和手向下抓坛口时,要注意两臂的放松,要做到用意不用力。两脚跷步缓行要虚实分明,连绵不断,以调动足三阴和足三阳之经气。做本功时须微闭二目,因此要选平坦的练功场地,要防止惊动。适应证为消化不良、胃下垂、萎缩性胃炎等。

(6)拍击脏腑功:站式,两眼平视,松肩,含胸,气沉丹田。一手握拳,向前下方伸直,拳心向上;另一手按在欲拍击之部位处,或两手均按在欲拍击之处,拍击时,按在被拍击部位之手慢慢提起,同时慢慢吸气,吸气至极时,手提起即止。接着较快地以掌拍向原按之处,同时以鼻快速呼气,并发出声响。拍击各部位的具体方法如下。

①第一节。拍胃脘。出左脚成左稍息式,左手握拳,向前下方直伸,拳心向上,以右手掌拍击剑突下胃脘部。

②第二节。拍气海。出右脚成右稍息式,右手握拳向前下伸直,以左手掌拍击脐下气海穴处。

③第三节。拍大小肠。两脚平行与肩同宽,两手掌同时拍击脐两侧腹部。

④第四节。拍左肺。站成左稍息式,以右手掌拍击左肺部。

⑤第五节。拍右肺。站成右稍息式,以左手掌拍右肺部。

⑥第六节。拍左肋。站成左稍息式,左手握拳举在头部前上方,以右手掌拍左肋。

⑦第七节。拍右肋。站成右稍息式,右手握拳在头部前上方。以左手掌拍右肋。

⑧第八节。拍肝脾。两脚平行与肩同宽,两手指相对,分按在肝脾处,然后两手同时拍所按处。

以上各节均拍 7 次,每拍 1 次皆配合一次鼻孔呼气并出声。其中第1～7节拍毕时,须在原处于一次呼气中连续轻拍5～7下;第八节拍毕时,要轻拍胸腹、两胁、肩、肘、手、膀、膝、足等。

本功法宜在饭前或饭后 1 小时进行。初练者手掌不宜用力,随着功力加深而逐渐增加力量,操练百日后可改用以空拳拍击,其时以无名指、小指、拇指和掌根接触被击部位。本疗法每日操练的次数因人而异,一般以每日 1～3 次为宜。在拍击的同时,应配合提肛收腹。适宜运动:适当的体育锻炼能增强人体的胃肠功能,使胃肠蠕动加强,消化液分泌增加,增加能量消耗,促进食物的消化和营养成分的吸收,并能改善胃肠道的血液循环,促进其新陈代谢,推迟消化系统的老化。

胃下垂患者上腹肌无力,因此无法将胃提起。胃下垂压迫肠管也使之下垂。胃下垂患者应增强体质,强壮腹肌,改善营养状况。一方面,运动能增强肌肉收缩能力,增强胃肠周围韧带的弹性和韧性,从而恢复胃肠道的正常位置和功能。另一方面,运动增加了肺的通养生功能,促进了血液循环,增强了横膈运动和腹肌运动,对内脏起到按摩作用,增强了胃肠蠕动和消化吸收的功能。只要能坚持锻炼,1～2个月后就能见到效果。胃下垂患者要避免持久剧烈的大运动量项目,尤其不适宜爆发力强的项目,如长跑、篮球(蹦跳太多也不利)、举重、跳远等。最适宜的是太极拳、散步、保健操中的腰腹肌锻炼项目。游泳也是较好的运动项目,可以使全身得到锻炼,增强体质,且没有增加内脏撑托肌负担的弊端。

10. 药膳食疗方

(1)白术干姜饼:白术 30 克,干姜 6 克,大枣 250 克,鸡内金 15 克,面粉 500 克,植物油、食盐各适量。白术、干姜煎汤取汁;大枣碾成泥;鸡内金研成细粉。用药汁与面粉、枣泥、鸡内金粉、食盐和成面团,做成薄饼,文火烙熟,分次食用。用于脾胃虚弱型胃下垂。

(2)黄芪炖猪肚:猪肚 1 只,黄芪 200 克,陈皮 30 克。将猪肚去脂膜、洗净。把黄芪、陈皮用纱布包好放入猪肚中,用麻线扎紧,加水文火炖煮,熟后松线去掉药包。趁热分 4～6 次食肚喝汤。一般食 2～3 只猪肚为 1 个疗程。尤适用于中气不足,脾气下陷之胃下垂者;亦适用于脾胃虚弱之慢性胃炎、子宫脱垂、脱肛,以及营养不良性水肿等患者。

(3)莲肉炖猪肚:猪肚 1 只,莲肉 100 克,糯米 250 克。将猪肚去脂膜,洗净。把莲肉和糯米淘净,晾干,然后装入猪肚,用线缝合,加水文火炖煮,熟透后和糖食用。分顿随意食用,15 日为 1 个疗程。补气健脾,益胃养心。适用于中气不足,脾胃虚弱之胃下垂、慢性胃炎和胃神经官能症等。

(4)白术枳壳炖牛肚:枳壳 30 克,白术 10 克,牛肚 500 克,调料适量。将牛肚洗净,诸药布包,放入锅中,加水同炖至牛肚熟后,去药包,将牛肚取出切片,放回汤中,加入食盐、味精等调味煮沸即可。喝汤食肚片,每周 1～2 剂。适用于胃下垂,伴脘腹胀满,呃逆,纳差,消瘦等。

(5)黄芪炖鲫鱼:黄芪 10 克,枳壳 30 克,鲫鱼 500 克,调料适量。将鲫鱼去鳞杂,洗净;诸药洗净,布包,放入锅中,加水适量,浸泡 5～10 分钟,与鲫鱼同炖熟后去药包,加入紫苏叶、姜末、葱花、食盐、味精等调味即可。温热食用,每周 2～3 剂。适用于胃下垂,伴脘腹胀满,呃逆,食后尤甚时或恶心欲呕。

(6)黄芪枳壳炖龟肉:黄芪、枳壳各 10 克,龟肉 500 克,葱、姜、花椒、食盐、猪油各适量。将龟肉洗净,切块;诸药择净,布包,放入锅中,加入清水适量,同炖至龟肉熟后,去药包,加葱、姜、花椒、食盐、猪油,再煮一二沸即可。温热食用,每周 2～3 剂。适用于胃下垂,伴日久形体瘦削,上腹胀闷,气短乏力等。

(7)白术槟榔猪肚粥:白术 30 克,槟榔 10 克,猪肚 1 只,生姜 3 片,粳米 100 克。将白术、槟榔择净,猪肚洗净,切成小块,生姜切片,同放入锅中,加清水适量,浸泡 5～10 分钟,水煎取汁,加粳米煮为稀粥即可。每日 1 剂,3 剂为 1 个疗程,停 3 日再行下一个疗程,连续 3～5 个疗程,猪肚可取出佐餐食用。适用于胃下垂伴消化不良,不思饮食,腹部虚胀,大便泄泻不爽等。

(8)木香猪肚粥:木香 10 克,熟猪肚片 30 克,粳米 50 克,调味品适量。将木香洗净,放入锅中,加清水适量,文火浓煎取汁备用。将粳米、猪肚片放入锅中,加清水适量煮粥,待熟时调入药汁及调味品,再煮一二沸即可。温热食用,每周 2～3 剂。适用于脾胃虚寒所致的胃下垂,伴胃脘胀满,纳差食少,乏力等。

(9)参芪龟肉汤:乌龟 500 克,党参、黄芪各 30 克,姜丝、食盐、味精各适量。将乌龟洗净,用竹签将龟头引出,固定头部,将头宰去,把外壳去掉,取内脏肉。锅内放水和党参、黄芪用武火煮沸,改用文火熬煮 30 分钟后,捞出中药,将龟肉放入,加姜丝、食盐,再煮龟肉烂熟,放味精即可。佐餐食用,分为 1～2 次食用完。滋阴退热,补中益气健脾。适用于胃下垂。

(10)沙参猪骨汤:猪脊骨500克,石斛、茯苓、南沙参各15克,菠菜100克,生姜、葱、食盐、味精各适量。将猪骨洗净,砍成小块,放入锅内,加水用武火煮沸,打掉浮沫。生姜拍破,石斛、茯苓、南沙参用干净纱布包好,扎紧,一同放入汤内,改用文火熬煮骨肉分离,烂熟,捞去药包;菠菜洗净,放入汤中煮沸,加食盐搅匀,葱花、味精放在碗内即可。每日1~2次,每次食用300克左右。滋阴壮骨,生津补血。适用于胃下垂。

(11)参术炖羊肝汤:羊肚1/2具,白术20克,党参25克,山药50克,姜丝、葱段、料酒、食盐、味精各适量。将羊肚洗净,入沸水中余一下,捞出刮去黑膜,洗净,切4厘米长、2厘米宽长条,与党参、白术、山药、姜丝、料酒、食盐一同下砂锅加水武火煮沸后,改用文火熬煮至羊肚烂熟,出锅前放味精即可。每日1~2次,每次适量,吃肚喝汤。补脾健胃,温中益气。适用于胃下垂。

(12)红杞鲫鱼汤:活鲫鱼(约500克)2条,枸杞子15克,芜荽6克,醋、猪油、葱、香油、料酒、白胡椒粉、生姜、食盐、清汤、牛奶各适量。把鲫鱼去鳃、鳞,剖腹,去内脏,用沸水略烫一下,用清水洗净,在鱼身两面切成十字花刀;芜荽洗净,切成2厘米的长段;葱洗净,切成2厘米长段,另葱切成葱花;生姜去皮,洗净,拍破。猪油放在勺里,置武火烧沸,依次放入胡椒粉、葱花、姜块,随后放入清汤、牛奶、姜汁、料酒、食盐、味精,同时将鱼放进沸水锅内烫约4分钟(使鱼肉刀口翻起,并去腥味),取出鱼又放入盛汤的锅里;枸杞用温水洗净下锅,置武火上煮沸后,移文火上炖20分钟,加入葱段、姜末、芜荽段、醋、香油即可。每日1~2次,吃鱼肉喝汤。补肝肾,滋阴血,健脾胃,祛湿。适用于胃下垂。

(13)柏子仁炖猪心:猪心1个,柏子仁15克,山楂5克,姜丝、葱、盐、味精各适量。将猪心剖开,洗净,切成小块,与柏子仁、山楂混合,放小砂锅内,并放姜、葱、食盐、水适量,加盖,用余炭火或草木灰火炖至猪心烂熟,食用前加味精即可。每日 1～2 次,每次食用 100 克左右,宜常吃。养心补血,滋阴健脾。适用于胃下垂和胃肠疾病。

(14)参雪炖鸡:党参 20 克,雪莲花 10 克,峨参 5 克,薏苡仁 30 克,鸡肉 300 克,姜、葱、食盐、味精各适量。把党参、雪莲花切片;峨参切片,将三味中药用纱布包好,扎紧口;薏苡仁另用纱布包好,扎紧口;鸡肉洗净,切成块,与两包中药、姜、食盐入砂锅,放水置武火煮沸后,移文火煮至鸡肉烂熟,薏苡仁可分散食用,出锅前放味精即可。每日 1～2 次,吃肉喝汤,宜常吃。补中益气,益精添髓,健脾运胃,舒经祛风湿。适用于胃下垂。

(15)肚条炖汤:猪肚 1 具,陈皮 15 克,砂仁 10 克,生姜 10 克,葱、草果、料酒、食盐、味精各适量。将猪肚用葱叶、食盐反复揉洗干净,再用沸水烫 2～3 分钟捞出,将肚内黑膜撕掉,切成 5 厘米长、1 厘米宽长条;生姜去皮,洗净,拍破。猪肚、生姜、陈皮、砂仁、葱、草果、料酒、食盐一同入砂锅,加水先用武火煮沸,改用文火炖至猪肚条烂熟,放味精炖沸即可。每日 1～2 次,每次吃肚喝汤。健脾胃,温中理气,益气血。适用于胃下垂。

(16)人参莲肉汤:人参 6 克,莲子 20 枚,冰糖 15 克。把人参切成小薄片,莲子去皮、去内心,放入有盖的瓷碗或茶杯内,加入滚沸开水后加盖焖泡 10～20 分钟;饮用前加入适量冰糖即可;将人参切成小薄片,莲子(去皮、去内心),置入瓷碗内,加水约 300 毫升,冰糖适量,将盛药碗置蒸笼中,或隔水蒸 1 小时,凉后饮用。本汤可当茶饮用。每日 1～2 次,每次饮用适量,喝汤吃参片和莲子肉等。补元气,益气津,安心神。适用于胃下垂。

(17)胡萝卜炒猪肝:猪肝 200 克,胡萝卜 100 克,植物油、姜、盐各适量。猪肝洗净,切薄片;胡萝卜洗净,切丝,用盐浸渍滗水。锅烧热,放植物油烧七八成热,下姜丝和猪肝爆炒片刻,再下萝卜丝、食盐搅匀翻炒即可。每日 1～2 次,每次食用适量,宜常吃。健脾化痰,消积和胃,养血生血。适用于胃下垂。

(18)鸡冠花蛋汤:鸡蛋2个,白鸡冠花30克,白糖、食盐、味精各适量。将鸡冠花入锅,加水600毫升,煎煮至400毫升,去渣留汤;然后将鸡蛋打入碗内,反复拌匀,下入沸锅汤内,并铲动锅底以防粘锅。根据各自口味,喜甜者加白糖;喜咸者加食盐、味精等。每日1~2次,吃蛋喝汤。滋阴养血,凉血止血。适用于胃下垂。

(19)茴香狗肉汤:狗肉300克,小茴香100克,八角、桂皮、陈皮、草果、生姜、食盐各适量。将狗肉洗净,切成小块,同八角、小茴香、桂皮、陈皮、草果、生姜、食盐一同入锅,加水武火上煮沸后,改用文火炖至狗肉烂熟即可。每日1~2次,每次吃肉喝汤。温肾壮阳,健脾除湿。适用于体虚胃脘痛并内脏下垂等。

(20)紫菜蛋卷:紫菜20克,鸡蛋3个,牡蛎粉10克,浙贝母粉5克,猪瘦肉200克,鲜橘皮5克,姜、葱、食盐、味精各适量。把鸡蛋打在碗内,调匀,在热油锅内摊成蛋皮;紫菜发好;猪肉剁成细肉末,与牡蛎粉、浙贝母粉用水调成黏稠状,拌入橘皮末、姜末、葱末、食盐、味精,拌成馅。蛋皮摊开,铺上一层紫菜,抹上肉馅,卷成卷,摆在盘中,上笼蒸至肉熟,出笼后切成段即可。每日1~2次,每次食用100克左右,宜常吃。育阴平肝,清热化痰,软坚散结。适用于胃下垂。

(21)红烧香笋:冬笋100克,香菇100克,鲜菊花5克,料酒、酱油、清汤、白糖、食盐、味精各适量。冬笋用温水发泡,洗净,切丝;香菇水泡发,切片。把冬笋用热油炸呈金黄色,捞出沥油;铲去多余油,将油炸的冬笋丝、香菇、枸杞子、麦冬、菊花、栀子、稍炒后放清汤、料酒、酱油、白糖、食盐用武火煮沸,移文火焖煮至汁干即可。每日1~2次,每次食用150克左右,宜常吃。补肾滋阴,清热化痰,平肝祛风。适用于胃下垂。

(22)清炖猪蹄汤:猪蹄(500克)2个,草果2个,姜块、葱、食盐、味精各适量。将猪蹄洗净,砍成节,放砂锅内,加水用武火煮沸,打去浮沫,放入草果、姜块、葱、食盐,改用文火熬煮猪蹄烂熟,出锅前放味精即可。每日 1～2 次,吃猪蹄喝汤,宜常吃。填肾精,健腰腿。适用于胃下垂。

(23)五香鸡血汤:鲜鸡血 300 克,小茴香、木香、白豆蔻各 10 克,肉桂 6 克,山楂 5 克,猪油、姜、葱、味精、食盐各适量。将小茴香、木香、白豆蔻、肉桂、山楂一同入锅,加水 500 毫升,用武火煮沸,再熬煮 30 分钟,捞去药渣,将鸡血块划成 2 厘米小块放入,并放姜(拍破)、葱段、食盐、味精等,煮沸即可。本品可作为癌症患者佐餐饮食。每日 1～2 次,每次食用适量,吃血喝汤。活血通络,消瘀散结,散寒行滞。适用于胃下垂。

(24)羊肉萝卜汤:羊肉 500 克,萝卜 300 克,豌豆 100 克,草果 2 个,生姜、胡椒、香菜、食盐、醋各适量。将羊肉洗净,切成 2 厘米大方块;萝卜切成 3 厘米大方块;生姜洗净,拍破;香菜洗净,切段。将羊肉、生姜、豌豆、草果、食盐一起放入锅内,加水用武火煮沸,再用文火熬 1 小时后,然后放萝卜块煮至软熟,羊肉烂熟,出锅前放入香菜即可。每日 1～2 次,吃肉,萝卜,喝汤。温中益气,补虚缓下,健脾。适用于胃下垂。

(25)乌鸡汤:乌鸡 1 只,陈皮、生姜、胡椒粉各 5 克,草果 2 个,葱、食盐各适量。将鸡宰杀后,除毛,去内脏,洗净,切小块;生姜拍破,与陈皮、草果用纱布包好,与鸡块一同入锅,加水用武火煮沸,再用文火炖煮至鸡肉烂熟,加入胡椒粉、葱、食盐再煮沸,捞出药包即可。每日 1～2 次,吃肉喝汤。温中健脾,补气填髓。适用于胃下垂。

(五)生活调养

1. 饮食调养原则

(1)患者宜进食细软易消化、富有营养的流质或半流质饮食,如牛奶、米汤、藕粉、鸡蛋汤、菜汁、水果汁、面条、馄饨、蒸蛋羹等。

（2）宜食含维生素多的新鲜黄、绿色蔬菜，如西红柿、小白菜、黄瓜、甘蓝等。

（3）宜食含有丰富蛋白质、B族维生素、维生素E及钙、铁，以及植物脂肪的食物，如花生、杏仁、腰果、核桃等，对恢复体力有神奇疗效。

（4）多食富含蛋白质的食物，如豆腐、牛奶、瘦肉、鱼、蛋类等。

（5）要注意保暖，避免受冷，同时还应少吃生、冷、硬、瓜果较刺激性难以消化的食物，饮食以暖为主。

（6）为使患者体质强壮，增加腹腔内脂肪，饮食宜予以高蛋白、高热能、高糖饮食，并鼓励多吃脂肪，要易消化，易吸收，争取胖起来。饮食要定时定量，少量多餐，避免餐后剧烈运动。

（7）胃下垂患者的消化吸收功能大多较差，食物加工应精、细、软，所供食品要容易消化、吸收，不宜太粗糙。

（8）忌烟、酒，慎用辛辣刺激性食品，在症状改善前，避免进食过饱。

2. 生活调养原则

（1）调整生活节律，改变不良的生活习惯，不可熬夜、饥饱不均，暴饮暴食。

（2）避免因精神紧张、情绪激动，或过分忧虑而对大脑皮质产生不良的刺激，使得丘脑下中枢的调节作用减弱或丧失，引起自主神经功能紊乱。

（3）适当的体育锻炼，如散步、慢跑、打太极拳等，能增强人体的胃肠功能，使胃肠蠕动加强，消化液分泌增加，增加能量消耗，促进食物的消化和营养成分的吸收，并能改善胃肠道的血液循环，促进新陈代谢，推迟消化系统的老化。

（4）在晚间睡觉之前，躺在床上用两手按摩上下腹部，来回往复40～80遍，可以帮助消化，促进胃肠蠕动。

十、慢性病毒性肝炎

　　病毒性肝炎是肝炎病毒引起的一组经血液和接触传染性疾病,是常见多发病。目前公认的主要甲型肝炎、乙型肝炎、丙型肝炎、丁型肝炎、戊型肝炎。

(一)病　因

　　甲型肝炎、戊型肝炎主要经粪-口途径感染,有季节性,可引起暴发流行,通常在3个月内恢复健康,一般不转为慢性;丁型肝炎一般只与乙型肝炎同时发生或继发于乙型肝炎感染,故发病多取决于乙型肝炎感染状况;乙型肝炎、丙型肝炎传播途径较为复杂,以血液传播为主,无季节性,常为散发,感染后常转变为慢性肝炎,其中大部分可转变为肝硬化,少数可发展为肝癌,对健康危害极大。

(二)诊断要点

1. 临床表现

　　(1)轻度慢性肝炎:多由急性肝炎迁延所致,临床表现多样,反复迁延日久,也有完全无症状者。主要症状为食欲缺乏,厌油恶心,腹胀,便溏,肝区胀痛或隐痛,女性月经不调,情绪易波动,乳房作胀或肿块。肝脏轻度大,质地尚软,表面光滑,边缘有触痛或压痛,肝区有叩击痛。有一部分病例无任何体征。

　　(2)中度慢性肝炎:由急性肝炎持续不愈、反复发作而成。主要症状为神疲乏力,纳差,腹胀,便溏,恶心厌油,肝区胀痛,或刺痛,或隐痛,反复黄疸,女子月经紊乱,男子性功能减退。肝大,质地中等,有明显压痛、叩击痛,或脾大。

（3）重度慢性肝炎:病情进一步加重,症状明显且持续不减。主要症状为精神萎靡,纳呆,腹胀,便溏,肝区刺痛,反复黄疸,或有出血倾向,如鼻出血、牙龈出血、皮肤紫癜,或腹腔积液,或上消化道出血。肝病面容,皮肤黄褐或黝黑,唇色暗紫,蜘蛛痣,肝掌,颜面毛细血管扩张。肝脏大,质地中等以上,脾脏进行性增大。

2. 辅助检查

（1）血、尿、粪常规检查无明显变化。

（2）血生化或血清检查提示有改变。

①丙氨酸氨基转移酶。轻度慢性肝炎轻度或偶尔升高或非持续性升高。轻、中度慢性肝炎反复中度至重度升高。

②γ-谷氨酰转肽酶。中度慢性肝炎、重度慢性肝炎升高明显,反映肝细胞受损和胆汁淤积。

③天冬氨酸氨基转移酶。持续升高,或高于丙氨酸氨基转移酶值,提示病情处于活动期。

④碱性磷酸酶。不具特异性,肝病患者升高反映了胆汁淤积或胆管增殖,重度慢性肝炎晚期明显升高。

⑤白蛋白与球蛋白。重度慢性肝炎白蛋白减低,球蛋白升高,白、球蛋白比例倒置。

⑥蛋白电泳。轻、中度慢性肝炎 γ-球蛋白升高明显。

⑦氨基酸改变。中、重度慢性肝炎血浆内总游离氨基酸浓度及必需氨基酸浓度增加,支链氨基酸与芳香氨基酸比例倒置。

（3）血清改变:乙型肝炎表面抗原阳性是感染乙型肝炎病毒的标志。乙型肝炎表面抗体阳性提示感染过乙型肝炎病毒或接种过乙型肝炎疫苗而产生的保护性抗体。乙型肝炎 e 抗原阳性提示病毒复制,具传染性。乙型肝炎核心抗原阳性提示病毒感染及复制。

乙型肝炎核心抗原阳性见于急慢性乙型肝炎及其恢复期。乙型肝炎病毒 DNA 阳性直接表示病毒核酸的存在。

（4）肝活体组织学检查：为鉴别轻、中、重度慢性肝炎准确性较高的检查手段。

（5）超声波：超声切面显像提示肝表面回声光带增强、变厚，甚至出现波浪样改变，有较密到密集光点或小光斑，分布不均匀，无明显门静脉增宽，胆囊壁常增厚。重型慢性肝炎门静脉增宽，但不超过 1.4 厘米。

3. 鉴别诊断

（1）慢性胆囊、胆管炎：由于慢性胆囊、胆管炎症状类似慢性肝炎，厌油腻，右上腹偶有隐痛不适，恶心，食欲缺乏，经 B 超检查多能确诊。

（2）肝炎恐惧症（癔症性、胃肠神经官能症）：怕油腻，右上腹偶有隐痛不适。恶心、呕吐不适。经胃镜、B 超、血生化等检查多能确诊。

（三）西医治疗

1. 护肝降酶药

（1）必需磷脂（肝得健）：胶囊剂每次 3 粒，每日 2 次，口服；注射用必需磷脂，轻症患者每日 10 毫升，重症患者每日 10～20 毫升，静脉注射。

（2）甘草酸二铵（甘力欣）：胶囊剂每次 150 毫克，每日 3 次，口服；注射剂每次 150 毫克，以 10％葡萄糖注射液 250 毫升稀释后缓慢静脉滴注，每日 1 次。主要不良反应有纳差、恶心、呕吐、腹胀、皮肤瘙痒、荨麻疹、口干和水肿、头痛、头晕、胸闷、心悸及血压增高等。

（3）谷胱甘肽：注射用谷胱甘肽每次 50 毫克，每日 1～2 次，肌内注射或静脉注射。

（4）硫普罗宁：每次 100～200 毫克，口服，每日 3 次，疗程 2～3 个月。可有食欲缺乏、恶心、呕吐、腹痛、腹泻等症状，偶有瘙痒、皮疹、皮肤发红等不良反应。对本品有过敏史的患者禁用。在服用本品期间应注意全面观察患者状况，定期检查肝功能，如发现异常应停服本品。

（5）水飞蓟宾：每次 70～140 毫克，口服，每日 2～3 次。个别患者使用时发生轻微腹泻。

（6）肌苷：每次 200 毫克，每日 3 次，口服。

（7）门冬酸钾镁：每次 10～20 毫升，加入葡萄糖注射液 250 毫升中，静脉滴注，每日 1 次。

2. 利胆退黄药

（1）腺苷蛋氨酸（思美泰）：片剂每日 1 000～2 000 毫克，口服；注射剂每日 500～1 000 毫克，加入 5％葡萄糖注射液 500 毫升中，静脉滴注，2 周为 1 个疗程。不良反应可有上腹不适，昼夜节律紊乱等。

（2）苦参素注射液：用于慢性乙型肝炎的治疗，每次 400～600 毫克，肌内注射，每日 1 次。对本品过敏者禁用，严重肝功能不全患者慎用，长期使用应密切注意肝功能变化。

（3）熊去氧胆酸：每日 8～10 毫克／千克体重，早、晚进餐时分次给予。本品偶见的不良反应有便秘、过敏、头痛、头晕、胰腺炎和心动过速等。

（4）前列腺素 E（凯时）：每次 1～2 毫升（5～10 毫克），加入 10 毫升生理盐水或 5％葡萄糖注射液中，静脉注射，每日 1 次。偶见注射部位血管痛、发红、瘙痒感。严重心力衰竭患者、妊娠期妇女、既往对本制剂成分有过敏史的患者禁用。

3. 抗病毒制剂

（1）拉米夫定：每次 100 毫克，口服，每日 1 次，疗程至少 1 年。

常见的不良反应有上呼吸道感染样症状,如头痛、恶心、身体不适、腹痛和腹泻等。

(2)阿德福韦酯:每次 30 毫克,每日 1 次,口服。阿德福韦酯的不良反应轻,但剂量超过每日 30 毫克时,可引起肾毒性,值得注意。

(3)泛昔洛韦:每次 250 毫克,每日 3 次,口服。不良反应有皮疹、血肌酐升高等。

(4)阿糖腺苷:每日 10～15 毫克/千克体重,加入 5％～10％ 葡萄糖注射液 100～200 毫升中,静脉滴注,每日 1 次,3 周为 1 个疗程。不良反应有消化道症状、粒细胞减少。

(5)单磷酸阿糖腺苷:注射用单磷酸阿糖腺苷每日 5 毫克/千克体重,加入 10％葡萄糖注射液 100 毫升中,分 2 次静脉滴注;6～28 日后以同等剂量肌内注射,每日 1 次。4 周为 1 个疗程。

(6)干扰素:每日 300 万～600 万国际单位,皮下注射或肌内注射,连用 4 周后改为每周 3 次,连用 16 周以上。

4. 免疫制剂

(1)胸腺素(日达仙):每次 10～20 毫克,每日 1 次,皮下或肌内注射;每次 20～80 毫克,溶于生理盐水 100 毫升或 5％葡萄糖注射液 500 毫升中,静脉滴注,每日 1 次。阳性反应者禁用。

(2)白介素 2:每次 2.5 万～5 万国际单位,溶于 100～250 毫升生理盐水中,静脉滴注,每日 1 次。每周 5 日,3 周为 1 个疗程。

(四)中医治疗

1. 辨证论治

(1)肝胆湿热

主症:右胁胀痛,脘腹满闷,恶心厌油,身目黄或无黄,便黄赤,大便黏腻,臭秽不爽,舌苔黄腻,脉弦滑数。

治则:清利湿热,凉血解毒。

方药:茵陈蒿汤加凉血解毒药。茵陈、赤芍、金钱草各 30 克,栀子、大黄、郁金、黄芩各 10 克,车前草、猪苓、虎杖各 15 克,生甘草 6 克。

用法:每日 1 剂,每剂煎 2～3 次,每次 200～300 毫升,每日 2～3 次,温热服。

(2)肝郁脾虚

主症:胁肋胀满,精神抑郁或烦躁,面色萎黄,纳食减,口淡乏味,脘痞腹胀,大便溏薄,舌淡苔白,脉沉弦。

治则:疏肝解郁,健脾和中。

方药:逍遥散或柴芍六君子汤。柴胡、枳壳、焦白术、鸡内金、佛手、生麦芽、生谷芽各 10 克,白芍、茯苓、条参各 15 克,炙甘草 10 克。

用法:每日 1 剂,每剂煎 2～3 次,每次 200～300 毫升,每日 2～3 次,温热服。

(3)肝肾阴虚

主症:头晕耳鸣,两目干涩,口燥咽干,失眠多梦,五心烦热,腰膝酸软,女子经少经闭,舌体瘦,舌质红,苔少而少津,或有裂纹,脉细数无力。

治则:养血柔肝,滋阴补肾。

方药:一贯煎或滋水清肝饮。枸杞子、沙参、麦冬、牡丹皮、白芍、女贞子、制何首乌各 15 克,当归、生地黄、川楝子、枳壳各 10 克,炙远志、炒酸枣仁各 6 克。

用法:每日 1 剂,每剂煎 2～3 次,每次 200～300 毫升,每日 2～3 次,温热服。

(4)脾肾阳虚

主症:畏寒喜暖,少腹腰膝冷痛,食少便溏,食谷不化,甚则滑泄失禁,下肢水肿,舌质淡胖,脉沉细无力或沉迟。

治则:健脾益气,温肾扶阳。

方药:附子理中汤合五苓散,或四君子汤合金匮肾气丸等。制附片、桂枝各 6 克,于姜、白术、山药各 10 克,茯苓皮、猪苓、泽泻、大腹皮各 15 克,甘草 6 克。

用法:每日 1 剂,每剂煎 2～3 次,每次 200～300 毫升,每日 2～3 次,温热服。

(5)瘀血阻络

主症:面色晦暗,或见赤缕红斑,肝脾大,质地较硬,蜘蛛痣,肝掌,女子行经腹痛,经水色暗有血块,舌质暗紫或有瘀斑,脉沉细涩。

治则:活血化瘀,散结通络。

方药:血府逐瘀汤(或膈下逐瘀汤)。桃仁、红花、郁金、牡丹皮、大黄各 10 克,泽兰、香附、枳壳各 15 克,炮穿山甲、制鳖甲、益母草各 30 克。

用法:每日 1 剂,每剂煎 2～3 次,每次 200～300 毫升,每日 2～3 次,温热服。

2. 中成药

(1)大黄䗪虫丸水蜜丸每次 3 克,小蜜丸每次 3～6 丸,大蜜丸每次 1～2 丸,口服,每日 1～2 次。

(2)垂盆草冲剂每次 10 克,口服,每日 3 次。

(3)澳泰乐冲剂每次 1 袋,口服,每日 3 次。

(4)清开灵注射液 2～4 毫升,肌内注射,每日 1 次;或 20～40 毫升加入葡萄糖液中,静脉滴注,每日 1 次。

(5)乙型肝炎宁冲剂每次 1 包,口服,每日 2 次。

3. 验方

(1)化肝解毒汤:土茯苓 20 克,虎杖、半枝莲、平地木各 15 克,垂盆草 20 克,赤芍、姜黄、黑料豆各 10 克,甘草 3 克。水煎服,每日 1 剂。适用于慢性迁延性肝炎,乙型肝炎病毒携带者。

(2)补益降酶丸:五味子 240 克,黄芪、党参、熟地黄、枸杞子、

167

丹参、当归、黄精、香附各 15 克。上药共研细末,炼蜜为丸,每丸 9 克,每次 1 丸,每日服 3 次。适用于慢性肝炎,谷氨酸氨基转移酶升高而无明显湿热证者。

(3)慢性肝炎方:当归、生白芍、牡丹皮、茵陈各 12 克,茯苓 24 克,白术、栀子、柴胡、郁金、龙胆草、薄荷、黄柏各 9 克,鳖甲 30 克,甘草、鸡内金各 6 克。水煎服,每日 1 剂。适用于脾胃虚弱型慢性肝炎。

(4)软肝化痰汤:柴胡 9 克,茵陈 20 克,板蓝根 15 克,当归 9 克,丹参 20 克,莪术 9 克,党参 9 克,焦白术 9 克,黄芩 20 克,女贞子 20 克,五味子 15 克,茯苓 9 克。水煎,早、午、晚分服;亦可炼蜜为丸,每次 9 克,每日早、午、晚白开水送服。适用于各种急性肝炎,慢性肝炎,早期肝硬化,肝脾大,肝功能异常等。

4. 针灸治疗

(1)急性黄疸型肝炎:

①取穴阳纲、大椎、阴陵泉、太冲、足三里(重针)。每日 1 次,每次留针 20 分钟,15 次为 1 个疗程。

随症选穴:热重者,加合谷、曲池;湿重者,加至阳、脾俞;胁痛者,加期门、支沟(针)。每日 1 次,每次留针 20 分钟,15 次为 1 个疗程。

②急性无黄疸型肝炎、迁延性肝炎:肝俞、脾俞、足三里、阳陵泉(针)。每日 1 次,每次留针 20 分钟,15 次为 1 个疗程。

随症选穴:胸闷恶心者,加内关;食欲缺乏者,加中脘;腹胀者,加公孙(针)。每日 1 次,每次留针 20 分钟,15 次为 1 个疗程。

③慢性肝炎、慢性胆汁淤积型肝炎:胆俞、脾俞、阳纲、阴陵泉、三阴交(针、灸并用)。

随症选穴:腹胀重者,加气海、公孙;胸院痞闷者,加中脘、内关(针、灸并用)。每日 1 次,每次留针 20 分钟,15 次为 1 个疗程。

(2)耳穴:肝、胆、脾、胃、三焦、耳背肝(针、埋针、耳压法)。

 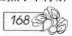

随症选穴：食欲缺乏者,加胰、胆；肝区痛者,加神门、交感；腹胀者,加大肠、胰、胆；失眠者,加心、神门；丙氨酸氨基转移高者,加耳尖、肝阳；腹泻或便秘者,加大肠（针）。15 日为 1 个疗程,休息 3～5 日,再行第二个疗程。3 个疗程复查 1 次肝功能。

（3）穴位封闭：用肝俞、脾俞、期门（急性肝炎用维生素 B₁ 注射液、板蓝根注射液；每穴 0.5 毫升,慢性肝炎用黄芪注射液、当归注射液穴位注射,每穴 1 毫升）。

5. 敷贴疗法

（1）降酶乐：甜瓜蒂、秦艽各 100 克,青皮、紫草、黄芩、丹参各 30 克,铜绿 15 克,冰片 6 克。除甜瓜蒂、冰片另研外,余药混合研粉,合并过 60 目筛,装 3 厘米×5 厘米大小的薄膜塑料袋,每袋约 15 克,密封备用。用时消毒脐部,将药粉倒入神阙穴,成年人每次 0.15 克,小儿 0.1 克,用 4 厘米×4 厘米胶布菱形贴封,48 小时换药 1 次。周围不留空隙,防止药漏影响疗效。用药后脐周皮肤泛红、丘疹,外涂消炎软膏,停药 1～2 日。如脐孔流水、糜烂、红肿,停药 4～6 日。适用于慢性肝炎丙氨酸氨基转移酶升高者。

（2）双仁糊：桃仁、杏仁各 30 克,栀子、桑葚各 15 克。上药共研为细末,加醋适量,调成糊状,贴神阙穴,每 2 日换药 1 次。适用于慢性肝炎。

（3）发疱敷：鲜山辣椒全草或根若干,捣成烂泥状,敷于肝区或脾区,面积 5 厘米×5 厘米,厚 1 厘米,上盖塑料薄膜,胶布固定 10～12 小时,见局部皮肤起疱即除去。待水疱大至一定程度时,常规消毒后穿刺放液,创面涂甲紫溶液,15 日后再敷 1 次。适用于慢性肝炎肝功能异常者。

（4）补肝膏：鳖甲（先煎熬后去渣）10 克,党参、生地黄、熟地黄、枸杞子、五味子、当归、大枣皮各 64 克,黄芪、白术、白芍、川芎、醋香附、山药、酸枣仁、五灵脂各 32 克,柴胡、牡丹皮、栀子、龙胆草、瓜蒌、黄芩、茯苓、木通、羌活、防风、泽泻、甘草各 22 克,连翘、续断、吴茱萸、陈皮、法半夏、红花各 12 克,薄荷、肉桂各 6 克,乌梅 5 个。用香油煎熬、黄丹收膏,加牛胶搅匀,贴痛处。具有补肝肾、益气血之效。适用于慢性肝炎虚证型胁肋隐痛者。

(5)脾肾双补膏。苍术、熟地黄各 500 克,五味子、茯苓各 250 克,干姜 32 克,川椒 15 克。香油煎熬,黄丹收膏,贴肾俞、脾俞穴。适用于脾肾亏虚者。

(6)退黄糊。茵陈、丁香各 30 克,白胡椒 30 克,鲜鲫鱼(去头骨、内脏)1 条。三药共研细末,再加鱼肉捣烂,对白酒适量调成糊。取 1/4 分别贴于神阙、肝俞、阳陵泉等穴,纱布覆盖,胶布固定,每日 1 次,7 日 1 个疗程。适用于慢性肝炎寒湿中阻型,症见阴黄者。

6. 吸鼻疗法 甜瓜蒂烘干,研细,取 0.1 克分为 6 包,先以 2 包深深吸入两侧鼻孔,40 分钟后清洁鼻腔再吸,分 3 次吸完,间隔 7～10 日依上法再吸,吸完 0.4 克为 1 个疗程。适用于慢性肝炎丙氨酸氨基转移酶升高者。

7. 药膳食疗方

(1)薏仁粥:薏苡仁 60 克,加水适量煮成粥,每日 1 次。适用于慢性肝炎脾虚不运者。

(2)橘皮粥:橘皮 10 克,粳米 200 克。加水适量煮成粥,每日 1 次或早、晚各 1 次。适用于慢性肝炎腹胀者。

(3)黄芪大枣饮:黄芪 30 克,大枣、乌梅各 10 枚。煎汤代茶饮。适用于慢性肝炎恢复期患者。

(4)山楂散:山楂粉 3～4 克,每日 3 次,吞服,10 日为 1 个疗程,配合复方维生素有较好的辅助疗效。适用于慢性肝炎。

(5)桂圆肉甲鱼汤:桂圆肉 25 克,山药 100 克,甲鱼 300～500 克。先用热水烫甲鱼,使其排尿后切开,洗净,去内脏,连壳同山药、桂圆肉放入碗内,加水适量,隔水炖后食用。适用于肝肾亏虚型慢性肝炎。

（6）白木耳杜仲汤：白木耳 10 克，炙杜仲 15～20 克，冰糖 50 克。先将白木耳和冰糖加水溶化熬至微黄滤渣待用；另将炙杜仲加水煎熬 3 次，取药液 1 000 毫升，诸药相混置文火煮 3～4 小时，使白木耳炖烂。补肝肾，壮腰膝。适用于病毒性肝炎和手术后饮食不佳。

（7）桂圆大枣饮：鲜桂圆肉 150 克，鲜大枣 20 枚，芡实 15 克，红糖适量。把芡实入锅，加水 500 毫升，置火上煮 30 分钟后，加入桂圆、大枣再煮 30 分钟，去渣，加入红糖，搅拌均匀即可。不拘时当茶饮用，宜常饮。养心补血，安神，健脾益气。适用于肝炎和手术失血较多者。

（8）豆浆蜂蜜粥：鲜豆浆 250 毫升，糯米 100 克，蜂蜜适量。把糯米淘洗净，加水把糯米煮成粥，粥熟时加入豆浆煮沸，再加入蜂蜜，搅拌均匀即可。每日 2～3 次，每次食用 200 毫升左右。健脾补虚润燥。适用于病毒性肝炎。

（9）烧五香鸭：鸭 1/2 只，吴茱萸 3 克，肉豆蔻 3 克，肉桂 2 克，山楂 10 克，干姜 5 克，丁香 1 克，酱油、味精、料酒、白糖、食盐各适量。将鸭肉洗净，切块；吴茱萸、肉豆蔻、肉桂、干姜、丁香一同研细末；细末与酱油、料酒、白糖、食盐一起与鸭肉搅拌均匀，并浸泡 4 小时。将鸭肉块放入烤箱内，文火烤 15 分钟，翻面再烤 15 分钟，直至烤熟即可。佐餐食用，每日 1 次。温阳气，益气血，健脾胃，止呕吐。适用于病毒性肝炎。

（10）三七炖仔鸡：三七 20 克，仔鸡（500 克）1 只，陈皮 10 克，料酒 50 克，生姜、葱、食盐各适量。将仔鸡宰杀后，去毛，除内脏，洗净，剁成小块，放入砂锅内，再将三七打粉入锅，加水用武火煮沸后，放姜（拍破）、食盐、葱，改用文火煮炖至鸡肉烂熟出锅即可。每日 1～2 次，吃肉喝汤。补益气血，活血止痛。适用于病毒性肝炎。

（11）苁蓉羊肉粥：羊肉 100 克，肉苁蓉 10 克，大米 100 克，生姜、葱、食盐各适量。羊肉洗净，切成小块。肉苁蓉切碎入锅，加水用武火煮沸,改用文火熬煮20分钟,捞出渣,放羊肉、洗净的大米、生姜一起用文火煎煮至肉烂、米熟粥成,放食盐、葱花搅拌即可。每日1～2次,每次食用300克左右,可常吃。补肾助阳,补虚益气。适用于病毒性肝炎。

(12)灵芝海参:水发海参400克,灵芝粉20克,小白菜100克,玉兰片50克,猪油、姜、葱、水豆粉、食盐、味精各适量。海参洗净,切片,用沸水煮软;姜末、葱段、玉兰片、灵芝粉制成鲜汤;小白菜去根,洗净,放沸水中断生。锅内放猪油烧至七八成热,加姜、葱煸出香味,掺入鲜汤稍煮,放入海参片,改用文火慢煮入味,再放小白菜翻炒,用水豆粉勾兑出锅即可。每日1～2次,每次食用150克左右,宜常吃。补肝肾,益精气,健脾胃。适用于病毒性肝炎。

(13)清蒸三文鱼:三文鱼400克,火腿肉片50克,丹参20克,香菇20克,猪油、胡椒粉、姜、葱、食盐各适量。将鱼剖开,去内脏,去鳞、鳃,洗净,并在鱼背上划上刀花,然后撒上食盐摆在鱼盘中;香菇用温水泡发,切片;姜切丝、葱切段。把香菇、姜、葱、肉片均摆在鱼身上或周围,上笼蒸至鱼、肉均熟,放味精即可。佐餐食用,每日1～2次,宜常吃。健脾开胃,益气健身。适用于病毒性肝炎。

(14)枸杞炖羊杂:羊杂300克,枸杞子10克,丹参20克,碎小麦30克,料酒、姜丝、葱、食盐、味精各适量。把羊杂、枸杞子、碎小麦、丹参、淘净一同入锅,加水用武火上煮沸,加食盐、姜丝、葱后,改用文火炖熟之前加料酒,再炖至羊杂熟即可。每日1次,吃羊杂喝汤。补肝益肾,补心肾,健脾胃。适用于病毒性肝炎。

(15)八宝鸡:母鸡1只,猪肉500克,党参15克,茯苓、炒白术、白芍各10克,当归、熟地黄各15克,炙甘草5克,川芎6克,姜、葱、绍黄、食盐、味精各适量。将党参等8味中药装入纱布袋内,扎紧口;母鸡宰杀后去毛,除内脏,洗净;猪肉洗净,切小块;生姜拍破,葱切段。将鸡、猪肉、药袋一同放入砂锅内,加水用武火煮沸,打去浮沫,加入姜块、葱段、料酒、食盐,改用文火炖至鸡肉、猪肉烂熟,将药袋捞出,放入味精即可。每日1～2次,吃肉喝汤,宜常吃。补气益精,滋阴养血,健脾益气。适用于病毒性肝炎。

(16)清炒鳝鱼丝:鳝鱼丝300克,熟火腿丝50克,姜丝、葱丝、植物油、酱油、料酒、味精、水豆粉、清汤各适量。将植物油倒入锅内烧七八成热,倒入鳝鱼丝用手匀不停翻煸,煸至鳝鱼丝两头略翘为止,再加入料酒、酱油、姜丝,炒至上色,放入少许清汤,淋入水豆粉,翻炒均匀,拌匀起锅即可。每日1～2次,每次食用100克左右,宜常吃。补中气,健脾胃,祛湿浊。适用于病毒性肝炎。

(17)羊骨粥:鲜羊骨1 000克,大米100克,姜、葱、食盐各适量。将羊骨洗净,全部捣碎,入锅,加水3 000毫升,用武火煮沸,放姜(拍破)、食盐,改用文火熬煮2小时;大米淘净,入另锅,取羊骨汤600毫升,熬煮成粥,起锅前加葱、食盐即可。每日1～2次,每次300克左右,宜常吃。补脾肾,益精髓。适用于病毒性肝炎。

(18)山药羊肚汤:羊肚200克,淮山药80克,山楂10克,生姜6克,葱、胡椒、料酒、食盐、味精各适量。将羊肉洗净,入沸水锅内汆去血水;生姜、葱拍破。羊肉放入锅中,加水、生姜、葱、胡椒、料酒、食盐,置武火上煮沸,改用文火炖至酥烂,捞出羊肉凉冷,切薄片,装碗中。将原汤中姜、葱除去,山药一同倒入羊肉碗中即可。每日1～2次,每次连汤带肉食用300克左右。温补脾肾,腱脾开胃。适用于病毒性肝炎。

(19)茴香炒蛋:小茴香50克,鸡蛋2个,食盐、植物油、味精、料酒各适量。将小茴香加食盐炒至黄色,研成细末;小茴香与鸡蛋拌匀。锅置武火,倒入植物油烧至七八成热,将调好的鸡蛋与茴香倒入油锅,反复翻炒2～3分钟,翻炒期间放入料酒起锅即可。每日1～2次,将鸡蛋、茴香食完。疏肝理气,散寒止痛。适用于病毒性肝炎。

(20)素炒韭黄:韭黄300克,植物油、食盐、味精、清汤各适量。将韭黄洗净,切段,植物油入锅烧至七成热时,入韭黄爆炒至熟,略放清汤、食盐少许,翻炒片刻,熄火放入味精起锅。每日1～2次,每次食用100克左右,宜常吃。温阳健脾胃。适用于病毒性肝炎。

(21)洋葱肉片:洋葱150克,猪瘦肉100克,植物油、水豆粉、清汤、料酒、食盐、味精各适量。猪肉洗净,切成片,用水豆粉捏匀;洋葱去老皮,洗净,切成片,码上少许食盐;将肉片码上水豆粉、料酒、食盐;清汤、水豆粉兑成滋汁。植物油下锅烧七八成热时,放入肉片,炒散后下洋葱片,变色后兑入滋汁,收汁后放食盐起锅即可。每日1～2次,每次食100克左右,宜常吃。化痰和中,滋阴健脾,抗癌。适用于病毒性肝炎。

(22)鳝鱼蒸鸡脯:鳝鱼100克,鸡脯肉100克,生姜、料酒、葱、食盐、味精各适量。鳝鱼剖开去内脏、去头、脊骨、尾,切段;鸡脯肉洗净,切薄片;肉片用水豆粉、食盐捏均匀,并与鳝鱼段、姜片、料酒、葱段拌匀放碗中,隔水蒸,出锅之前放味精,再蒸2～3分钟即可。本品可供餐食用。每日1～2次,每次食用适量。补气血,强筋骨。适用于病毒性肝炎。

(23)乌鱼炖大蒜:乌鱼500克,大蒜150克,陈皮5克,姜、葱、草果、料酒、醋、食盐、味精各适量。乌鱼去鳃、内脏,洗净;大蒜剥去皮,一起放入砂锅内,加入姜、葱、草果、料酒、醋、食盐和水,先用武火煮沸后,再用文火煮30分钟,食用前放味精即可。每日1～2次,每次用量适量,汤肉一同食用。健胃消食,消肿利水。适用于病毒性肝炎。

(24)砂仁鲫鱼:大鲫鱼500克,砂仁5克,山楂5克,陈皮各3克,植物油50、胡椒粉、干辣椒、姜、葱、食盐、味精各适量。把鲫鱼去鳃、鳞,剖腹去内脏,洗净;胡椒、干辣椒、陈皮、砂仁、姜片、葱段、食盐等拌匀,装入鱼腹内。锅烧热,倒入植物油烧七八成热时,把鱼下锅炸至两面黄色,捞出鱼;锅内留油少许,再煮热下姜片、葱段煸香,倒入清汤适量,将鱼放入用武火烧沸,再用文火煮30分钟,起锅前放味精即可。佐餐食用,每日1～2次,宜常吃。健脾开胃,温中化湿。适用于病毒性肝炎。

(25)泡椒烧鳊鱼:鳊鱼 500 克,泡椒 100 克,芹菜 50 克,胡椒粉、姜丝、葱段、料酒、食盐各适量。鳊鱼去鳞、鳃,剖开去内脏,洗净;泡椒切丝;芹菜去根、枯叶,洗净,切段。锅烧热放入猪油,油烧至七八成热放几粒花椒,放入清汤、泡椒、鱼、芹菜段、胡椒粉、姜、葱、料酒煮 10 分钟,出锅前放味精即可。每日 1～2 次,吃肉喝汤。健脾开胃,利湿消肿。适用于病毒性肝炎。

(26)姜肚汤:猪肚 500 克,老姜 10 片,葱、胡椒粉、食盐、清汤各适量。将猪肚洗净,入沸水氽一下,捞出刮去黑膜,洗净,把姜放入猪肚中,再把猪肚置蒸锅中蒸至烂熟,取出切块或条,放入清汤中,再加葱、胡椒粉、食盐、味精等配料煮沸即可。每日 1～2 次,每次食用适量,宜常吃。温中健脾,生血。适用于病毒性肝炎。

(27)复元汤:羊脊骨 500 克,淮山药 50 克,肉苁蓉 20 克,菟丝子 10 克,姜、葱、料酒、八角、花椒、胡椒粉、食盐各适量。将羊骨洗净,砍数块,放沸水锅内氽去血水,再洗净;将肉苁蓉、菟丝子用纱布包裹扎好,姜拍破。把羊骨、中药包、姜、葱一同下入锅内,加水用武火煮沸后打去浮沫,再放花椒、八角、料酒,用文火煨至肉烂,加入椒、食盐即可。每日 1～2 次,每次喝汤 300 毫升左右。补肾助阳,健脾益精。适用于病毒性肝炎。

(五)生活调养

1. 饮食调养原则　　肝炎患者的饮食调养非常重要。饮食以高热能、高蛋白、高维生素、低脂肪、易消化的食物为宜。但要注意控制主食和体重,过于肥胖也可加重肝脏负担,引起脂肪肝。

(1)高热能:糖类是人体的热能主要来源,且糖类有利尿解毒作用,有利于黄疸的消退、肝功能的恢复。补充糖类可选用葡萄糖、蔗糖、蜜糖、水果汁等。糖类的供给要适当,不宜过量,摄入过多的糖分,会影响胃酸及消化酶的分泌,从而降低食欲,同时糖类容易发酵,产生大量气体,易导致腹胀等。

(2)高蛋白:肝脏是体内蛋白质分解和合成的重要器官,进食时既要注意蛋白质的量,还要有质的选择。必须选用含氨基酸丰富的食物,如蛋类、牛奶、瘦肉类和豆制品,肉类食物宜选用鱼肉、兔肉、鸡肉、猪瘦肉等。豆类蛋白(如豆制品)与动物蛋白同食,有互补作用。而含脂肪过多的肥肉食后不易消化。如有消化不良、食后有胀满感者,豆类制品不宜多食。

(3)高维生素:肝脏受损害时,维生素摄入和合成减少,必须补充B族维生素、维生素C及维生素A等。动物的肝脏含有丰富的B族维生素,小麦、花生、豆芽、新鲜蔬菜、水果也含有丰富的B族维生素;维生素A的主要来源是胡萝卜、绿色菜叶、牛奶、鱼肝油、动物肝脏等;而维生素C主要来源于新鲜水果、蔬菜,尤其是山楂、柑、橙。均可以多食用上述水果、蔬菜,以补充足够的维生素。

(4)低脂肪:脂肪可供给人体热能及某些脂肪酸和脂溶性维生素,而且可促进食欲,一般患者每日可食脂肪40～60克。不宜过多食用脂肪,以免增加肝脏的负担,使病情加重。

2. 生活调养原则

(1)养成良好的生活习惯,按时用餐,定时作息,不偏食。平时多饮水或饮茶。做到餐前便后要洗手。

(2)做好个人与家庭人群的隔离工作,碗、筷、毛巾要分开使用,并定期煮沸消毒。

(3)个人用品和房间要经常开窗通内,被褥要经常清洗和曝晒。

(4)保持良好的情绪有利于病情的恢复。通过心身调理,辅以药物治疗,绝大多数患者可完全康复,慢性病者病情亦可长期稳定。

(5)中医学认为,"肝喜条达、抑郁伤肝、怒伤肝、忧思伤脾",不良的情绪可加重肝脏疾病或导致复发。情绪稳定,精神愉快、心情舒畅,科学地对待疾病,乐观豁达地看待人生,良好的人际关系和温馨和睦的家庭环境对患者尤其重要。

(6)过度纵欲引起大脑皮质长期处于兴奋状态,不仅血液循环加快,呼吸急促,肌肉紧张,而且伤耗元气,损害肝肾,产生诸如疲倦、腰酸腿软、食欲缺乏、头晕耳鸣、失眠健忘等症状。慢性肝炎病毒活动期的患者一定要禁房事;也应该主动控制性生活的频度,以每月1～2次为宜。

(7)肝炎患者由于肝实质损害,肝脏功能减退,特别是酒精代谢所需要的各种酶分泌减少,活力降低,从而影响了肝脏的减毒功能,即使少量饮酒,也会造成肝细胞的进一步损害,导致肝病加重,故应戒酒。

(8)含有防腐剂、着色剂的食物及隔夜菜、隔夜茶、变质的食物尽可能的不吃。对于一些辛辣、有强烈刺激性的食品,都应慎用或不用,以保护肝脏。避免饮食不当,加重肝脏的损害。

(9)肝脏是人体重要的代谢器官,许多药物都要在肝脏内分解、转化、解毒,乱用药物必定会加重肝脏的代谢负担。另外,各种中西药物的成分复杂,药物之间的化学作用很可能导致肝脏损害加重。

十一、肝 硬 化

肝硬化是各种慢性肝病发展的晚期阶段,男性多见,出现并发症时死亡率高。

(一)病　因

引起肝硬化病因很多,在我国以病毒性肝炎为主,欧美国家以慢性酒精中毒多见。

1. 病毒性肝炎　主要为乙型病毒性肝炎,其次为丙型肝炎,甲型肝炎一般不发展为肝硬化。其发病机制与肝炎病毒引起的免疫异常有关,其演变方式主要是经过慢性肝炎,尤其是慢性活动性肝炎阶段。

2. 血吸虫病　血吸虫卵主要沉积于肝脏的汇管区,虫卵及其毒性产物的刺激引起大量结缔组织增生,导致肝纤维化和门静脉高压症。过去所谓的血吸虫病性肝硬化,应称为血吸虫病性肝纤维化。

3. 酒精中毒　长期酗酒,酒精的中间代谢产物(乙醛)对肝脏的直接损害和降低肝脏对某些毒性物质的抵抗力,是引起酒精性肝硬化的主要发病机制,由酗酒所致的长期营养失调也起一定作用。

4. 工业毒物或药物　长期反复接触某些化学毒物(如四氯化碳、磷、砷等),或长期服用某些药物(如双醋酚汀、辛可芬、甲基多巴、四环素等),可引起中毒性肝炎或慢性活动性肝炎,终致演变为化学性(药物性)肝硬化。

5. 胆汁淤积　肝外胆管阻塞或肝内胆汁淤积持续存在时,高浓度的胆汁酸和胆红素的毒性作用,可使肝细胞发生变性、坏死,久之则发展为胆汁性肝硬化。

6. 代谢紊乱　由于遗传或先天缺陷,致使某些物质因代谢障碍而沉积于肝脏,引起肝细胞变性、坏死、结缔组织增生,逐渐形成肝硬化。例如,肝豆状核变性时铜代谢障碍沉积于肝脏,血色病时铁沉积于肝内等。

7. 营养失调　实验证明,食物中长期缺乏蛋白质、B族维生素、维生素E和抗脂肪因子(如胆碱)等能引起肝细胞坏死、脂肪肝,直到形成营养不良性肝硬化,但有人否定营养失调与人类肝硬化的直接关系。目前,多数人认为长期营养失调可降低肝脏对其他致病因素的抵抗力,成为产生肝硬化的间接病因。

(二)诊断要点

1. 临床表现　起病隐匿,病程发展缓慢,隐伏期数年或10年以上,临床上称之为失代偿期肝硬化。临床症状轻且无特异性,可有乏力、食欲缺乏、腹胀不适等。患者营养状况一般,可触及增大的肝脏、质偏硬,脾可增大。

(1)症状

①全身症状。乏力为早期症状,其程度可自轻度疲倦至严重乏力。体重下降往往随病情进展而逐渐明显。少数患者有不规则低热,与肝细胞坏死有关,但注意与合并感染、肝癌相鉴别。

②消化道症状。食欲缺乏为常见症状,可有恶心,偶伴呕吐。腹胀亦常见,与胃肠积气、腹腔积液和肝脾大等有关,腹腔积液量大时,腹胀成为患者最难忍受的症状。腹泻往往表现为对脂肪和蛋白质耐受性差,稍进油腻肉食即易发生腹泻。部分患者有腹痛,

多为肝区隐痛,当出现明显腹痛时要注意合并肝癌、原发性腹膜炎、胆管感染、消化性溃疡等情况。

③出血倾向。可有牙龈、鼻腔出血,皮肤紫癜,女性月经过多等,主要与肝脏合成凝血因子减少及脾功能亢进所致血小板减少有关。

④与内分泌紊乱有关的症状。男性可有性功能减退、男性乳房发育,女性可发生闭经、不孕。肝硬化患者糖尿病发病率增加。严重肝功能减退易出现低血糖。

⑤门静脉高压症状。如食管胃底静脉曲张破裂而致上消化道出血时,表现为呕血及黑粪;脾功能亢进可致白细胞、红细胞、血小板计数减少,因贫血而出现皮肤黏膜苍白等;发生腹腔积液时腹胀更为突出。

(2)体征:患者呈肝病面容,面色黝黑而无光泽。晚期患者消瘦、肌肉萎缩。皮肤可见蜘蛛痣、肝掌,男性乳房发育。腹壁静脉以脐为中心显露且曲张,严重者脐周静脉凸起呈水母状并可听见静脉杂音。黄疸提示肝功能储备已明显减退,黄疸呈持续性或进行性加深提示预后不良。腹腔积液伴或不伴下肢水肿是失代偿期肝硬化最常见表现,部分患者可伴肝性胸水,以右侧多见。肝脏早期大,可触及,质硬而边缘钝。50%患者可触及增大的脾脏。

(3)并发症

①食管胃底静脉曲张破裂出血。为最常见并发症。多突然发生呕血和(或)黑粪,常为大量出血,引起出血性休克,可诱发肝性脑病。在血压稳定、出血暂停时内镜检查可以确诊。部分肝硬化患者上消化道大出血可由其他原因如消化性溃疡、门静脉高压性胃病引起,内镜检查可资鉴别。

②感染。肝硬化患者免疫功能低下,常并发感染,如呼吸道、胃肠道、泌尿道等而出现相应症状。有腹腔积液的患者常并发自发性细菌性腹膜炎。

③肝性脑病。是本病最严重的并发症,亦是最常见的死亡原因,主要临床表现为性格行为失常、意识障碍、昏迷。

④电解质和酸碱平衡紊乱。肝硬化患者常见的电解质和酸碱平衡紊乱有低钠血症、低钾血症、低氯血症、酸碱紊乱。

⑤原发性肝细胞癌。肝硬化特别是病毒性肝炎肝硬化和酒精性肝硬化发生肝细胞癌的危险性明显增高。

⑥肝肾综合征。是指发生在严重肝病基础上的肾衰竭,但肾脏本身并无器质性损害,故又称功能性肾衰竭。

⑦肝肺综合征。是指发生在严重肝病基础上的低氧血症,主要与肺内血管扩张相关而过去无心肺疾病基础。

⑧门静脉血栓形成。近年发现,该并发症并不少见。如果血栓缓慢形成,可无明显的临床症状。如发生门静脉急性完全阻塞,可出现剧烈腹痛、腹胀、血便、休克,脾脏迅速增大和腹腔积液迅速增加。

2. 辅助检查

(1)血常规:初期多正常,以后可有轻重不等的贫血。有感染时白细胞升高,但因合并脾功能亢进,需要与自身过去白细胞水平相比较。脾功能亢进时白细胞、红细胞和血小板计数减少。

(2)尿常规:一般正常,有黄疸时可出现胆红素,并有尿胆原增加。

(3)粪常规:消化道出血时出现肉眼可见的黑粪,门静脉高压性胃病引起的慢性出血,粪隐血试验阳性。

(4)肝功能试验:代偿期大多正常或仅有轻度的酶学异常;失代偿期发生普遍的酶学异常,且其异常程度往往与肝脏的储备功能减退程度相关。

①血清酶学。转氨酶升高与肝脏炎症、坏死相关。一般为轻至中度升高,以丙氨酸氨基转移酶升高较明显,肝细胞严重坏死时则天冬氨酸氨基转移酶升高更明显。谷氨酰转肽酶及碱性磷酸酶

也可有轻至中度升高。

②蛋白代谢。人血白蛋白下降、球蛋白升高,白蛋白/球蛋白比值倒置,血清蛋白电泳显示以 γ-球蛋白增加为主。

③凝血酶原时间。有不同程度延长,且不能为注射维生素 K 纠正。

④胆红素代谢。肝储备功能明显下降时出现总胆红素升高,结合胆红素及非结合胆红素均升高,仍以结合胆红素升高为主。

⑤其他检查。Ⅲ型前胶原氨基末端肽、Ⅳ型胶原、透明质酸、层粘连蛋白等的指标升高及其程度可反映肝纤维化存在及其程度,但要注意这些指标会受肝脏炎症、坏死等因素影响。失代偿期可见总胆固醇特别是胆固醇酯下降。定量肝功能试验:包括吲哚菁绿试验、利多卡因代谢试验,可定量评估肝储备功能,主要用于对手术风险的评估。

(5)血清免疫学检查

①乙型病毒性肝炎、丙型病毒性肝炎、丁型病毒性肝炎血清标记物有助于分析肝硬化病因。

②甲胎蛋白明显升高提示合并原发性肝细胞癌。但注意肝细胞严重坏死时甲胎蛋白亦可升高,但往往伴有转氨酶明显升高,且随转氨酶下降而下降。

③自身免疫性肝炎引起的肝硬化可检出相应的血清自身抗体。

(6)影像学检查

①X 线检查。食管静脉曲张时,行食管吞钡 X 线检查显示虫蚀样或蚯蚓状充盈缺损,纵行黏膜皱襞增宽,胃底静脉曲张时胃肠钡剂可见菊花瓣样充盈缺损。

②腹部 B 型超声。可提示肝硬化,但不能作为确诊依据,而且约 1/3 的肝硬化患者超声检查无异常发现。

③CT 和 MRI。对肝硬化的诊断价值与 B 超相似,但对肝硬

化合并原发性肝癌的诊断价值则高于 B 超,当 B 超筛查疑合并原发性肝癌时常需 CT 进一步检查;诊断仍有疑问者,可配合 MRI 检查,综合分析。

(7)内镜检查:可确定有无食管胃贲门静脉曲张,阳性率较钡剂 X 线检查为高,尚可了解静脉曲张的程度。食管胃底静脉曲张是诊断门静脉高压的最可靠指标。在并发上消化道出血时,急诊胃镜检查可判明出血部位和病因,并进行止血治疗。

(8)肝穿刺活组织检查:具有确诊价值,尤适用于代偿期肝硬化的早期诊断、肝硬化结节与小肝癌鉴别,以及鉴别诊断有困难的其他情况者。

(9)腹腔镜检查:能直接观察肝、脾等腹腔脏器及组织,并可在直视下取活检,对诊断有困难者有价值。

(10)腹腔积液检查:新近出现腹腔积液者、原有腹腔积液迅速增加原因未明者及疑似合并自发性细菌性腹膜炎者应做腹腔穿刺,抽腹腔积液做常规检查、腺苷脱氨酶测定、细菌培养及细胞学检查。腹腔积液呈血性应高度怀疑癌变,细胞学检查有助于诊断。

(11)门静脉压力测定:经颈静脉插管测定,肝静脉楔入压与游离压,两者之差为肝静脉压力梯度,反映门静脉压力。正常＜5 毫米汞柱,门静脉压力＞10 毫米汞柱则为门静脉高压症。

3. 诊断与鉴别诊断　　肝硬化诊断主要是通过影像学 B 超检查及上述辅助检查多能确诊。同时注意与原发性肝癌相鉴别。

(三)西医治疗

本病目前无特效治疗,关键在于早期诊断,针对病因给予相应处理,阻止肝硬化进一步发展,后期积极防治并发症,终末期则进行肝移植。

1. 一般治疗

（1）休息：代偿期患者宜适当减少活动，避免劳累，保证休息；失代偿期尤当出现并发症时，患者需卧床休息。

（2）饮食：以高热能、高蛋白（肝性脑病时饮食限制蛋白质）和维生素丰富而易消化的食物为原则。盐和水的摄入视病情调整。禁酒，忌用对肝脏有损害药物。有食管静脉曲张者避免进食粗糙、坚硬食物。

（3）支持疗法：病情重、进食少、营养状况差的患者，可通过静脉纠正水电解质失衡，适当补充营养，视情况输注白蛋白或血浆。

2. 抗纤维化治疗 尽管对抗纤维化进行了大量研究，目前尚没有确定作用的药物。事实上，治疗原发病以防止起始病因所致的肝脏炎症坏死，即可一定程度上起到防止肝纤维化发展的作用。对病毒复制活跃的病毒性肝炎肝硬化患者可予以抗病毒治疗。

（1）慢性乙型肝炎：中华医学会肝病分会推荐治疗方案如下。

①肝功能较好、无并发症的乙型肝炎肝硬化，并乙型肝炎 e 抗原阳性者的治疗指征为乙型肝炎病毒 DNA≥10^5 拷贝/毫升，乙型肝炎 e 抗原阴性者为乙型肝炎病毒 DNA≥10^4 拷贝/毫升，丙氨酸氨基转移酶正常或升高。治疗目标是延缓和降低肝功能失代偿和肝肿瘤的发生。

☆拉米夫定每次 100 毫克，每日 1 次，口服。无固定疗程，需长期应用。

☆阿德福韦酯每次 10 毫克，每日 1 次，口服。无固定疗程，需长期应用，对出现乙型肝炎病毒变异序列变异后病情加重的患者有较好效果。

☆干扰素因有导致肝功能失代偿等并发症的可能，应十分慎重。如认为有必要，宜从小剂量开始，根据患者的耐受情况逐渐增加到预定的治疗剂量。

②肝功能失代偿乙型肝炎肝硬化患者，治疗指征为乙型肝炎

病毒 DNA 阳性,丙氨酸氨基转移酶正常或升高。治疗目标是通过抑制病毒复制,改善肝功能,以延缓或减少肝移植的需求。抗病毒治疗只能延缓疾病进展,但不能改变终末期肝硬化的最终结局。干扰素治疗可导致肝衰竭,因此肝功能失代偿患者禁忌使用。对于病毒复制活跃和炎症活动的肝功能失代偿肝硬化患者,在其知情同意的基础上,可给予拉米夫定治疗,以改善肝功能,但不可随意停药。一旦发生耐药变异,应及时加用其他能治疗耐药变异病毒的核苷(酸)类似物。

(2)慢性丙型肝炎:积极抗病毒治疗可以减轻肝损害,延缓肝硬化的发展。目前美国肝病学会推荐治疗方案如下。

①肝功能代偿的肝硬化患者,尽管对治疗的耐受性和效果有所降低,但为使病情稳定、延缓或阻止肝衰竭和肝肿瘤等并发症的发生,建议在严密观察下给予抗病毒治疗。

☆长效干扰素联合利巴韦林治疗方案。长效干扰素 180 微克,每周 1 次,皮下注射;联合口服利巴韦林每日 1 000 毫克,至 12 周时检测丙型肝炎病毒 RNA。如丙型肝炎病毒 RNA 下降幅度<2 个对数级,则考虑停药。如丙型肝炎病毒 RNA 定性检测为阴转,或低于定量法的最低检测界限,继续治疗至 48 周。如丙型肝炎病毒 RNA 未转阴,但下降≥2 个对数级,则继续治疗到 24 周。如 24 周时丙型肝炎病毒 RNA 转阴,可继续治疗到 48 周;如果 24 周时仍未转阴,则停药观察。

☆普通干扰素联合利巴韦林治疗方案。普通干扰素 3～5 单位,隔日 1 次,肌内注射或皮下注射;联合口服利巴韦林每日 1 000 毫克。建议治疗 48 周。

☆不能耐受利巴韦林不良反应者的治疗方案。可单用普通干扰素、复合干扰素或长效干扰素,方法同上。

②肝功能失代偿肝硬化患者,多难以耐受干扰素治疗的不良反应,有条件者应行肝脏移植术。

3. 腹腔积液治疗 腹腔积液治疗不但可减轻症状,且可防止在腹腔积液基础上发展的一系列并发症,如自发性细菌性腹膜炎、肝肾综合征等。

(1)限制钠和水的摄入:钠摄入量限制在每日60～90毫摩(相当于每日食盐1.5～2克)。限钠饮食和卧床休息是腹腔积液的基础治疗,部分轻、中度腹腔积液患者经此治疗可发生自发性利尿,腹腔积液消退。应用利尿药时,可适当放宽钠摄入量。有稀释性低钠血症(125毫摩/升)者,应同时限制水摄入量,控制在每日500～1000毫升。

(2)利尿药:对上述基础治疗无效或腹腔积液较大量者,应使用利尿药。临床常用的利尿药为螺内酯和呋塞米。前者为潴钾利尿药,单独长期大量使用可发生高钾血症;后者为排钾利尿药,单独应用应同时补钾。目前主张两药合用,既可加强疗效,又可减少不良反应。先以螺内酯每日口服40～80毫克,4～5日后视利尿效果加用呋塞米每日20～40毫克,以后再视利尿放果分别逐步加大两药剂量(螺内酯最大剂量每日400毫克,呋塞米每日160毫克)。理想的利尿效果为每日体重减轻0.3～0.5千克(无水肿者)或0.8～1千克(有下肢水肿者)。过猛的利尿会导致水电解质紊乱,严重者可诱发肝性脑病和肝肾综合征。因此,使用利尿药时应监测体重变化及血生化。

(3)提高血浆胶体渗透压:对低蛋白血症患者,每周定期输注白蛋白或血浆,可通过提高胶体渗透压促进腹腔积液消退。

(4)难治性腹腔积液:难治性腹腔积液患者发生肝肾综合征危险性很高,应予积极治疗。难治性腹腔积液的治疗可选择下列方法。

①大量排放腹腔积液加输注白蛋白。在1～2小时放腹腔积液4000～6000毫升,同时输注白蛋白8～10克/升腹腔积液,继续使用适量利尿药。可重复进行。此法对大量腹腔积液患者,疗

效比单纯加大利尿药剂量效果要好,对部分难治性腹腔积液患者有效。但应注意,不宜用于有严重凝血障碍、肝性脑病、上消化道出血等情况的患者。

②自身腹腔积液浓缩回输。将抽出的腹腔积液经浓缩处理(超滤或透析)后再经静脉回输,起到清除腹腔积液,保留蛋白,增加有效血容量的作用,对难治性腹腔积液有一定疗效。在经济不富裕地区,此法用于治疗较大量的腹腔积液可减少输注白蛋白的费用。但注意,使用该法前必须对腹腔积液进行常规、细菌培养和内毒素检查,感染性或癌性腹腔积液不能回输。不良反应包括发热、感染、弥散性血管内凝血等。

③肝移植。顽固性腹腔积液是肝移植优先考虑的适应证。定义为使用最大剂量利尿药(螺内酯每日 400 毫克、呋塞米 160 毫克)而腹腔积液仍无减退。对于利尿药使用虽未达最大剂量,腹腔积液无减退且反复诱发肝性脑病、低钠血症、高钾血症或高氮质血症者亦被视为难治性腹腔积液。判定为难治性腹腔积液前应首先排除其他因素对利尿药疗效的影响并予以纠正,如水钠摄入限制不够、严重的水电解质紊乱(如低钾、低钠血症)、肾毒性药物的使用、自发性细菌性腹膜炎、原发性肝癌、门静脉血栓形成等。

4. 并发症的治疗

(1)食管胃底静脉曲张破裂出血

①急性出血治疗原则。急性出血死亡率高,急救措施包括防治失血性休克、积极的止血措施、预防感染和肝性脑病等。

②预防首次出血。对中重度静脉曲张伴有红色征的患者,需采取措施预防首次出血。普萘洛尔是目前最佳选择之一,普萘洛尔治疗的目的是降低肝静脉压力梯度至<12 毫米汞柱。如果普萘洛尔无效、不能耐受或有禁忌证者,可以慎重考虑采取内镜下食管曲张静脉套扎术或硬化剂注射治疗。

③预防再次出血。在第一次出血后,70%的患者会再出血,且

死亡率高,因此在急性出血控制后,应采取措施预防再出血。在控制活动性曲张静脉出血后,可以在内镜下对曲张静脉进行套扎。如果无条件做套扎,可以使用硬化剂注射。对胃底静脉曲张宜采用组织胶注射治疗。亦可根据设备条件和医师经验联合使用上述内镜治疗方法。没有条件的地方可采用药物预防再出血。首选药物为β受体阻滞药(普萘洛尔),该药通过收缩内脏血管,降低门静脉血流而降低门静脉压力。普萘洛尔从每日10毫克开始,逐日加10毫克,逐渐加量至静息心率降为基础心率75%左右,或心率不低于55次/分钟。普萘洛尔合用单硝酸异山梨醇酯能更好地降低门静脉压力。

(2)自发性细菌性腹膜炎:常迅速加重肝损害、诱发肝肾综合征、肝性脑病等严重并发症,故应立足于早诊、早治。

①抗生素治疗。应选择对肠道革兰阴性菌有效、腹腔积液浓度高、肾毒性小的广谱抗生素,以头孢噻肟等第三代头孢菌素为首选,可联合半合成广谱青霉素与β-内酰胺酶抑制药的混合物(如舒他西林、替门汀等)和(或)喹诺酮类药物,静脉给药,要足量、足疗程。

②静脉输注白蛋白。研究证明,静脉输注白蛋白可降低肝肾综合征发生率及提高生存率。对发生肝肾综合征的高危患者(总胆红素>68.4毫摩/升、血肌酐>88.4毫摩/升)推荐开始每日1.5克/千克体重,连用2日,继每日1克/千克体重,至病情明显改善。

③预防。急性曲张静脉出血或腹腔积液患者蛋白<1克/升时,为发生自发性细菌性腹膜炎高危因素,予以喹诺酮类药物口服或静脉用药。

(3)肝性脑病:去除肝性脑病发作的诱因、保护肝脏功能免受进一步损伤、治疗氨中毒及调节神经递质是治疗肝性脑病的主要措施。

①及早识别及去除肝性脑病发作的诱因

☆慎用镇静药及损伤肝功能的药物。

☆纠正电解质和酸碱平衡紊乱。低钾性碱中毒是肝硬化患者在进食量减少、利尿过度及大量排放腹腔积液后的内环境紊乱,是诱发或加重肝性脑病的常见原因之一。

☆止血和清除肠道积血。上消化道出血是肝性脑病的重要诱因之一。止血措施参见上消化道出血章节。清除肠道积血可采取以下措施:乳果糖、乳梨醇或25%硫酸镁口服或鼻饲导泻,生理盐水或弱酸液(如稀醋酸溶液)清洁灌肠。

☆预防和控制感染。失代偿期肝硬化患者容易合并感染,特别是对肝硬化大量腹腔积液或合并曲张静脉出血者应高度警惕,必要时予以抗生素预防性治疗。一旦发现感染应积极控制感染,选用对肝损害小的广谱抗生素静脉给药。

②减少肠内氮源性毒物的生成与吸收

☆限制蛋白质饮食。起病数日内禁食蛋白质(Ⅰ至Ⅱ期肝性脑病可限制在每日20克以内),神志清醒后从蛋白质20克/日开始逐渐增加至每日1克/千克体重。植物蛋白较好,因其含支链氨基酸较多,且所含非吸收性纤维被肠菌酵解产酸有利于氨的排出。限制蛋白质饮食的同时应尽量保证热能供应和各种维生素的补充。

☆清洁肠道。特别适用于上消化道出血或便秘患者,方法如前述。

☆乳果糖或乳梨醇。乳果糖是一种合成的双糖,口服后在小肠不会被分解,到达结肠后可被乳酸杆菌、粪肠球菌等细菌分解为乳酸、乙酸而降低肠道的pH值。可用于各期肝性脑病的治疗。其剂量为每日30~60克,分3次口服,调整至患者每日排出2~3次软便。亦可用乳果糖稀释至33.3%保留灌肠。其剂量为每日30~40克,分3次口服。

☆口服抗生素。可抑制肠道产尿素酶的细菌,减少氨的生成。常用的抗生素有新霉素、甲硝唑、利福昔明等。

新霉素的剂量为每日2~8克/日,分4次口服。新霉素很少吸收,但长期使用有可能致耳毒性和肾毒性,故口服不宜超过1个月。

甲硝唑每日0.8克,分2次口服。疗效与新霉素相似,但其胃肠道不良反应校大。

利福昔明每日1.2克,分3次,口服。不吸收,效果与新霉素相同。

☆益生菌制剂。口服某些不产尿素酶的有益菌可抑制有害菌的生长,对减少氨的生成可能有一定作用。

③促进体内氨的代谢

☆鸟氨酸-L-门冬氨酸。是一种鸟氨酸和门冬氨酸的混合制剂,能促进体内的尿素循环(鸟氨酸循环)而降低血氨。每日静脉注射20克的鸟氨酸-L-门冬氨酸可降低血氨,改善症状,不良反应为恶心、呕吐。

☆鸟氨酸-α-酮戊二酸。其降氨机制与鸟氨酸-L-门冬氨酸相同,但其疗效不如鸟氨酸-L-门冬氨酸。

④调节神经递质

☆γ-氨基丁酸/苯二氮䓬复合受体拮抗药。氟马西尼可以拮抗内源性苯二氮䓬所致的神经抑制。对部分Ⅲ期至Ⅳ期肝性脑病患者具有促醒作用。静脉注射氟马西尼起效快,往往在数分钟之内,但维持时间很短,通常在4小时之内。其用量为0.5~1毫克,静脉注射;或1毫克/小时,持续静脉滴注。

☆减少或拮抗假神经递质。支链氨基酸制剂是一种以亮氨酸、异亮氨酸、缬氨酸等为主的复合氨基酸。其机制为竞争性抑制芳香族氨基酸进入大脑,减少假神经递质的形成。其疗效尚有争议,但对于不能耐受蛋白质的营养不良者,补充支链氨基酸有助于改善氮平衡。

（4）肝肾综合征：积极防治肝肾综合征的诱发因素（如感染、上消化道出血、水电解质紊乱、大剂量利尿药等）和避免使用肾毒性药物，是预防肝肾综合征发生的重要措施。合并自发性细菌性腹膜炎的肝硬化患者肝肾综合征发生率明显升高，除积极抗感染外及早输注足量白蛋白可降低肝肾综合征发生率及提高生存率，已如前述。

过去认为，一旦发生肝肾综合征，一切内科治疗均难奏效。近年研究证实，下列治疗有可能改善肝肾综合征，不但能为肝移植赢得时间，且可减少术后并发症。

①血管活性药物加输注白蛋白。特利加压素加输注白蛋白对1型肝肾综合征的疗效已被证实。特利加压素每次 0.5～1 毫克，4～6 小时 1 次，无效时可每 2 日加倍量至最大量（每日 12 毫克）；白蛋白第一日 1 克/千克体重，以后每日 20～40 克。若血白蛋白＞45 克/升或出现肺水肿时停用。也有报道奥曲肽与 α_2-受体拮抗药（米多君）合用，加输注白蛋白有一定疗效。

②经颈静脉肝内门体静脉分流术。有报道，经颈静脉肝内门体静脉分流术可促进肝肾综合征患者肾功能的恢复和难治性腹腔积液的消退，并可提高 I 型肝肾综合征患者生存率。对药物治疗疗效欠佳的 I 型肝肾综合征患者如无禁忌可试用。肝移植是唯一能使患者长期存活的疗法。

（5）肝肺综合征：本症目前无有效内科治疗，给氧只能暂时改善症状但不能改变自然病程。肝移植为唯一治疗选择。

5. 门静脉高压症手术治疗　手术治疗的目的主要是切断或减少曲张静脉的血流来源、降低门静脉压力和消除脾功能亢进，一般用于食管胃底静脉曲张破裂大出血经各种治疗无效而危及生命者，或食管胃底静脉曲张破裂大出血后用于预防再出血，特别是伴有严重脾功能亢进者。有各种断流、分流术和脾切除术等，手术预后与慎重选择病例和手术时机密切相关。在无黄疸或腹腔积液、肝功能损害较轻者,手术预后较好;大出血时急诊手术、机体一般状况差、肝功能损害显著者,手术预后差,死亡率高。

6. 肝移植 对晚期肝硬化患者肝移植为最佳选择,应掌握手术时机,尽可能充分做好术前准备,以提高手术存活率。

(四)中医治疗

1. 辨证论治

(1)气滞血瘀

主症:胁下有块(肝脏大),刺痛不移,脘腹痞胀,食后加重,口苦纳呆,倦怠乏力,面色晦暗,形体消瘦,甚则肌肤甲错,便结溲赤,舌质紫暗,边有瘀点,舌下络脉怒张粗长,脉弦细而涩。

治则:疏肝理气,化瘀散结。

方药:膈下逐瘀汤化裁。当归 12 克,赤芍 12 克,制香附 12 克,槟榔 9 克,桃仁 12 克,红花 9 克,鳖甲 12 克,枳壳 12 克,三棱 9 克,莪术 9 克,炮穿山甲 9 克。

用法:每日 1 剂,每剂煎 2～3 次,每次 200～300 毫升,每日 2～3 次,温热服。

(2)脾虚湿困

主症:胁下隐痛,脘腹胀痛,纳呆食少,倦怠乏力,少气懒言,大便溏薄,下肢水肿,小便不利,舌质淡胖,脉濡细。

治则:健脾理气,化湿制水。

方药:五皮五苓散化裁。桑白皮 12 克,茯苓皮 15 克,陈皮 10 克,大腹皮 12 克,桂枝 9 克,焦白术 15 克,猪苓 12 克,泽泻 12 克,香附 12 克,车前子 15 克。

用法:每日 1 剂,每剂煎 2～3 次,每次 200～300 毫升,每日 2～3 次,温热服。

（3）痰瘀互结

主症：腹大胀满，坚而拒按，青筋暴露，身目黑黄，赤缕红痣，胁痛、纳差，胁下有块，肢体困倦或清瘦如柴，面色晦暗，口唇青紫，大便不爽，小便不利，舌质暗红，苔白腻，脉弦滑。

治则：化痰消瘀，散结利水。

方药：化瘀消膨汤化裁。炮穿山甲9克，鳖甲15克，丹参15克，海藻30克，茵陈20克，莪术12克，党参15克，白术15克，大腹皮20克，猪苓15克，泽泻15克。

用法：每日1剂，每剂煎2～3次，每次200～300毫升，每日2～3次，温热服。

（4）水湿内停

主症：腹胀如鼓，按之坚硬，青筋显现，脐心凸起，胁下硬满有块，面色苍黄，下肢水肿，或四肢消瘦，小便短赤，便溏艰难，舌质暗淡胖大，苔白腻或干，脉沉细或滑大。

治则：健脾逐水，化瘀软坚。

方药：逐水消胀汤化裁。党参15克，白术12克，黄芪15克，丹参15克，土鳖虫10克，黑丑、白丑各10克，煨甘遂粉（冲、泻后停服）1克。

用法：每日1剂，每剂煎2～3次，每次200～300毫升，每日2～3次，温热服。

（5）阴虚湿热

主症：面色黄暗，血缕红痣，鼻出血，牙龈渗血，腹胀大，肚皮紧张，青筋显露，下肢水肿，发热或低热，虚烦，口干苦，泛恶，大便失调，小便短赤，舌质绛红有裂纹，苔薄黄或灰腻，脉细弦数。

治则：清热化湿，养阴利水。

方药：养阴利水汤化裁。炮附子9克，桂枝6克，干姜3克，茯苓皮15克，焦白术9克，川厚朴6克，泽泻9克，大腹皮15克，椒目3克，葫芦瓢15克。

用法:每日 1 剂,每剂煎 2～3 次,每次 200～300 毫升,每日 2～3 次,温热服。

2. 验方

(1)软肝汤:大黄 6～9 克,桃仁 9 克,土鳖虫 3～9 克,丹参 9 克,鳖甲 9 克,炮穿山甲 9 克,黄芪 9～30 克,白术 15～60 克,党参 9～15 克。每日 1 剂,水煎分 2 次服。适用于早期肝硬化,肝脾大。

(2)二甲调肝汤:炮穿山甲 15 克,鳖甲 24 克,三七 6 克,丹参 15 克,茵陈 30 克,田基黄 30 克,太子参 18 克,茯苓 18 克,白芍 15 克,女贞子 15 克,糯米根须 24 克。每日 1 剂,水煎服。适用于慢性肝炎、早期肝硬化。

(3)变通十枣汤:甘遂 10 克,大枣 30～50 枚。水煎 20～30 分钟,去渣、汁,留大枣,每次食用 10 枚,泻下停服。若未泻下,加服 1 枚;仍未泻下,再加 1 枚;逐渐递增,以泻为度。适用于肝硬化腹腔积液。

(4)臌胀外敷方:芒硝 60 克,大葱(去根叶,不用水洗)适量。将两药共捣如泥,用纱布包裹置锅内文火蒸熟后,敷于脐上,加热保持温度约 3 小时,觉腹内有气转动为度。

(5)鼓癃丸:煨甘遂、槟榔、白丑、黑丑各等份。研细末,醋糊为丸,每次服 6～10 克,每日 1 次,重者可连服 2～3 日。适用于晚期肝硬化大量腹腔积液通利难消者,形气尚壮者可服。有出血史者慎服或忌服。

3. 药膳食疗方

(1)冬瓜粥:带皮鲜冬瓜 60 克(或冬瓜皮 30 克),粳米 30～60 克。带皮冬瓜(或冬瓜皮)洗净,切块,与粳米同熬。空腹食用,每日 1～2 次。适用于肝硬化腹腔积液者。

(2)黑豆藕粉小蓟羹:黑豆 2 000 克,藕粉 500 克,小蓟、生地黄各 100 克,桑葚、何首乌各 200 克。上药共磨粉,每日用 100 克做成熟食食用,连用数月。适用于肝硬化脾功能亢进有衄血者。

(3)山药桂圆清炖甲鱼:山药片 30 克,桂圆肉 20 克,甲鱼(约重 500 克)1 只。先将甲鱼宰杀,洗净,去杂肠,连甲带肉加适量水,与山药、桂圆肉清炖至烂熟。吃肉喝汤,每周 1～2 次。适用于阴虚型肝硬化。

(4)陈皮小豆炖鲤鱼:鲤鱼(约重 500 克)1 条,陈皮 6 克,红小豆 120 克。鲤鱼去鳞杂,洗净,加陈皮、赤小豆共煮以烂为度,可加适量白糖。吃肉喝汤,每周 2～3 次。适用于肝硬化腹腔积液者。

(5)双花饮:金银花 300 克,菊花 250 克,山楂 200 克,蜂蜜300 克。将金银花、菊花、山楂用水泡洗,一同入锅,放水 5 000 毫升,用武火煮沸,改用文火煮熬 30 分钟即起锅;将蜂蜜倒入干净的锅内,用文火加热保持微沸,烧至微黄,粘手成丝即可;将炼制过的蜂蜜缓缓倒入上面熬成的药汁内,搅拌均匀,待蜂蜜全部溶化即可。每日 2 次,每次 100 毫升左右,以茶代饮。清热疏风。适用于肝硬化。

(6)灵芝丹参酒:灵芝 50 克,丹参 30 克,三七 10 克,桃仁 20克,桂枝 5 克,白酒 1 000 毫升。把灵芝洗净,切薄;丹参洗净,切段;三七辗细;桂枝切段。一同入能装 1 500 毫升酒坛内,再倒酒、桃仁,密封、浸泡 15 日,每日摇动 1 次即可。每日 1 次,每次饮 20毫升,宜常饮。养心安神,益智宁心,活血通脉。适用于肝硬化。

(7)冬虫夏草炖鹌鹑:冬虫夏草 10 根,鹌鹑 10 只,山楂 10 克,高汤、生姜、葱、胡椒粉、食盐各适量。把冬虫夏草用温水洗净;鹌鹑宰杀后去毛,剁去头、爪,由背部剖开,去内脏洗净,沥去水分,再放沸水略氽一下,捞出晾凉;生姜切片;葱切段。在每只鹌鹑腹内放冬虫夏草 1 根,用线缠紧,摆放土罐内,放入姜、葱、胡椒粉、食盐,加入鸡汤 500 克,用湿绵纸封口,将土罐放在大锅内隔水相蒸,蒸至鹌鹑肉烂熟即可。本菜可供佐餐食用。每日 1～2 次,每次食用 100 克左右,吃肉喝汤。益肺补肾,化痰止血。适用于肝硬化。

(8)冬虫夏草丹参炖乌龟：乌龟500克，冬虫夏草20根，丹参30克，生姜、葱、蒜、食盐各适量。把乌龟剖开，去苦胆，除头去尾、爪。冬虫夏草、沙参用温水浸泡洗干净后，与乌龟同下锅，加水600毫升，加姜、葱、食盐，一起用武火煮沸后，移文火煎煮至龟肉烂熟即可。本菜可供佐餐食用。每日1次，每次食用200克左右，吃肉喝汤，冬虫夏草、沙参也可食用。调剂阴阳，止血退热。适用于肝硬化。

(9)苦瓜焖鸡翅：鸡翅4个，苦瓜200克，茵陈20克，姜末、料酒、蒜泥、豆粉、豆豉、红辣椒、植物油、葱、食盐各适量。将鸡翅洗净斩块，苦瓜洗净切小块入沸水氽一下，鸡块用姜末、料酒、豆粉、食盐拌匀。锅内下植物油烧七八成热，下蒜泥、豆豉爆炒后下鸡翅，炒至近熟时下苦瓜、红辣椒丝、葱段，再翻炒几下，加300毫升清汤，用文火焖30分钟即可。本品可供佐餐食用。每日1～2次，每次食用适量。补虚明目，清热。适用于肝硬化。

(10)三七炖猪肉：三七50克，猪瘦肉200克，山楂、丹参各20克，生姜、葱、草果、食盐、胡椒各适量。将猪肉洗净，切块；山楂、丹参各20克，一起放在砂锅中，用武火煮沸，放姜、葱、草果、胡椒、食盐等，改用文火，炖至猪肉烂熟，再放三七研成细末、味精即可。本品可供佐餐食用。每日1～2次，每次300克左右，汤渣全部服用。活血化瘀，滋阴润燥。适用于肝硬化。

(11)姜汁煨鸡：仔鸡(500克)1只，枸杞子10克，党参10克，老姜20克，陈皮、葱、酱油、食盐各适量。把仔鸡宰杀后除毛，去内脏，洗净后放入砂罐内；党参、老姜、老姜去皮后洗净捣细，用纱布包扎袋口，反复搓、揉挤出姜汁，取汁60毫升，放入鸡腹内，放陈皮、葱、酱油、食盐、水500毫升盖好盖。置炭火或草木灰余火内，约4小时余取出即可。本菜可供佐餐食用。每日1～2次，每次食用100克左右。补中益气，生精益髓，温中散寒。适用于肝硬化。

(12)附片羊肉：羊肉600克，附片20克，生姜、胡椒、葱、食盐各适量。附片用纱布袋装好扎口。羊肉洗净入水锅内,加水用武火煮沸,煮至红色捞出羊肉,待凉后,切小块,漂去血水;将羊肉、生姜拍破、胡椒、附片包放入锅内,加水用武火煮沸 30 分钟,再用文火炖至羊肉熟烂捞出切片。每日 1~2 次,吃肉喝汤。补火助阳,温暖肝肾。适用于肝硬化。

(13) 白菜萝卜饮:白菜 100 克,胡萝卜 100 克。打烂取汁约 200 毫升煮沸,待凉饮用,每日 1~2 次。

(14) 山药甲鱼汤:山药片 30 克,甲鱼(约重 500 克)1 只。先将甲鱼宰杀,洗净,去杂肠,连甲带肉加适量水,与山药甲鱼清炖至烂熟。吃肉喝汤,每周 1~2 次。适用于阴虚型肝硬化。

(15) 赤豆炖鲤鱼:鲤鱼(约重 500 克)1 条,赤小豆 120 克,陈皮 6 克,料酒、胡椒粉、姜、葱、蒜、食盐各适量。鲤鱼去鳞杂,洗净,加陈皮、赤小豆共煮以烂为度;再加料酒、胡椒粉、姜、葱、蒜、食盐即可。吃肉喝汤,每周 2~3 次。适用于肝硬化腹腔积液者。

(16) 西红柿汁:西红柿 200 克。将西红柿洗净,去皮,用干净纱布包裹取汁。可空腹或饭后服用,每日 1~2 次,清热解毒。适用于肝硬化。

(17) 豆腐虾仁汤:板豆腐 200 克,鲜虾仁 50 克,胡椒粉、香油、猪油、葱、食盐、味精各适量。板豆腐洗净,切成 4 厘米×3 厘米薄片,用沸水氽一下捞出,去汤。锅放水 1 000 毫升煮沸,把豆腐片放入,虾仁洗净一同放入,煮沸后胡椒粉、葱、食盐入汤,出锅前放香油、味精、猪油拌匀即可。每日 1~2 次,吃豆腐、虾仁喝汤。补肾气、壮元阳,宽中下气,补而不滞。适用于肝硬化。

(18) 鲜黑豆浆:黑豆 200 克,蜂蜜适量。黄豆浸泡 24 小时后,洗净,用家庭研磨机粉碎,加水即得鲜豆浆;用干净纱布过滤去渣即可。豆浆置锅用武火煮沸后,改用文火再煮 2~3 分钟,放入蜂蜜搅匀熄火。每日 1 次,每次饮 200 毫升左右。清肺化痰,补虚润燥。适用于肝硬化。

（19）木耳大枣露：黑木耳 15 克，大枣 30 枚，蜂蜜 30 克。先将木耳用温水泡发，洗净，与大枣一同下锅，加水用文火炖熟，加入蜂蜜搅匀煮沸即可。每日 3～5 次，每次吃木耳、大枣适量。补心脾，益气血，清血热，润肠。适用于肝硬化。

（20）糯米汤圆：糯米面 500 克，普通面粉 200 克，鲜山楂 300克，核桃仁 50 克，芝麻 50 克，红丝 30 克，桂花卤 10 克，细砂糖 100克，植物油、香油、玫瑰香精各适量。山楂洗净后煮烂，待凉后去皮去核，制成山楂泥待用；核桃仁碾碎；将米面、面粉、山楂泥混合成面团待用；将细核桃仁沫、芝麻、红丝、桂花卤、细砂糖、玫瑰香精、香油一起放盘中，充分混合；将面团分成 5 克重搓圆，拍扁，将核桃仁等馅一撮放在面饼中包裹搓成丸。锅内放水用武火煮沸，将元宵放入，待水煮汤圆浮起，再加冷水，反复操作 3 次，待水沸捞起即可食用。每日 1～2 次，每次食用 8～10 个。补肾润燥，活血化瘀。适用于肝硬化。

（21）猪肝豆米粥：猪肝 1 具，红饭豆 100 克，大枣 10 枚，小米100 克，料酒、姜、胡椒、食盐各适量。把猪肝洗净，将料酒、姜、胡椒、食盐与猪肝浸泡 3～5 分钟，入蒸笼蒸五成熟出笼，切片；将饭豆、大枣、小米各淘洗干净后一同入锅，加水用武火煮沸，待红饭豆、米快熟时，加入猪肝片，用文火熬至豆、米熟烂，喜甜者放冰糖，喜咸者，放食盐、味精即可。每日 1～2 次，每次食用 300 克左右，宜常吃。养心安神，补血益心，健脑定惊。适用于肝硬化。

（22）玫瑰枣糕：核桃仁 30 克，蘑菇 30 克，红薯 90 克，大枣 20克，鸡蛋 2 个，面粉 50 克，玫瑰 5 克，猪油 100 克，冬瓜片 20 克，蜂蜜 100 克。把大枣去核；核桃仁去皮，入油锅炸黄捞出；红薯煮熟压茸；桃仁、瓜片、蘑菇、面粉、蜂蜜、玫瑰调和均匀，做小薄糕，上笼武火蒸至糕熟，再抹上蜂蜜即可。每日 1～2 次，每次食用 200 克左右，宜常吃。疏肝理气，滋阴补肾，健脾开胃，益气养阴。适用于肝硬化和手术后恢复期。

（23）炒三鲜：猪瘦肉 120 克，绿豆芽 300 克，韭菜 150 克，水发海虾仁 30 克，植物油、花椒、料酒、食盐、味精各适量。猪肉洗净，切成肉丝；绿豆芽洗净拣去豆壳；韭菜拣去黄叶。锅烧热倒入植物油烧至五六成热时，放入花椒、姜末、葱段，煸出香味，放入肉丝快速翻炒，倒入料酒，肉丝快熟前放入海虾仁、绿豆芽，继续翻炒，加韭菜、食盐，出锅前加入味精翻炒即可。每日 1～2 次，每次食用 150 克左右，宜常吃。滋阴补肾，健脾开胃。适用于肝硬化。

（24）桃仁山药蒸羊肝：羊肝 300 克，桃仁 5 克，山楂 5 克，植物油，水粉，姜、葱、食盐、味精各适量。将羊肝洗净，切片，用水粉捏匀。植物油放入锅内烧 7～8 成的热，下姜、葱、热油内翻炒，再入羊肝翻炒，再倒桃仁、山楂、食盐、味精并翻炒均匀即可出锅趁热食用。每日 1～2 次，每次食用 100 克左右，宜常吃。腱脾开胃，养血活血，化瘀。适用于肝硬化。

（25）素炒枸杞叶：鲜枸杞叶 300 克，冬笋 50 克，水发香菇 50 克，植物油、食盐、味精各适量。把冬笋用温水发，洗净，切丝；香菇洗净，切丝；枸杞叶洗净。锅烧热倒入植物油，烧至七八成热时，下入香菇、笋丝，略炒后，倒入枸杞叶，煸炒几下，放食盐、味精翻炒均匀即可。每日 1～2 次，每次食用 80 克左右，宜常吃。滋阴生津，补益肝肾，清热化痰。适用于肝硬化。

（26）素炒豆腐皮：豆腐皮 200 克，韭菜 50 克，植物油、食盐、味精各适量。将豆腐皮温水发好后洗净，切丝；韭菜择后洗净，切 4 厘米长的段。将锅烧热，下植物油，烧至七八成热时，下豆腐皮丝、韭菜翻炒均匀，放食盐，出锅前放味精即可。每日 1～2 次，每次食用 100 克左右，宜常吃。清肺养胃，助阳。适用于肝硬化。

（27）龙马童仔鸡：仔公鸡 1 只，虾仁 20 克，海马 20 克，料酒 20 克，葱、姜、食盐、味精、高汤各适量。把仔鸡宰杀后去毛、爪，除内脏，洗净，放沸水锅内掉 5 分钟，捞出，剁成小块；将海马、虾仁用温水浸泡 30 分钟后洗净。把鸡块与海马、虾仁、葱段、姜块、食盐入大盘上笼蒸至鸡肉烂熟后出笼,拣去葱、姜。把鸡肉放入砂锅内,放高汤、葱、姜、味精煮沸出锅即可。每日 1～2 次,吃肉喝汤。补中益气,温肾壮阳,强筋健骨。适用于肝硬化。

(五)生活调养

1. 饮食调养原则

(1)合理应用蛋白质:肝脏是蛋白质合成的场所,每日由肝脏合成白蛋白 11～14 克。当肝硬化时,肝脏就不能很好地合成蛋白质了。这时就需要合理安排蛋白质的摄入,防止肝性脑病的发生。为了使患者较好地适应,可以吃以酪蛋白为基础的饮食,把奶酪掺到适量的鸡、鱼、瘦肉、蛋中食用。

(2)供给适量的脂肪:有的患者患肝硬化后,害怕吃脂肪,其实脂肪不宜限制过严。肝硬化时胆盐分泌减少,脂肪吸收不良,容易导致脂溶性维生素缺乏,故应给予适量脂肪。若给予过多脂肪食物则太油腻,不易耐受,且过多脂肪在肝内存积,可形成脂肪肝,降低肝脏代谢功能。每日给脂肪 40～50 克为宜。当出现脂肪痢时,应控制脂肪量。但如果患者没有上述症状时,并能适应食物中的脂肪,为了增加热能,脂肪不宜限制过严。胆汁性肝硬化则采用低脂肪、低胆固醇膳食。

(3)供给充足的糖类:糖类的充足,能使体内充分地贮备肝糖原,减少蛋白质的消耗,有利于组织蛋白的合成,防止毒素对肝细胞损害。每日可吃淀粉类食物 350～450 克。

(4)限制膳食中的水与钠:当有水肿或轻度腹腔积液的患者应给予低盐饮食。每日摄入的盐量不超过 3 克;严重水肿时宜用无盐饮食,钠应限制在 500 毫克左右。禁食含钠较多的食物,如蒸馒头时不要用碱,可改用鲜酵母发面,或吃无盐面包;挂面中含钠较多,不宜吃;各种咸菜和酱菜钠含量也非常多,肝硬化腹腔积液患

 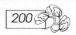

者应绝对限制。在烹调菜肴时,含钠较高的食品,如海产品、火腿、松花蛋、肉松等也应严格控制。每日进水量应限制在 1 000～1 500毫升。

（5）多吃含锌、镁丰富的食物:肝硬化的患者普遍血锌水平较低,尿锌排出量增加,肝细胞内含锌量也降低,饮酒时血锌量会继续降低,应严禁饮酒,适当食用猪瘦肉、牛肉、蛋类、鱼类等含锌量较多的食物。为了防止镁离子的缺乏,应多食用绿叶蔬菜、豌豆、乳制品和谷类等食物。

（6）补充维生素C:维生素C直接参与肝脏代谢,促进肝糖原形成,增加体内维生素C浓度,可以保护肝细胞抵抗力及促进肝细胞再生。腹腔积液中维生素C的浓度与血液中含量相等,故在腹腔积液时应补充大量的维生素C。

（7）饮食宜清淡、细软、易消化、无刺激,少量多餐:肝硬化患者经常出现食欲缺乏,应给予易消化吸收的食物,少量多餐,要吃较食且无刺激性食品,做工要细,避免坚硬粗糙的食品,如油炸食品、硬果类食品。合并食管静脉曲张时,更应注意严禁食用油炸食品、硬果及干果类食品,因这类食物可刺破食管静脉,引起上消化道大出血,危及生命。

（8）注意肠道微生态环境:肠道细菌中95%以上是对人体有益的细菌,对人类的健康及维护肠道的正常功能有重要意义。双歧杆菌和乳酸菌是最主要的肠道有益菌,它们定居在肠黏膜表面,形成一道生物屏障,抑制肠道有害细菌的过度繁殖。肝硬化患者常存在菌群失调,使肠道的微生态环境受到破坏,有害细菌过度繁殖,释放出大量内毒素。因肝功能受损,内毒素在肝内不能被及时清除,进而进入体循环,形成内毒素血症。内毒素能引起发热,损伤肝脏的微血管,使肝脏的血液供应受阻,内毒素还能刺激巨噬细胞释放肿瘤坏死因子,直接引起肝细胞损伤。所以,肝硬化患者应经常补充一些微生态药品。食物中的低聚糖在肠道内不能被吸收,可以被双歧杆菌所利用,故对双歧杆菌有活化和促进增殖作用。所以,肝硬化患者应多选用低聚糖微生态食品。

(9)其他:没有门静脉高压症(食管静脉瘤、腹腔积液或肝性脑病)时,只需维持正常的作息及规律的饮食习惯;合并有糖尿病时,则不宜吃甜食、油腻食物。若患者觉得容易疲倦,可补充些高蛋白食物。已有轻度食管静脉曲张的患者,则饮食尚不需调整;中等度静脉曲张,则不宜吃不易嚼碎、粗糙、油炸或辛辣的食物。有腹腔积液的患者,宜吃清淡食物,盐渍食品、酱菜、酱瓜、卤味、肉干、鱼干等都在禁食之列。人血白蛋白偏低者,理论上应多摄取高蛋白食物,如猪肉、牛肉、鱼肉、鸡肉、鸡蛋、高蛋白奶粉等,食用后若有头晕、嗜睡者,则应检查是否有肝性脑病之虞。

2. 生活调养原则

(1)养成良好的生活习惯,定时作息与进餐。多在户外活动,保持良好的心态。

(2)多吃新鲜果蔬,可少量多餐,控制每天主食总量,以半流、软食为主,切忌生、冷、硬之类食物。

(3)肝硬化合并有食管静脉曲张患者,遇到气候变化、寒流来袭时,最好注意保暖,否则静脉曲张破裂的概率就会增加;有腹腔积液时,最好穿宽松的衣服,避免胀得透不过气来。如果情况许可的话,应多卧床休息,增加腹腔积液排出,如服用利尿药,最好每日称体重,若体重减轻速度超过每日 1 000 克,则应调整利尿药的剂量。对肝性脑病的患者,应注意其每日有无排便、睡眠是否日夜颠倒、言语或行为有无异常。

(4)肝硬化患者常有失眠现象,有些是肝性脑病的前兆,有些则否;若是肝性脑病的前兆,不应使用安眠药或镇静药,否则情况会更加恶化。

(5)肝硬化患者的肝脏血流比正常人低,其心脏收缩能力较差,血中氧含量也较低,剧烈的运动(如打篮球、网球)可能使肝脏的血流更加减少,肝脏功能可能受损,因此应尽量避免。适度的运动,可促进新陈代谢,对于轻度肝硬化患者的康复仍有帮助。

3. 护理注意事项

(1)稳定情绪:肝脏与精神情志的关系非常密切。情绪不佳、精神抑郁、暴怒激动均可影响肝的功能,加速病变的发展。树立坚强意志、心情开朗、振作精神、消除思想负担,会有益于病情改善。

(2)动静结合:肝硬化失代偿期,并发腹腔积液或感染时应绝对卧床休息。在代偿期、病情稳定时,可做些轻松工作或适当活动,进行有益的体育锻炼,如散步、做保健操、打太极拳等。活动量以不感觉到疲劳为度。

(3)慎用药物:盲目过多地滥用一般性药物,会加重肝脏负担,可损害肝脏功能。对肝脏有害的药物(如异烟肼、巴比妥类)应慎用或忌用。

(4)戒酒:酒能助火动血,长期饮酒,尤其是烈性酒,可导致酒精性肝硬化。长期饮酒不利于肝病的稳定和恢复,可加快肝硬化的进程,有促发肝癌的危险,应戒酒。

(5)便秘护理:便秘对肝病患者极为不利。粪便在肠道内滞留时间过长,有害物质产生和吸收就会增加,给肝脏解毒功能增加了负担,同时对肝细脆也会造成损害。肝脏不能完全把过多的毒素降解,以至于毒素还能通过血液进入大脑,损害中枢神经系统。因此,肝病患者应适量进食一些富含纤维素的食物,如芹菜等,养成良好生活习惯,保持大便通畅。必要时,可用乳果糖帮助排便。

十二、原发性肝癌

原发性肝癌是指由肝细胞或肝内胆管上皮细胞发生的恶性肿瘤。原发性肝癌是我国常见恶性肿瘤之一,死亡率在消化系统恶性肿瘤中居第三位,肝癌的高危人群以 35～65 岁的中年人为主,尤以男性患者较多,是女性的 2～4 倍。

(一)病　因

原发性肝癌的病因和发病机制尚未完全明确,根据高发区流行病学调查,可能与下列因素有关。

1. 病毒性肝炎　在我国,慢性病毒性肝炎是原发性肝癌诸多致病因素中最主要的病因。原发性肝癌患者中约 1/3 有慢性肝炎史,肝癌患者乙型肝炎表面抗原阳性率可达 90%,提示乙型肝炎病毒与肝癌高发有关。有研究表明,肝细胞癌中 5%～8% 患者抗丙型肝炎抗体阳性,提示丙型病毒性肝炎与肝癌的发病可能有关。

2. 肝硬化　原发性肝癌合并肝硬化的发生率各地报告为 50%～90%。在我国,原发性肝癌主要在病毒性肝炎后肝硬化基础上发生,有高达 80%～90% 的肝癌患者同时有肝硬化。

3. 黄曲霉毒素　黄曲霉毒素的代谢产物黄曲霉毒 B,有强烈的致癌作用,常接触黄曲霉毒素的人群可引起肝癌。

4. 饮用水污染　池塘中生长的蓝绿藻产生的藻类毒素可污染水源,可能与肝癌有关。

5. 遗传因素　不同种族人群肝癌发病率不同,在同一种族中,肝癌的发病率也存在着很大的差别,常有家族聚集现象,但是否与遗传有关,有待进一步研究。

6. 其他因素　一些化学物质(如亚硝胺类、偶氮芥类、甲醛、有机氯农药及酒精等)均是可疑的致肝癌物质。肝小胆管中的华支睾吸虫感染可刺激胆管上皮增生,为导致原发性胆管细胞癌的原因之一。

(二)诊断要点

1. 临床表现　原发性肝癌起病隐匿,早期缺乏典型症状。临床症状明显者,病情大多已进入中晚期。本病常在肝硬化的基础上发生,或者以转移病灶症状为首发表现,此时临床容易漏诊或误诊,应予注意。

(1)肝区疼痛是肝癌最常见的症状,50%以上患者有肝区疼痛,多呈持续性胀痛或钝痛,是因癌瘤生长过快,肝包膜被牵拉所致。如病变侵犯膈,疼痛可牵涉右肩或右背部;如癌瘤生长缓慢,则可完全无痛或仅有轻微钝痛。当肝表面的癌结节破裂,可突然引起剧烈腹痛。从肝区开始迅速延至全腹,产生急腹症的表现,如出血量大时可导致休克。

(2)肝脏呈进行性增大,质地坚硬,表面凹凸不平,常有大小不等的结节,边缘钝而不整齐,常有不同程度的压痛。肝癌突出于右肋弓下或剑突下时,上腹可呈现局部隆起或饱满;如癌位于膈面,则主要表现为膈肌抬高而肝下缘不下移。

(3)黄疸一般出现在肝癌晚期,多为阻塞性黄疸,少数为肝细胞性黄疸。前者常因癌瘤压迫或侵犯胆管或肝门转移性淋巴结肿大而压迫胆管造成阻塞所致;后者可由于癌组织肝内广泛浸润或合并肝硬化、慢性肝炎引起。

(4)肝硬化征象在失代偿期肝硬化基础上发病者有基础病的

临床表现。原有腹腔积液者可表现为腹腔积液迅速增加且具难治性,腹腔积液一般为漏出液。血性腹腔积液多因肝癌侵犯肝包膜或向腹腔内破溃引起,少数因腹膜转移癌所致。

（5）恶性肿瘤的全身性表现为进行性消瘦、发热、食欲缺乏、乏力、营养不良和恶病质等。

（6）如转移至肺、骨、脑、淋巴结、胸腔等处,可产生相应的症状。有时患者以转移灶症状首发而就诊。

（7）伴癌综合征系指原发性肝癌患者由于肿瘤本身代谢异常或癌组织对机体影响而引起内分泌或代谢异常的一组症候群。主要表现为自发性低血糖症、红细胞增多症;其他罕见的有高钙血症、高脂血症、类癌综合征等。

（8）并发症主要有肝性脑病、上消化道出血、肝癌结节破裂出血、继发感染。

①肝性脑病。常是原发性肝癌终末期的最严重并发症,约1/3的患者因此死亡。一旦出现肝性脑病则预后不良。

②上消化道出血。上消化道出血约占肝癌死亡原因的15%,出血可能与以下因素有关:因肝硬化或门静脉、肝静脉癌栓而发生门静脉高压,导致食管胃底静脉曲张破裂出血。晚期肝癌患者可因胃肠道黏膜糜烂合并凝血功能障碍而有广泛出血。大量出血可加重肝功能损害,诱发肝性脑病。

③肝癌结节破裂出血。约占10%的肝癌患者发生肝癌结节破裂出血。肝癌破裂可局限于肝包膜下,产生局部疼痛;如包膜下出血快速增多则形成压痛性血肿;也可破入腹腔引起急性腹痛和腹膜刺激征。大量出血可致休克,少量出血则表现为腹腔积液。

④继发感染。患者因长期消耗或化疗、放疗等,抵抗力减弱,容易并发肺炎、败血症、肠道感染、压疮等。

2. 辅助检查

（1）肝癌标记物检测

①甲胎蛋白。现已广泛用于原发性肝癌的普查、诊断、判断治疗效果及预测复发。在排除妊娠、肝炎和生殖腺胚胎瘤的基础上，血清甲胎蛋白检查诊断肝细胞癌的标准为＞500 微克/升、持续 4 周以上；甲胎蛋白在 200 微克/升以上的中等水平持续 8 周以上；甲胎蛋白由低浓度逐渐升高不降。

②其他肝癌标记物。血清岩藻糖苷酶、γ-谷氨酰转移酶同工酶Ⅱ、异常凝血酶原、M_2 型丙酮酸激酶、同工铁蛋白、$α_1$-抗胰蛋白酶、醛缩酶同工酶 A、碱性磷酸酶同工酶等有助于甲胎蛋白阴性的原发性肝癌的诊断和鉴别诊断，但是不能取代甲胎蛋白对原发性肝癌的诊断地位。联合多种标记物可提高原发性肝癌的诊断率。

（2）影像学检查

①超声显像实时 B 型超声显像。是目前肝癌筛查的首选检查方法。B 型超声检查对肝癌早期定位诊断有较大的价值，并有助于引导肝穿刺活检。

②电子计算机 X 线体层显像（CT）。具有更高分辨率，具有定位与定性的诊断价值，且能显示病变范围、数目、大小及其与邻近器官和重要血管的关系等，因此是肝癌诊断的重要手段，被列为临床疑诊肝癌者和确诊为肝癌拟行手术治疗者的常规检查。

③磁共振成像（MRI）。能获得横断面、冠状面和矢状面 3 种图像，为非放射性检查，无须增强即能显示门静脉和肝静脉的分支；对肝血管瘤、囊性病灶、结节性增生灶等的鉴别有优势，必要时可采用。

④肝血管造影。选择性肝动脉造影是肝癌诊断的重要补充手段。该项检查为有创性，适用于肝内占位性病变非侵入检查未能定性者；疑为肝癌而非侵入检查未能明确定位者，拟行肝动脉栓塞治疗者，施行配合 CT 检查的新技术。数字减影血管造影设备的

普及,大大便利了该检查的开展。

（3）肝穿刺活体组织检查超声或 CT 引导下细针穿刺行组织学检查：是确诊肝癌的最可靠方法,但属侵入性检查,且偶有出血或针道转移的风险,上述非侵入性检查未能确诊者可视情况考虑应用。

3. 诊断与鉴别诊断 原发性肝癌的早期很难发现,偶尔在体检中发现,出现临床症状时已是中晚期,给治疗上带来了一定的困难。对于肝癌诊断的金标准是进行肝占位活检组织病理学可以确定诊断。同时在主要排除肝硬化和与胰腺的肿瘤。

（三）西医治疗

随着医学技术的进步及人群体检的普及,早期肝癌和小肝癌的检出率和手术根治切除率逐年提高。早期肝癌尽量手术切除,不能切除者应采取综合治疗的模式。

1. 手术治疗 手术切除仍是目前根治原发性肝癌的最好手段,凡有手术指征者均应积极争取手术切除。手术适应证为：诊断明确,估计病变局限于一叶或半肝,未侵及第一、第二肝门和下腔静脉;肝功能代偿良好,凝血酶原时间不低于正常的 50%,无明显黄疸、腹腔积液或远处转移者;心、肺、肾功能良好,能耐受手术者;术后复发,病变局限于肝的一侧者;经肝动脉栓塞化疗或肝动脉结扎、插管化疗后,病变明显缩小,估计有可能手术切除者。

由于手术切除仍有很高的复发率,因此术后宜加强综合治疗与随访。

2. 局部治疗

（1）肝动脉化疗栓塞：为原发性肝癌非手术治疗的首选方案,疗效好,可提高患者的 3 年生存率。肝动脉化疗栓塞的主要步骤是经皮穿刺股动脉,在 X 线透视下将导管插至肝固有动脉或其分支,注射抗肿瘤药或栓塞剂。常用栓塞剂有吸收性明胶海绵碎片和碘化油。碘化油能栓塞 0.05 毫米口径血管,甚至可填塞肝血窦,可以持久地阻断血流。目前多采用碘化油混合化疗药注入肝动脉,可发挥持久的抗肿瘤作用。肝动脉化疗栓塞应反复多次治疗,一般 4～6 周重复 1 次,经 2～5 次治疗,许多肝癌明显缩小,可进行手术切除。另外,肝癌根治性切除术后,肝动脉化疗栓塞可进一步清除肝内可能残存的癌细胞,以降低复发率。但对播散卫星灶和门静脉癌栓的疗效有限,更难控制病灶的远处转移。

(2)无水酒精注射疗法:在 B 超引导下,将无水酒精直接注入肝癌组织内,使癌细胞脱水、变性,产生凝固性坏死,属于一种化学性治疗肝癌的方法。无水酒精注射疗法对小肝癌可使肿瘤明显缩小,甚至可以达到肿瘤根治的程度,对晚期肝癌可以控制肿瘤生长的速度,延长患者的生存期。目前已被推荐为肿瘤直径＜3 厘米,结节数在 3 个以内伴有肝硬化而不能手术治疗的主要治疗方法。

(3)物理疗法:局部高温疗法不但可以使肿瘤细胞变性、坏死,而且可以增强肿瘤细胞对放疗的敏感性。常见的方法有微波组织凝固技术、射频消融、高功率聚焦超声治疗、激光等。另外,冷冻疗法和直流电疗法也可以达到杀伤肝癌细胞的作用。

3. 生物和免疫治疗 在肝癌的生物学特性和免疫治疗方面研究有所进展,如肝癌克隆起源、肝癌复发和转移相关的某些癌基因或酶的作用机制、糖蛋白研究、肝癌免疫逃避的机制、肝癌的分化诱导、抑制肝癌复发和转移的治疗、抑制肝癌新生血管治疗、特异性的主动和被动免疫治疗等,这些研究为肝癌的治疗提供了新的前景。目前,单克隆抗体和酪氨酸激酶抑制药类的各种靶向治疗药物等已被相继应用于临床,基因治疗和肿瘤疫苗技术近年来也在研究之中。

4. 放疗 原发性肝癌对放疗不甚敏感,而邻近肝的器官却易受放射损害,因此过去的治疗效果常不够满意。近年由于定位方法的改进,常用放射能源为^{60}钴和直线加速器,技术上采用局部或半肝移动条野照射,一些病灶较为局限、肝功能较好的早期病例,如能耐受 40 戈瑞(4 000 拉德)以上的放射剂量,疗效可显著提高。目前趋向于用放疗合并化疗;如同时结合中药或其他支持治疗,效果更好。国内外正试用肝动脉内注射 Y-90 微球。^{131}I-碘化油或放射性核素标记单克隆抗体或其他导向物质作导向内放疗,疗效必将继续提高。

5. 化疗 全身化疗虽已广泛应用,其效果不满意。常用药物有氟尿嘧啶(隔日 250~500 毫克,静脉注射,7 500 毫克为 1 个疗程);其他药物(如顺铂、多柔比星、丝裂霉素、甲氨蝶呤、噻替派等)均有一定疗效。化疗用抗癌药物易引起胃肠道反应及造血功能抑制,一般认为单独应用的疗效多不满意,如改进用药方法,采用肝动脉插管灌注,按细胞动力学原理进行联合或序贯方案治疗,并注意改善全身营养情况,可能取得较满意的疗效。

6. 并发症治疗 肝癌结节破裂时,应考虑结扎肝动脉、大网膜包裹堵塞,喷洒止血药或急症肝动脉栓塞等治疗。对晚期不耐受手术的病例,则宜采取补液、输血、止痛、止血等措施。

(四)中医治疗

1. 辨证论治 对于早期单纯型肝癌,应以手术治疗为首选,或先予以介入疗法,然后考虑手术,术后配合中医药治疗以期巩固。本病复杂多变,临床症状各异,应视病情审因论治,灵活选方用药。

(1)肝胆湿热

主症:胁肋胀痛,肝大,质硬不移,黄疸日深,持续不退,伴有发热,口黏口苦,纳差腹胀,大便不爽,小便短赤,舌质红,苔黄腻,脉弦滑。

治则:清热利湿,化瘀软坚。

方药:龙胆茵陈汤化裁。龙胆草 10 克,茵陈 15 克,柴胡 12 克,鳖甲 15 克,炒栀子 10 克,郁金 10 克,赤芍 15 克,丹参 15 克,士茯苓 15 克,半枝莲 15 克。

用法:每日 1 剂,每剂煎 2~3 次,每次 200~300 毫升,每日 2~3 次,温热服。

(2)肝胃阴虚

主症:右胁隐痛,固定拒按,胃脘灼热,纳呆食少,泛恶欲吐,口干不多饮,烦热时汗出,失眠梦多,大便干结,舌红少津,脉弦细或数。

治则:滋肝养胃,理气活血。

方药:益胃清肝饮。沙参、麦冬、玉竹、石斛、马鞭草、白花蛇舌草各 15 克,柴胡、栀子、莪术、佛手各 10 克,甘草 6 克。

用法:每日 1 剂,每剂煎 2~3 次,每次 200~300 毫升,每日 2~3 次,温热服。

(3)气滞血瘀

主症:胁下积块,坚硬刺痛,脘腹胀满,纳差呃逆,形体瘦削,面色黧黑,肌肤甲错,吐衄便血,舌质紫暗或有瘀斑,舌下络脉淡紫粗长,苔薄白,脉沉细而涩。

治则:疏肝理气,活血化瘀。

方药:当归 15 克,赤芍 15 克,桃仁 10 克,红花 10 克,丹参 30 克,五灵脂 10 克,鳖甲 15 克,䗪虫 7.5 克,半边莲 15 克,三七粉 3 克。

用法:每日 1 剂,每剂煎 2~3 次,每次 200~300 毫升,每日 2~3 次,温热服。

2. 验方

(1)当归、赤芍、白芍、桃仁、漏芦、丹参、八月札、郁金、川楝子、香附各 9 克,夏枯草、海藻、昆布各 15 克,白花蛇舌草 30 克。每日

1剂,水煎服。适用于原发性肝癌。

(2)生赭石、生山药、鳖甲、夏枯草、泽泻、猪苓、龙葵、白英各15克,太子参、天花粉、天冬、赤芍、桃仁、红花、白芍各10克,黄芪、枸杞子、焦山楂、炒神曲各30克,三七粉(分冲)3克。每日1剂,水煎服。适用于原发性肝癌。

(3)柴胡、枳壳、川厚朴、三棱、莪术、栀子、延胡索各12克,丹参、鳖甲、龟甲备30克,五灵脂、玳瑁各15克,大黄、白芍各7克。每日1剂,水煎服。适用于早中期肝癌。

(4)柴胡15克,鳖甲10克,焦白术、党参各15克,白芍15克,清半夏、䗪虫、黄芩、桃仁各10克,茯苓15克,砂仁10克,龙葵20克,鸡内金15克,焦麦芽、焦山楂、焦神曲、山核桃各10克,半枝莲30克,甘草10克。腹腔积液、尿少者,去半夏、黄芩、䗪虫,加泽泻、车前子、大腹皮、姜皮、石韦;有黄疸者,去䗪虫、焦白术,加茵陈、栀子;胁痛者,加乌药、延胡索、川楝子。每日1剂,水煎服,30剂为1个疗程。据病情可以合用转移因子,或补充血浆蛋白等支持疗法。适用于原发性肝癌。

3. 贴敷疗法

(1)蟾酥、白英、丹参、蜈蚣、全蝎、五倍子、马钱子各100克,大黄180克,石膏250克,明矾120克,青黛500克,黄丹、冰片、夏枯草各200克,黑矾、水蛭各60克,紫草、黑丑、白丑、甘遂各300克,乳香、没药各150克。上药共研细末,制成膏药,外敷肝区,每周换1次。

(2)蜈蚣10条,生半夏、陈皮、七叶一枝花、紫花地丁45克,硼砂、全蝎、乳香、没药各30克,银朱9克,麝香1.5克。上药共研细末,每次用荞麦面粉打成稀糊调药粉,外敷于肝区疼痛部位的皮肤上,2日换药1次。

(3)蓼子(水红花子)60克,阿魏、急性子、大黄各15克,麝香15克,甘遂9克,巴豆10粒,白酒500毫升。上药除白酒以外,共研细末,与白酒一起纳入猪膀胱内,外敷疼痛处,痛止停药。

(4)活癞蛤蟆(去内脏)1只,雄黄30克。将雄黄放入活癞蛤蟆腹内,加温水少许调成糊状,敷于肝区疼痛明显处(癞蛤蟆腹部贴于痛处),然后固定,15～20分钟可产生镇痛作用,夏天6～8小时、冬天24小时换1次。

(5)将冰片15克溶于适量白酒中,装瓶备用。需要时用棉签蘸药外搽疼痛部位,15分钟见效。

(6)雄黄、明矾、青黛、皮硝、乳香、没药各60克,冰片10克,血竭30克。研成细末,和匀,分成30～60克1包,用米醋和猪胆汁各半,将药调成糊状,外敷痛处,每日1次。

4. 药膳食疗方

(1)党参大枣茶:党参8克,大枣10枚。把党参切细或薄片,大枣洗净,一同入锅,加水置武火上煮沸后,改用文火煮20分钟,取汁即可。当茶饮用,每日3～4次。健脾益气,补气生血。适用于肝癌。

(2)四仁冰糖饮:莲子20粒,桂圆20粒,桃仁、酸枣仁各10粒,冰糖15克。莲子去皮、心;桃仁、酸枣仁洗净,与莲子肉、桂圆一同入锅,加水煮沸后,移文火放冰糖,煎煮30分钟,捞出桃仁、酸枣仁。吃莲子肉、桂圆肉,每日3～4次。清心火,养心血,补心阴,安神、润肠。适用于肝癌。

(3)黄芪大枣粥:炙黄芪30克,党参25克,炙甘草10克,大枣15枚,大米100克。将四味中药一同入锅,加水用武火煮沸,改用文火续煮30分钟,去渣取汁,与大米同煮,用文火续煮至米烂熟成粥。每日1次,每次食用300克左右。补益脾胃,益气生血。适用于肝癌。

(4)党参狗肉汤:狗肉500克,党参15克,生姜、料酒、食盐、味精各适量。将狗肉洗净,切块;党参洗净与狗肉一同入砂锅,加生姜(拍破)、料酒、食盐及清水,用武火煮沸,改用文火煮至狗肉烂熟即可。每日 1~2 次,喝汤吃肉。温肾阳,补中气,健脾胃。适用于肝癌。

(5)泥鳅炖豆腐:活泥鳅 300 克,豆腐 100 克,姜、葱、食盐各适量。用桶或盆装清水,将泥鳅放入让其吐出鳃内泥浆,每隔 1~2 小时换水 1 次,待 24 小时后水完全清后入锅,加水约 500 毫升,放食盐、姜,置武火上清炖至五成熟时,加入豆腐、葱,再炖泥鳅烂熟即可。分 2 次食,喝汤吃泥鳅和豆腐。补中气,祛湿浊,健脾利水。适用于肝癌。

(6)白参狗肉汤:狗肉 300 克,白术 20 克,党参 30 克,八角、生姜、陈皮、草果、食盐、味精各适量。狗肉洗净,切成小块,用沸水汆一下,洗净血水备用;生姜去皮,拍破。将狗肉放砂锅内,加水用武火煮沸,打去浮沫,放姜块、白术、党参、八角、陈皮、草果、食盐,用文火煮至狗肉半熟,放茴香续煮至狗肉烂熟,出锅前放味精即可。每日 1~2 次,吃肉喝汤。温肾壮阳,健脾开胃,化湿行气。适用于肝癌、癌症恢复期。

(7)参地炖猪肝:猪肝 500 克,玄参 20 克,熟地黄 20 克,水豆粉、生姜、葱、料酒、植物油、食盐、白糖各适量。先把猪肝洗净,切片;玄参、熟地黄用纱布包裹,扎紧口,放入锅内加水用文火煮 2 小时,将猪肝放入再煮 1 小时,捞出猪肝片。锅内放植物油烧七八成热,下姜、葱翻炒几下,再放猪肝、料酒、白糖兑入原汁汤,加水豆粉、味精汤汁透明即可。每日 1~2 次,吃猪肝喝汤。滋阴养肝补血,清热凉血。适用于癌症。

(8)山药炖鹅肉:鹅肉 500 克,猪瘦肉 200 克,山药 100 克,丹参 30 克,玉竹 20 克,料酒、姜、葱、食盐各适量。将鹅肉、猪肉洗净,切小块;山药去皮,洗净,切小块;丹参、玉竹洗净,切段;姜拍破。将猪肉、鹅肉、山药、丹参、玉竹、姜、食盐均一同下锅,加水先用武火煮沸后,移文火炖至鹅肉、猪肉烂熟即可。每日 1~2 次,喝汤吃肉。补虚益气,生津和胃。适用于肝癌。

(9)参楂心肺汤:猪心肺1具,党参20克,山楂10克,料酒、生姜、葱、食盐、味精各适量。把猪心肺洗净,挤尽血水;把沙参、玉竹洗净,用干净纱布包好,扎口备用。先把猪心肺切块,放入锅内加水用武火煮沸,打去浮沫,再放中药袋、生姜(拍破)、食盐、葱,用文火炖至心肺熟透即可,食用前加味精即可。每日1~2次,吃猪心肺喝汤。生津和胃,清热润肺。适用于肝癌术后。

(10)山芍粥:白芍25克,山楂10克,新粳米100克,麦芽糖适量。将白芍入锅,每次加水,煮沸5分钟取药汁,反复3次,将3次汁放一起,加入粳大米熬煮成粥,在每次食用前,加入麦芽糖拌匀即可。每日1~2次,每次300克,宜常食。补肝养阴,健脾益胃。适用于肝癌。

(11)姜糖饮:鲜生姜5克,红糖适量。把生姜去皮,洗净,剁成细末,放入杯内,红糖(依水多少或个人口味而定)适量入杯,用滚开沸水沏泡,并加盖闷5~10分钟,饮前搅拌即可。当茶饮用,不拘时间,每日2~3次。温中散寒,活血化瘀。适用于肝癌。

(12)甜酒酿蒸鸡蛋:甜酒酿300克,鸡蛋1个,桂花糖、冰糖各适量。将甜酒酿放入碗内,中间留一鸡蛋空隙,把鸡蛋打入碗空隙内,蛋黄正好在中央的空隙中,上蒸笼蒸30分钟取出,加入适量的桂花糖、冰糖即可。每日1次,每次食用鸡蛋等。温胃行滞,降逆和中,滋阴补血。适用于肝癌。

(13)童鸡小豆汤:未下蛋的母鸡(500克)1只,赤小豆100克,草果2个,生姜、食盐、葱各适量。将母鸡宰杀,除毛,去内脏;生姜洗净,拍破。将鸡、赤小豆提前用水浸泡4~6小时,与生姜、草果一起放入锅内(砂锅最佳),加水置武火上煮沸,放食盐,改用文火炖至鸡肉、赤小豆烂熟即可。每日1~2次,汤肉并吃,亦可为加餐食用。补虚弱,健脾胃,温中消肿利水。适用于肝癌。

(14)狗肉粥:狗肉200克,新米100克,料酒、生姜、胡椒、食盐各适量。将狗肉洗净,切成小块;生姜去皮,切丝;大米淘洗干净。

一同入锅,加水、食盐先用武火煮沸,改用文火煮至狗肉烂熟即可。每日1次,每次食用400克左右。补中气,温肾阳,健脾开胃。适用于肝癌。

(15)核桃仁炒韭菜:核桃仁50克,韭菜200克,香油、食盐、味精各少许量。把韭菜择干净,洗净,切4厘米长的段。将锅烧热,放香油烧至七八成热时,放入核桃仁,炸至微黄,捞出核桃仁,铲去多余的油;锅内倒入香油烧热,倒入韭菜、核桃仁、食盐、味精再翻炒,熟透即可。每日1～2次,每次食用100克左右,宜常吃。补肺益肾,助阳。适用于肝癌。

(16)糖醋海蜇:水发海蜇皮300克,香菇100克,川青笋20克,香油、白糖、醋、味精、食盐、芝麻各适量。把海蜇皮洗净,切丝;水发香菇,切丝;青笋去皮,洗净,切丝,加少许食盐,10分钟后,用水淘洗,浸漂数分钟;芝麻用热锅炒香;香菇丝用热油锅爆炒几分钟,出锅待凉。将海蜇、香菇与青笋、海蜇、白糖、醋、香油、芝麻、味精在锅内充分拌匀即可。每日1～2次,每次食用100克左右,宜常吃。平肝清热,活血健胃,化痰散结。适用于肝癌。

(17)菊蚌怀珠:净蚌肉10个,猪瘦肉100克,鸡蛋1个,料酒20毫升,鲜菊花10克,鲜竹叶数片,贝粉5克,姜、葱、食盐、味精各适量。把蚌肉捶松,放入锅中用文火煮至肉烂,取出置凉;把猪肉剁成肉末,与贝粉、姜末、葱末、食盐、鸡蛋搅匀,制成20个小丸子,入沸水余熟,将每个蚌肉一分为二,夹肉丸2个。在大汤碗中铺垫数片竹叶,将蚌肉、怀珠摆放在竹叶上,兑上少许料酒,上笼蒸沸20分钟后出笼。另取一锅,倒入清汤煮沸,加食盐、菊花、味精,煮沸后浇在蚌肉上即可。每日1～2次,每次食用100克左右,宜常吃。滋阴清热,化痰软坚,散结祛风。适用于肝癌。

(18)贝母蒸甲鱼:甲鱼(500克)1只,贝母、知母、杏仁、柴胡、前胡各5克,生姜、甘草、料酒、食盐各适量。把甲鱼用竹筷将头引出,宰头,留血,剖开去苦胆,置入大碗中,加入6味中药、姜、料酒、食盐,加清汤适量,把大碗放入蒸笼中蒸至甲鱼肉烂熟取出,捞出中药趁热分顿食用。每日1～2次,每次食用200克左右,宜常吃。滋阴活血,清热化痰,散结退热。适用于癌症术前、术后。

(19)海参猪肉饼:干海参300克,香菇200克,猪瘦肉600克,水豆粉、鸡蛋、植物油、香油、白糖、食盐、味精各适量。把海参、香菇用温水泡发,洗净;猪瘦肉剁成肉末,放在碗内,加入适量的水豆粉、白糖、鸡蛋、香油、食盐共拌匀后,分为3份,蘸以水豆粉,放入热油锅炸至金黄色。锅内留油少许,将海参、香菇略煸一下,再放入炸过的肉饼同焖,放少许香油,翻炒均匀即可。每日1～2次,每次食用150克左右,宜常吃。滋阴益气,健脾开胃,化痰。适用于肝癌。

(20)油爆牛肚头:牛肚头500克,水发香菇20克,玉兰片、青豆、面粉25克,植物油、清汤、蒜瓣、姜、葱、胡椒粉、食盐、味精各适量。把肚头两边的油筋去净,再用刀划成十字花,再切成小方块,放入碗内,加清汤半碗,加碱、醋少许拌匀,用盘扣住10分钟,待肚头胀起洗净,沥干水分,放入盘内,撒上面粉将玉兰片、香菇片切成小雪花片。把锅烧热,放入植物油烧至七八成热时,放几粒花椒,将肚头撒入用勺快速搅开,肚头出现花纹时,出锅沥油;锅内剩油50克,再置武火,把玉兰片、香菇、青豆下入,再放入清汤、姜末、葱段、蒜瓣、胡椒粉、食盐、味精拌匀煮沸,倒入肚头,再翻炒拌匀即可。每日1～2次,每次食用200克左右,宜常吃。健脾开胃,和中化痰。适用于肝癌。

(五)生活调养

1. 饮食调养原则

(1)注意饮食卫生,改善饮水条件,勿饮池塘水、沟水,定期对饮用水源进行消毒。不吃霉变的食品,少食油炸、辛辣、腌制的食物。

（2）不偏食，多食用富含维生素、微量元素及纤维素类食品，如新鲜的蔬菜、水果、冬菇及海产品等。

（3）肝癌患者的饮食应以高蛋白、高维生素、高热能为主。但有肝功能障碍、肝功能失代偿的患者应限制水、盐及蛋白质的摄取。

2. 生活调养原则

（1）日常生活注意冷暖，适时增减衣物，避风寒，防外感；戒除烟酒，勿熬夜，勿过度劳累，有规律生活能使精神状态得到调整，增强战胜疾病的信心，减轻化疗不良反应带来的烦恼。

（2）注意心理调护，帮助患者消除对疾病的紧张、焦虑、悲观、抑郁的情绪，调动患者的主观能动性，坚定治病信心，积极与疾病做斗争，帮助患者适应新的社会角色和生活环境。对严重抑郁、焦虑的患者，必要时可给予抗焦虑或抑郁的药物治疗。

（3）晚期肝癌可有腹腔积液、黄疸、消化道出血、剧烈疼痛等并发症出现，在积极药物治疗的基础上更应配合心理治疗，患者的求生欲望多增强，非常需要家属及医护人员多在他的身边，因而更强调护理的重要性，同时需要做好对生命体征的监控。

（4）若长期服药，口腔易出现真菌感染（如点状白斑溃疡等），平时应在睡前、饭后用 2% 苏打水或 4% 复方硼酸溶液漱口，以防真菌生长。若白斑破溃可用 0.5%～1% 丁卡因或 2% 利多卡因 1～2 滴滴在口腔溃疡面，以缓解疼痛；或用 0.5%～1% 明矾溶液在饭前含漱，可起到收敛止痛、保护局部组织和止血作用。

十三、脂 肪 肝

脂肪肝是指由于各种原因引起的肝细胞内脂肪堆积过多的病变。在我国,由于近年来生活水平提高,饮食结构的变化及预防措施的相对滞后,脂肪肝发病率持续上升,且发病年龄越来越小。

(一)病　因

流行病学调查显示,主要为酒精、高脂血症等引起的慢性脂肪肝,也可由妊娠、相关药物和毒物中毒、营养不良、肥胖、2型糖尿病、肝炎病毒或其他病原体感染及先天代谢缺陷等引起的脂肪肝。临床上又分为酒精性脂肪肝和非酒精性脂肪肝。

(二)诊断要点

1. 临床表现

(1)轻度或早期脂肪肝:在临床上无任何症状,多无明显不适。

(2)中、重度脂肪肝:患者除原发病临床表现外,可出现乏力、肝区隐痛等症状,可伴肝脾大;血清转氨酶可升高,并以丙氨酸氨基转移酶(ALT)为主,可伴有谷氨酰转肽酶(GGT)、铁蛋白和尿酸等增高。脂肪肝虽然是良性病变,但其纤维化的发生率高达25%,有1.5%～8.0%患者可发生肝硬化。一旦发生肝硬化,预后与一般的门静脉性肝硬化相同。

(3)分类:根据脂肪变性在肝脏累及的范围分为轻度、中度、重度。脂肪含量超过肝脏重量的 5％～10％ 为轻度脂肪肝,超过 10％～25％ 为中度脂肪肝,超过 25％ 为重度脂肪肝。

(4)主要并发症:腹腔积液、静脉曲张、消化道大出血,最后导致死亡。

(5)预后:四环素、黄磷中毒、妊娠等引起的急性脂肪肝预后险恶,死亡率很高。绝大多数慢性脂肪肝预后良好。如能早期诊治,可以阻止脂肪肝的进一步发展,甚至使其逆转。所以,脂肪肝的早期诊断尤为重要。

2. 辅助检查

(1)血、尿、粪常规检查无特殊阳性体征。

(2)用 B 型超声检查是诊断脂肪性肝病重要而实用的手段,诊断脂肪性肝病的准确率高。

(3)血生化检查血脂的正常值,总胆固醇 3.1～5.7 毫摩/升、三酰甘油 0.57～1.7 毫摩/升、高密度脂蛋白 1.01～2.07 毫摩/升和低密度脂蛋白 1.81～4.92 毫摩/升。血清学检查主要了解肝脏功能情况。

(4)CT 平扫肝脏密度普遍降低,肝脾 CT 平扫密度比值≤1可明确脂肪性肝病的诊断,根据肝脾 CT 密度比值可判断脂肪性肝病的程度。

(5)病理学检查肝穿刺活组织检查仍然是确诊脂肪性肝病的主要方法,对鉴别局灶性脂肪性肝病与肝肿瘤、某些少见疾病如胆固醇酯贮积病和糖原贮积病等有重要意义,也是判断预后的最敏感和特异的方法。

3. 诊断　脂肪肝的诊断主要是通过 B 超和血生化检查,血脂超过正常值以上即可诊断脂肪肝。

（三）西医治疗

西医治疗脂肪肝的药物主要分为降脂类药物、护肝去脂药。但需说明的是,目前脂肪肝的治疗仍以祛除病因、积极治疗原发病和坚持合理饮食为主,药物仅起辅助治疗作用,应根据脂肪肝的病因和病情合理选用。

1. 降脂类药物

（1）氯贝特类:氯贝特类药物可降低血浆三酰甘油和抑制其合成、抑制肝胆固醇的合成,同时尚可降低低密度脂蛋白和血尿酸,最适合于血浆三酰甘油明显增高和糖尿病伴高脂血症的患者。

①非诺贝特每次 200 毫克,每日 1 次,口服,2～3 个月为 1 个疗程。

②氯贝丁酯每次 500 毫克,每日 2～4 次,口服,维持量每日 1～1.5 克。

③吉菲罗齐每次 300～600 毫克,早、晚餐前 30 分钟口服。本品安全可靠,短期（<12 个月）和长期（6 年）应用总不良反应发生率分别为 6.3％和 11.3％,主要表现为上腹部不适、饱胀、烧灼感、食欲下降或轻度腹泻等。

④微粒化非诺贝特。近年来,开发的微粒化非诺贝特使吸收率增加 30％,并且降低了血浆内活性成分的变异性,吸收均匀,血药浓度稳定,因此被认为是最优秀的第三代苯氧芳酸类制剂。每次 200 毫克,每日 1 次,口服,2～3 个月为 1 个疗程。

（2）羟甲基戊二酸单酰辅酶 A 还原酶抑制药:主要不良反应均为皮疹、肌痛、头痛、胸痛、恶心、呕吐、腹泻、疲乏及转氨酶升高,需定期复查肝功能。

①洛伐他汀每次 20 毫克,每日 1 次,与晚餐同服。根据血清胆固醇水平,每 4 周调整剂量,每日最大剂量不超过 80 毫克。

②辛伐他汀每次 5～20 毫克,每日 1 次,长期口服。

③普伐他汀每次 10～20 毫克,每日 1 次,临睡前服,每日最大量为 40 毫克。

(3)胆碱类药物

①氯化胆碱每次 0.3～1.0 克,口服,每日 3 次。

②复方胆碱每次 2 毫升,每日 1～2 次,肌内注射。胆碱、蛋氨酸为构成卵磷脂的成分之一,参与体内甲基转换作用及脂蛋白代谢,不仅能去脂,而且对肝中脂肪酸的氧化也起重要作用。

近年来发现,人类胆碱缺乏仅见于恶性营养不良和长期接受静脉高营养治疗者,故认为这两种药物仅适用于恶性营养不良和长期接受静脉高营养治疗所致的脂肪肝。

③蛋氨酸(甲硫氨酸):每片剂量 0.5 克、1 克。每次 1～2 克,每日 3 次,饭后服,10～30 天为 1 个疗程。

2. 抗氧化药

(1)还原型谷胱甘肽:每次 1 200 毫克,静脉滴注,每日 1 次。

(2)牛磺酸:每次 0.5 克,每日 3 次,口服。

(3)S-腺苷甲硫氨酸初始治疗,每次 500～1 000 毫克,每日 1 次,肌内注射或静脉注射,共 2 周;维持治疗,每次 1 000～2 000 毫克,每日 1 次,口服。

3. 生物膜保护药　如多价不饱和必需磷脂,针剂每支 5 毫升。每次 5 毫升,每日 1 次,静脉滴注;严重病例可用至每次 10～20 毫升,每日 1 次,静脉滴注。口服剂型为每次 1～2 粒,每日 3 次。因富含亚油酸,对不能戒酒者应慎用。

4. 保肝降酶药

(1)水飞蓟宾(水飞蓟素、益肝灵):每次 70 毫克,每日 3 次,饭后大量温开水送服;维持量 35 毫克,每日 3 次,3 个月为 1 个疗程。

对酒精性和药物中毒性肝损害有较好的疗效,可稳定细胞膜,抗自由基和脂质过氧化,刺激蛋白质合成,促进损伤后的肝细胞再生。

（2）熊去氧胆酸:可降低血脂,并可稳定肝细胞膜和抑制单核细胞产生细胞因子。每次 50～150 毫克,口服,每日 3 次。

（3）硫普罗宁片剂 0.1～0.2 克,口服,每日 3 次;注射用硫普罗宁 0.1～0.2 克先用专用溶剂溶解,再加入 250～500 毫升葡萄糖注射液或生理盐水中,静脉滴注,每日 1 次。硫普罗宁为一种新型巯基类药物,在参与系列化代谢等方面有重要作用。可防治化学物质所致的肝损伤,加速酒精在体内的排泄,防止三酰甘油的堆积,用于治疗脂肪肝。

（4）葡萄醛内酯:每次 50 毫克,口服,每日 3 次;针剂每次 100～200 毫克,静脉滴注,每日 1 次。该药可抑制肝糖原的分解,使肝糖原增加,脂肪贮量减少,降低血清转氨酶。

（5）维丙胺:每次 50～75 毫克,口服,每日 3 次;每次 80～160 毫克,每日 1 次,肌内注射,15～30 日为 1 个疗程。注意偶有头晕、恶心、血压下降等不良反应。

（6）肌苷:每次 200～400 毫克,口服,每日 3 次;每次 200～600 毫克,静脉滴注,每日 1 次。肌苷可提高辅酶 A 和丙酮酸氧化酶的活性,改善肝功能,防止脂肪肝。

（四）中医治疗

1. 辨证论治

（1）肝郁气滞

主症:胁肋胀痛,每因情绪变化而增减,肝脏大或不大,乳房胀痛,脘闷食少,舌质淡,苔白,脉弦。

治则:疏肝理气。

方药:柴胡疏肝散加减。柴胡、甘草各 6 克,川芎、白芍各

15克。

加减:胁痛重者,酌加青皮,川楝子、郁金;气郁化火者,去川芎,加牡丹皮、栀子、川楝子;气郁化火伤阴者,去川芎,加当归、何首乌、枸杞子;肝郁乘脾、脾失健运者,方用逍遥散加减。

用法:每日1剂,每剂煎2～3次,每次200～300毫升,每日2～3次,温热服。

(2)气血瘀阻

主症:肝大,胁下刺痛,痛处固定,肝区疼痛拒按,面颈部可见赤丝血缕,舌质暗,边有瘀斑、瘀点,脉细涩。

治则:疏肝理气,活血止痛。

方药:膈下逐瘀汤加减。川芎、延胡索、五灵脂、赤芍各10克,蒲黄、当归各12克,炮姜、小茴香、肉桂各6克。

加减:运用本方时,可加入何首乌、枸杞子、黄芪等,以扶助正气,防止活血化瘀等药伤正。

用法:每日1剂,每剂煎2～3次,每次200～300毫升,每日2～3次,温热服。

(3)痰浊内阻

主症:肝大不适,疼痛不明显,痰多咳嗽,胸部满脘腹胀满,恶心欲吐,舌质淡,苔白,脉弦滑。

治则:疏肝理气,化痰散结。

方药:四逆散合导痰汤加减。柴胡、甘草各6克,白芍、法半夏、陈皮各10克,茯苓12克。

加减:胁痛明显者,加丹参、川楝子、鸡内金;痰多者,加白术、胆南星;腹胀者,加鸡内金、山楂、佛手。

用法:每日1剂,每剂煎2～3次,每次200～300毫升,每日2～3次,温热服。

(4)正虚瘀结

主症:肝大,肝区疼痛明显,压痛伴反跳痛,腹腔积液及下肢水肿,有低钠和低钙血症,蜘蛛痣,脾大,睾丸萎缩,阳痿,血浆蛋白总量改变和白、球蛋白比例倒置,舌质淡紫无苔,脉细数或弦细。

治则:大补气血,活血化瘀。

方药:八珍汤合化积丸化裁。党参、白术、当归、川芎、三棱、莪术、香附、五灵脂各 10 克,生地黄、赤芍、白芍、黄芪、云茯苓各 15 克。

用法:每日 1 剂,每剂煎 2～3 次,每次 200～300 毫升,每日 2～3 次,温热服。

2. 单验方

(1)茵陈 15 克,郁金、香橼皮各 10 克,柴胡 12 克。每日 1 剂,水煎服。适用于肝郁气滞型脂肪肝。

(2)山楂 30 克,泽泻 15 克。每日 1 剂,水煎服。有降脂之功效。适用于肥胖性脂肪肝。

(3)玫瑰花、代代花、茉莉花、川芎、荷叶各适量。每日 1 包,开水冲饮 2～3 次,疗程 3 个月。有祛痰逐饮、降脂提神之功效。适用于肥胖性脂肪肝。

(4)宁脂片含白术、陈皮、半夏、丹参等。每日 3 次,每次 8 片。有降脂之功效。适用于酒精性脂肪肝。

(5)白矾、郁金各等量。水泛为丸,每日 3 次,每次 6 克,连服 40～50 日。适用于肥胖性脂肪肝。

(6)康灵合剂由黄芪、荷叶、山楂、何首乌、生大黄、白芥子、延胡索等组成。每日 2 次,每次 100 毫升。适用于肥胖性脂肪肝。

3. 药膳食疗方

(1)根皮饮:西瓜皮 500 克,鲜冬瓜皮 500 克,天花粉(瓜蒌根) 200 克,葛根 200 克。将西瓜皮洗净,切成薄片;天花粉、葛根切细捣烂,用温水 1000 毫升浸泡。天花粉、葛根与西瓜皮一同入锅,再加水煎煮 1 小时,再移文火煎煮 1 小时,捞出渣,再用文火煎煮浓缩,至较稠黏即停火出锅备用。每日 3～4 次,每次取汁 20 毫升加水冲淡饮用,或随渴随饮。消热生津,解暑利水,适用于脂肪肝。

(2)山萸肉粥:淮山药 50 克,山茱萸 20 克,大米 100 克,白糖适量。把淮山药去皮,洗净,切成块;山茱萸洗净,去核;大米淘洗干净。将三样一同入锅中,加水先用武火煮沸后,移文火熬煮至米烂粥即成。食用时加入白糖拌匀即可。每日 1～2 次,粥药同吃。补肝肾,滋阴敛汗。适用于脂肪肝。

(3)莲子茯苓糕:莲子 500 克,茯苓 500 克,麦冬 500 克,面粉 200 克,桂花、白糖各适量。将莲子去皮、心;茯苓洗净,切片;麦冬切研。三者合一研成细粉,与面粉、桂花、白糖拌匀,加水调和均匀,做成糕,上笼用武火蒸至糕熟即可。每日 1～2 次,每次食用 200 克左右,宜常吃。健脾开胃,滋养心阴,益气阴清虚热。适用于脂肪肝。

(4)山药猪肉炖汤:猪肉 100 克,山药 200 克,枸杞子 20 克,生姜、葱、食盐、酱油各适量。将猪肉洗净,切片;山药去皮,洗净,切片;生姜去皮,洗净,拍破。将猪肉、枸杞子、生姜、食盐一同入锅,加水用武火煮沸后,改用文火煮 30 分钟,然后加山药、葱、食盐、酱油等,再用文火煮沸 30 分钟即可。每日 2～3 次,吃肉喝汤,山药、枸杞子均可食用。养阴生津,健脾固肾。适用于脂肪肝和糖尿病。

(5)地黄粥:鲜地黄 30 克,新米 80 克,酥油、蜂蜜各适量。鲜地黄洗净,切薄片,与淘净新米一同入锅,放水武火煮沸,快煮熟时加入酥油、蜂蜜至煮熟即可。每日 1～2 次,每次 300 克左右。滋阴祛热,健中润燥。适用于脂肪肝。

(6)银黄炖羊肉:银耳 50 克,黄芪 80 克,羊肉 200 克,生姜、料酒、草果、食盐、味精各适量。先将银耳用温水泡发,洗净;母鸡宰杀后除去内脏;生姜去皮,拍破;黄芪用纱布包裹,扎紧口。将鸡、黄芪、生姜一同入砂锅,加水先用武火煮沸,放银耳、食盐、草果,移文火炖至鸡肉烂熟,出锅前加味精即可。每日 1～2 次,吃肉喝汤。补中益气,填精髓,滋阴润燥,腱脾开胃。适用于脂肪肝。

（7）清炖猪蹄：猪蹄 4 个，熟地黄 20 克，砂仁 20 克，料酒、花椒、食盐、姜、味精各适量。将猪蹄去脚爪壳，洗净，砍成小块；姜去皮，拍破。把猪蹄入砂锅加水煮沸后，打去浮沫，将熟地黄、砂仁用纱布包裹扎紧，放入砂锅内，料酒、花椒、姜、食盐一同放入，用文火烧煮至猪蹄烂熟，捞出中药包，起锅前加味精即可。每日 1～2 次，吃猪蹄喝汤。壮腰健肾，填精髓。适用于脂肪肝。

（8）天麻焖鸡块：母鸡 1 只，天麻 20 克，清汤、水豆粉、姜、葱、食盐、味精各适量。先将母鸡宰杀后，除毛去内脏，洗净，砍成小块，下沸水锅氽一下捞出，沥水；天麻洗净，装碗上笼蒸至烂熟，把姜去皮，拍破葱切段，放油锅炸香，加入清汤、食盐、鸡肉、天麻一同入砂锅，用武火烧沸，再移至文火煎煮至鸡肉烂熟即可。每日 1～2 次，每次食用 100 克左右，宜常吃。补气益精，祛风平肝。适用于脂肪肝。

（9）参芪煨鹅肉：鹅肉 500 克，黄芪 50 克，党参 50 克，淮山药 50 克，干姜 10 克，料酒、红辣椒、葱、食盐、味精各适量。将鹅肉洗净，砍成小块；把黄芪、党参用干净纱布包裹扎紧口；干姜去皮，拍破。将鹅肉、中药包、干姜块、料酒、淮山药、红辣椒、食盐一同下锅，加水烧沸打去浮沫，再放料酒、葱，用文火煎煮至鹅肉烂熟，食用前放味精即可。每日 1～2 次，吃肉喝汤。补中益气，健脾生血。适用于脂肪肝。

（10）参归煨猪腰：猪腰 4 个，党参、当归、山药各 10 克，香油、酱油、醋、姜、葱、蒜、食盐、味精各适量。将猪腰剖开，去内筋膜，洗净，切成小块。把当归、党参、山药装入纱布袋内，扎紧口，与猪腰同入砂锅内，再加姜、葱、食盐，加水适量，用余炭火或草木灰火煨熟，将猪腰捞出，待凉后切片，摆盘，加入酱油、姜、醋、蒜泥、香油、味精即可。每日 1～2 次，每次食用 80 克左右。益气健脾，滋肾阴，补血和血。适用于脂肪肝。

（11）参地炖猪肝：猪肝 500 克，玄参 20 克，熟地黄 20 克，水豆

227

粉、生姜、葱、料酒、植物油、食盐、白糖各适量。先把猪肝洗净,切片;玄参、熟地黄用纱布包裹,扎紧口,放入锅内加水用文火煮2小时,将猪肝放入再煮1小时捞出猪肝片。锅内放植物油烧七八成热,下姜、葱翻炒几下,再放猪肝、料酒、白糖兑入原汁汤少许,加水豆粉、味精汤汁透明即可。每日1～2次,每次食用80克左右。滋阴养肝补血,清热凉血。适用于脂肪肝。

(12)生地黄木香炖肉:猪肉100克,生地黄15克,木香9克,先将猪肉洗净,切成小块;将生地黄,木香用纱布包好扎紧口袋。砂锅内放水1000毫升与猪肉、中药同入锅,用武火煮沸后,改用文火煮至烂熟。每日1～2次,每次食用350克左右。滋阴养胃,清热凉血。适用于脂肪肝。

(13)玉米粥:玉米面200克,新米100克。把新米淘洗干净入锅,加水用武火煮沸后,改用文火煮至新米烂熟时把玉米面用冷水50毫升拌匀,边倒玉米面至米粥内,边搅拌,最后再煮沸即可。每日1～2次,每次食用300克左右。补中健胃。适用于脂肪肝。

(14)马齿苋炒豆芽:黄豆芽250克,鲜马齿苋100克,植物油、食盐、味精各适量。将黄豆芽择去黄豆皮,洗净;马齿苋去根,择净洗净,切段。锅烧热下植物油,烧至七八成热时,放入黄豆芽炒煸后,略加少许清汤,加入马齿苋,翻炒加食盐,至豆芽马齿苋均熟,熄火加味精起锅即可。每日1～2次,每次食用适量,宜常吃。清热解毒,健脾利湿。适用于脂肪肝。

(15)木耳炖肉:木耳30克,猪肉100克,大枣12枚。将木耳泡发3小时,与猪肉、大枣同入砂锅加水,用武火煮沸后,改用文火煮至肉烂熟。每日1～2次,吃肉喝汤,量随意。适用于脂肪肝。

(16)豆腐肉丸子:板豆腐250克,鲜肉末50克,鸡蛋1个,干豆粉8克,小白菜100克,植物油、胡椒粉、姜、葱花、食盐、味精、清汤各适量。将鸡蛋打开倒入豆腐内,与肉末一起在碗中搅烂,加入干豆粉、姜末、葱花、食盐等拌匀成豆腐馅;小白菜洗净,入沸水汆一下,捞出,沥干水分。锅置武火,下植物油烧成六七成热,把豆腐馅做成丸子,逐一下油锅炸至金黄色时捞出;锅内留油掺入清汤,下小白菜、加入丸子、番茄、食盐、胡椒粉等煮沸 10 分钟,放味精起锅即可。每日 1～2 次,喝汤吃菜,宜常吃。宽中和脾,清热解毒,利湿,滋阴润燥。适用于脂肪肝。

(17)香菇肉丝:猪肉 100 克,香菇 80 克,水粉、料酒、清汤、姜、葱、食盐各适量。先将肉洗净,切丝,与水粉捏匀;香菇用热水先浸泡 3～4 小时后洗净,切丝。锅内放入适量植物油烧 7～8 成热,将肉丝放入油内翻炒,肉变硬再放入香菇翻炒后加食盐、姜、葱、料酒拌匀即可出锅。每日 1～2 次,每次食用 150 克左右,宜常吃。健脾除湿,清热利水。适用于脂肪肝。

(五)生活调养

1. 饮食调养原则

(1)严格控制热能摄入:每日总热能按标准体重计算,每千克体重 84～105 千焦(20～25 千卡)。由于热能摄入减少,可促使体内多余脂肪的氧化,有利于体重减轻和减少肝内脂肪。若能适当增加体力活动,使热能的消耗增加,对减轻体重和脂肪肝更有益。

(2)高蛋白饮食:每日每千克体重用 1.5～1.8 克蛋白质,其中至少 1/3 是含必需氨基酸高的蛋白质,如脱脂牛奶、蛋、鱼、虾和瘦肉等动物蛋白。蛋白质中所含的蛋氨酸、色氨酸、胱氨酸和赖氨酸有抗脂肪肝作用;蛋白质可刺激新陈代谢,有利于减轻体重,又可防止肝细胞受损,使肝细胞得以修复和再生。

(3)限制脂肪:脂肪进食量过多,不利于体重减轻,但脂肪中还含必需脂肪酸、亚油酸。脂溶性维生素 A、维生素 D 也是人体不可缺少的营养物质。但过度限制脂肪摄入反而使体内脂肪酸合成量增加,对脂肪肝患者也不利,同时必需脂肪酸,还可防治肝细胞脂肪变性。

（4）控制糖类进食量：每日进食过饱、过多，可在体内转变为脂肪，使人体发胖，形成脂肪肝。休息时一般每日进食粮食宜控制在250克左右，特别要少吃或不吃蔗糖、蜂蜜、果汁、果酱等甜食，这有利于脂肪肝的改善。

（5）补充维生素：脂肪肝患者可伴有维生素缺乏，故要补充各种维生素，多吃绿色蔬菜，水果。可补充维生素、无机盐，以保护肝脏，有利于肝功能恢复。多食蔬菜、水果等食物纤维既可通便，又能减少脂肪的吸收和防止血脂过高。此外，纤维食品体积大，热能低，有饱腹感，有助于减肥。

（6）纠正不良饮食习惯：忌营养过剩，尤其是偏食荤菜、甜食的人，由于过食高脂、高糖食物，使肝脏负担增大，干扰了对脂肪的代谢，使平衡状态发生紊乱，造成营养过剩性脂肪肝。

（7）控制饮食量：主要是控制主食总量。如有饥饿，可用蔬菜代替，少吃零食。

2. 生活调养原则

（1）适量增加运动量，尤其是脑力劳动者，要坚持增加体育锻炼。

（2）酒精性脂肪肝患者须戒酒，若同时配合纠正营养不良，这可使大部分酒精性脂肪肝在1～6周消退。大量酒精进入体内，主要在肝脏分解代谢。

十四、慢性胆囊炎

慢性胆囊炎在消化系统中为常见病,是胆囊慢性炎症性病变,大多为慢性胆石性胆囊炎,少数为慢性非胆石性胆囊炎。

(一)病　因

1. 胆囊结石　约70%慢性胆囊炎的患者胆囊内存在结石,结石可刺激和损伤胆囊壁,并引起胆汁排泌障碍。

2. 感染　可由细菌、病毒、寄生虫等各种病原体引起胆囊慢性感染。常通过血源性、淋巴途径、邻近脏器感染的播散和肠寄生虫钻入胆管而逆行带入。近来也有患者胆汁中检测到幽门螺杆菌DNA的报道,慢性炎症可引起胆管上皮及纤维组织增生,引起胆管狭窄。

3. 化学刺激　当胆总管与胰管的共同通道发生梗阻时,胰液反流进入胆囊,胰酶原被胆盐激活并损伤囊壁的黏膜上皮。此外,胆汁排泄发生障碍,浓缩的胆盐又可刺激囊壁的黏膜上皮造成损害。

4. 急性胆囊炎的延续　急性胆囊炎反复迁延发作,使胆囊壁纤维组织增生和增厚,囊腔萎缩变小,并丧失正常功能。

(二)诊断要点

1. 临床表现　本病的主要症状为反复发作性上腹部疼痛,多发生于右上腹或中上腹部,少数可发生于胸骨后或左上腹部,并向右侧肩胛下区放射。腹痛常发生于晚上和饱餐后,常呈持续性疼痛。当胆囊管或胆总管发生胆石嵌顿时,则可产生胆绞痛。疼痛一般经过1～6小时可自行缓解。可伴有反射性恶心、呕吐等症状,但发热、黄疸不常见。发作的间歇期可有右上腹饱胀不适或胃部灼热、嗳气、反酸、厌油、食欲缺乏等胃肠道症状。上述症状虽然不严重,却经久不愈,并于进油腻、多脂饮食后发作或加重。当慢性胆囊炎伴急性发作或胆囊内浓缩的黏液或结石进入胆囊管或胆总管而发生梗阻,可呈急性胆囊炎或胆绞痛的典型症状。

2. 辅助检查

(1)血、尿常规检查:尿常规、尿淀粉酶升高、血生化检查注意排除急性胰腺炎。

(2)超声检查:可测定胆囊和胆总管的大小外、胆石的存在及囊壁的厚度,尤其对结石的诊断比较正确可靠。

(3)十二指肠引流:通过十二指肠引流管或纤维胃十二指肠镜收集胆汁进行检查,可发现胆汁内含有胆固醇结晶、胆红素钙沉淀、细小结石、被胆汁黄染的脓细胞,华支睾吸虫卵、肠梨形鞭毛虫滋养体等,胆汁的细菌培养可发现致病菌。如不能得到胆囊胆汁,则提示胆囊收缩功能不良或胆管梗阻。

(4)放射学检查:腹部X线平片可显示胆囊膨胀和阳性结石的征象、罕见的胆囊钙化(瓷瓶胆囊)。胆囊、胆道造影术可以发现胆石、胆囊变形缩小及胆囊浓缩和收缩功能不良等慢性胆囊炎的征象。直接经皮经肝胆管造影、逆行胰胆管造影可显示胆道分支,发现胆总管结石,同时可行肝胰壶腹括约肌切开取石及放置胆道导管行引流术。

(5)放射性核素扫描:用^{99m}锝-吡哆-5-甲基色氨酸静脉注射行肝胆动态显像,如延迟超过4小时才显示微弱影像,而肠道排泄像正常,首先考虑慢性胆囊炎。静脉注射辛卡利特人工合成缩胆囊素 0.2 克/千克体重,或缩胆囊素后 30 分钟,如胆囊排出率＜40％,支持慢性胆囊炎伴胆囊收缩功能障碍的诊断。

3. 鉴别诊断

(1)急性胰腺炎:急性胰腺炎 12 小时有尿淀粉酶升高;胸背部有叩击痛,腹软。

(2)急性阑尾炎:急性阑尾炎有转移性腹痛,血常规检验白细胞升高;腹肌紧张,右下腹有压痛反跳痛。

(3)肠梗阻:恶心呕吐、腹胀、无排气(放屁);血常规检验白细胞升高,X 线透视可出现阶段样水平面。

(4)急性心肌梗:急性心肌梗来势凶险,患者呈急性休克性病容,出虚汗,心电图即可帮助诊断。

(三)西医治疗

对慢性胆囊炎出现明显症状的患者,在控制饮食的基础上,常采用解痉镇痛、利胆、抗感染等药物治疗。静止期可配合溶石治疗。

1. 抗胆碱能药物 此类药物能解除肝胰壶腹括约肌的痉挛,解除腹痛。常用药物为阿托品、山莨菪碱。

(1)阿托品常静脉滴注或肌内注射,成人每次 0.5～1 毫克,15～30 分钟根据需要重复使用。

(2)山莨菪碱成人每次 5～10 毫克,肌内注射或静脉滴注,可重复使用。

2. 硝酸酯类制剂 其基本药理作用是直接松弛血管平滑肌,主要为抗心绞痛药物,但其中有些药物亦可用于暂时缓解胆绞痛。常用药物如硝酸甘油。硝酸甘油成人 0.5～1 毫克,舌下含服,每日可用多次。

3. 镇痛药 此类药能解除或减轻疼痛,并改变患者对疼痛的情绪反应。常用药物如哌替啶、吗啡。

（1）哌替啶注射液：肌内注射或皮下注射成人每次 25～100 毫克，极量每次 150 毫克；连续 2 次应用时间间隔不宜短于 4 小时。

（2）吗啡：口服或皮下注射成人每次 5～10 毫克，极量 20 毫克。婴儿禁用。过量可抑制呼吸，久用可成瘾。

4. 利胆药 利胆药按作用方式可分促进肝脏胆汁分泌的药物，如去氢胆酸、苯丙醇等；促进胆囊胆汁排出的药物，如硫酸镁。有些药物尚可消除胆结石，如鹅去氧胆酸。

（1）曲匹布通每次 40 毫克，每日 3 次，饭后立即服用。

（2）亮菌甲素对肝胰壶腹括约肌有解痉和镇痛作用，并可促进肝、胆汁分泌。每次 1～2 毫克，6～8 小时 1 次，肌内注射，每日 3 次，症状控制后改为每日 2 次，1 个疗程为 7～10 日。

（3）苯丙醇每次 0.1～0.2 克，口服，每日 3 次，饭后服用。

（4）甲香豆素每次 0.4 克，口服，每日 3 次。

（5）羟甲烟胺有利胆保肝作用。每次 1 克，口服，每日 3 次；2～4 日后改为每日 2 克，分 2～3 次日服。严重病例可每 2 小时服 1 次。

（6）鹅去氧胆酸每次 0.25～0.5 克，口服，每日 3 次，维持量每日 0.25 克。

（7）茴三硫口服，成人每次 25 毫克，每日 3 次，或遵医嘱；本品解酒作用显著，于饭前 5～10 分钟服用效果更佳。胆管完全梗阻忌用。

（8）保胆健素每次 1～2 粒，口服，每日 3 次。严重前列腺增生及青光眼者慎服。

（9）羟苯乙酮每次 200 毫克，每日 3 次，口服。无明显不良反应。

（10）肝胆能每次 2 片，口服，每日 3 次，饭前 30 分钟服。

5. 抗感染

（1）阿莫西林胶囊每次 500 毫克，口服，每日 3 次。

（2）消炎利胆片每次 4 片，口服，每日 3 次。

（3）30％～50％硫酸镁 10 毫升，口服，每日 3 次。

（4）甲硝唑片 200 毫克，餐后口服，每日 3 次。

（5）氧氟沙星 200 毫克，口服，每日 3 次。

6. 手术治疗　经采用解痉镇痛、利胆、抗感染等正规系统药物治疗后。仍有症状反复发作的慢性胆囊炎，伴有胆石、胆囊积水或有胆囊壁钙化者，可行胆囊切除术是合理的根本治疗；也可行腹腔镜下胆囊切除术。术中应常规行造影排除胆总管结石，避免不必要的胆总管探查。如怀疑伴有胆总管结石，亦可经内镜逆行胰胆管造影，行肝胰壶腹括约肌切开取石术。

（四）中医治疗

1. 辨证论治

（1）肝郁气滞

主症：善怒，胁痛或上腹窜痛，脘胀嗳气，舌淡苔白，脉弦细或紧。

治则：疏肝解郁，理气止痛。

方药：柴胡疏肝散加减。柴胡、枳壳、白芍、川芎、香附各 10 克，甘草 6 克。

用法：每日 1 剂，每剂煎 2～3 次，每次 200～300 毫升，每日 2～3 次，温热服。

（2）肝胆湿热

主症：右上腹及右肋部胀闷、灼热、疼痛，可放射至右肩背，伴有胃脘饱胀、纳呆、黄疸、欲吐、便结尿赤，舌质红，苔黄腻，脉滑数。

治则：清利肝胆湿热。

方药:龙胆泻肝汤加减。龙胆草、桃仁、生地黄、当归各12克,黄芩、栀子、泽泻、木通、柴胡各9克。

用法:每日1剂,每剂煎2～3次,每次200～300毫升,每日2～3次,温热服。

(3)气血郁阻

主症:胁肋刺痛,痛有定处,入夜更甚,胁肋下或见癥块,舌质紫暗,脉沉涩。

治则:祛瘀通络止痛。

方药:膈下逐瘀汤加减。当归、川葛、桃仁、赤芍、牡丹皮、延胡索、香附、枳壳各10克,红花、五灵脂、乌药、甘草各6克。

用法:每日1剂,每剂煎2～3次,每次200～300毫升,每日2～3次,温热服。

(4)脾肾两虚

主症:腹痛绵绵,喜按喜热,食少便溏,心悸眩晕,虚烦少眠,月经不调,舌淡苔白,脉弦细或虚无力。

治则:健脾补肾

方药:参苓白术散加减。党参、茯苓、白术、枸杞子、黄精各10～15克,甘草6克。

用法:每日1剂,每剂煎2～3次,每次200～300毫升,每日2～3次,温热服。

加减:如以上各证兼有砂石内阻者,可加疏肝利胆排石之品,如金钱草、海金沙、石韦、冬葵子等;如兼虫体内阻者,则需与驱虫药并用,可在辨证施治的基础上加入苦楝根皮、使君子、槟榔、鹤虱等。

2. 验方

(1)疏肝利胆汤:柴胡、枳壳、白芍、木香、黄芩、鸡内金、郁金、厚朴、山楂各10克,熟大黄、甘草各8克,黄连6克。水煎服,每日1剂。适用于急、慢性胆囊炎。

（2）清利湿热汤：茵陈、栀子、黄芩、茯苓、车前子、陈皮、郁金各10克，酒大黄3克。若伴结石者，加金钱草20克、海金沙（包）15克、鸡内金6克。水煎服，每日1剂。适用于慢性胆囊炎。

（3）通胆汤：柴胡、枳实、白芥子各10克，白芍、金银花各15克，黄连、木通、砂仁各6克，吴茱萸、甘遂、大戟各3克，虎杖12克。水煎分2～3次服，每日1剂。适用于胆囊炎、胆石症。消化道出血、孕妇忌服。

（4）清胆利气汤：柴胡、黄芩、半夏、香附、郁金、延胡索各9克，木香9～12克，白芍15克，大黄（后下）9克。水煎服，每日1剂。适用于肝郁气滞型胆囊炎。

3. 药膳食疗方

（1）蒲公英山楂粥：蒲公英50克，山楂50克，粳米50在。蒲公英、山楂加水适量煮烂，去渣取汁，加入粳米煮成粥食用。可清热，解毒，利胆。适用于胆囊炎。

（2）鸡内金山楂粥：鸡内金5克，郁金10克，厚朴10克，山楂10克，新米100克。米洗净，与中药同煮到米熟即可食用，每日1～2次。

（3）白参猪肚汤：猪肚300克，白术20克，丹参30克，植物油、生姜、陈皮、草果、食盐、味精各适量。猪肚洗净，切成小丝，用沸水汆一下，洗净血水备用；生姜去皮，拍破。将猪肚丝放砂锅内，加水用武火煮沸，放姜块、白术、丹参、八角、陈皮、草果、食盐，用文火煮至猪肚半熟，放茴香，续煮至猪肚烂熟，出锅前放味精即可。每日1～2次，吃肉喝汤。健脾开胃，化湿行气。适用于胆囊炎。

（4）竹荪汤：竹荪100克，山楂10克，银耳10克，鸡蛋1个，葱花、食盐、味精各适量。把竹荪用温水发泡，后用清水洗净；山楂煮水800毫升备用；银耳用温水发泡，洗净，去蒂；鸡蛋打碎调匀。锅内倒入山楂水煮热，倒入鸡蛋糊，再加入竹荪、银耳，用文火煮10分钟后，加食盐、味精、葱花起锅即可。每日1～2次，每次食用

200 克左右,吃菜喝汤。滋阴润燥,清热消痰。适用于胆囊炎,胆石症。

(5)香酥山药汤:淮山药 500 克,蒲公英 30 克,茵陈 20 克,植物油、食盐、醋、味精各适量。将山药去皮,洗净,切成 4 厘米长的段,上笼蒸熟后取出备用;蒲公英、茵陈煮水 800 毫升。将锅烧热,倒入植物油少许,烧至七八成热,将蒸好的山药段和中药汤倒入锅内,用武火煮沸,加醋、食盐、拌匀起锅即可。每日 1～2 次,每次食用 200 克左右,宜常吃。健脾补肾,行血散瘀。适用于胆囊炎胆石症。

(6)丹香猪皮汤:新鲜猪皮 200 克,丹参 30 克,木香 10 克,大枣 20 枚,姜、葱、料酒、食盐、味精各适量。将猪皮的毛或毛桩拔除干净,洗净,切成小块;姜去皮,拍破;葱切段。将猪皮、丹参、木香、大枣、生姜、葱、食盐一同入锅,加水先用武火煮沸后,移文火炖至猪皮烂熟,出锅前加味精即可。每日 1～2 次,每次猪皮、大枣均可吃。滋阴养血,健脾补气,润燥。适用于胆囊炎和胆石症。

(7)黄参炖猪肚:猪肚 1 个,黄芪 80 克,丹参 10 克,生姜、料酒、葱、食盐、味精各适量。猪肚洗净,入沸水中氽一下,捞出,刮去黑膜,洗净;将黄芪、丹参用干净纱布包好,扎口。猪肚与黄芪、生姜(拍破)、料酒、葱、食盐、水一同入砂锅,先用武火煮沸后,改用文火熬煮猪肚烂熟,捞出切块,放回原砂锅,加味精,煮沸即可。每日 1～2 次,吃肚喝汤,宜常吃。健脾益气,补虚。适用于胆囊炎和胆石症。

(8)陈香牛肉:鲜黄牛肉 500 克,陈皮 400 克,木香 10 克,花椒、白酱油、干辣椒、植物油、香油、胡椒、食盐、味精各适量。把鲜牛肉洗净,切小块;姜去皮,拍破;陈皮切成小块;葱、辣椒切节。锅烧热,下植物油烧至七八成热,把牛肉切抖散下锅炸至金黄色时捞起;再把锅内的余油烧至五成热时,下干辣椒、花椒煸成棕红色时放入陈皮,煸香后掺汤,下牛肉、木香、姜、食盐、葱等佐料,煮沸后改用文火收汁至牛肉回软时,下香油、味精拌匀起锅即可。每日1～2次,每次50克左右,宜常吃。温中暖肾,理气和中。适用于胆囊炎和胆石症。

(9)桃仁炖墨鱼:桃仁10克,墨鱼100克,姜、八角、葱、食盐各适量。把墨鱼用水发泡24小时,去骨、皮,洗净切丝,放进锅;将桃仁打破,与姜(去皮拍破)、八角、葱、食盐一同入锅内,加水先把锅置武火上煮沸后,改用文火炖至墨鱼烂熟即可。每日1～2次,每次食用100克左右。养阴补脏,活血化瘀。适用于胆囊炎、胆石症。

(10)枸黄炒肉丝:猪瘦肉300克,青笋100克,枸杞子50克,黄芪10克,植物油、料酒、水豆粉、酱油、香油、食盐、葱、味精各适量。把猪肉洗净,切丝,用水豆粉搅匀待用;青笋洗净,切丝。把锅烧热倒入植物油,烧至七八成热时,下酱油、食盐、清汤搅匀,用武火煮沸,再下肉丝、笋丝连续翻炒,滑透肉丝,烹入料酒,投入枸杞子稍煮,翻炒下淋入香油、葱、味精拌匀起锅即可。每日1～2次,每次食用100克左右。滋补肝肾,滋阴生血,清热润燥。适用于胆囊炎、胆石症。

(11)杜参炒腰花:杜仲20克,猪腰2个,丹参10克,植物油、料酒、姜、葱、水豆粉、花椒、酱油、醋、食盐各适量。把猪腰剖开,去筋膜,切成长条花样;杜仲入中药罐,加水反复煎煮3次,最后取汁50毫升;姜去皮切片;葱切段。用杜仲汁一半加入料酒、水豆粉、食盐与腰花拌匀;把水豆粉、酱油、醋兑成滋汁。锅烧热放植物油烧至七八成热,放入花椒,投入腰花、姜、葱,快速炒散,倒滋汁,翻炒均匀起锅即可。每日1～2次,每次食用100克左右,宜常吃。补肝肾,强腰膝,壮筋骨。适用于胆囊炎、胆石症。

(12)鲜芹汁:鲜芹菜250克,白糖适量。将鲜芹菜根、杆、叶均洗净,以沸水烫1～2分,捞起切细,用干净纱布包好,反复搓、揉、挤取汁,加入适量白糖即可。每日2次,每次10～20毫升,可经常饮用。清热祛风,平肝。适用于胆囊炎,胆囊石症。

(13)三豆米糕:鲜蚕豆300克,黑豆200克,赤小豆200克,糯米500克,蜂蜜适量。鲜蚕豆剥去外壳,洗净;黑豆、赤小豆用温水泡发。一同放入锅内,加水淹平豆,用武火煮沸后,改用文火炖至豆类烂熟,用勺背部压豆成泥糊状,加蜂蜜,调成泥馅备用。将糯米淘净,放盆中隔水蒸熟,与三豆泥馅分层摊放在纱布上压平,切成小块即可。米糕中间还可加桂花、青梅丝、果脯等。每日1~2次,每次食用100克左右,宜常吃。补中益气,健脾开胃,渗湿利水。适用于胆囊炎、胆石症。

(14)豆尖蛋花汤:鸡蛋2个,豆尖100克,葱花、食盐、味精各适量。锅内加水煮沸,然后将鸡蛋打入碗内,反复拌匀,下入沸锅汤内,并铲动锅底以防粘锅,成蛋花汤即可。根据各自口味,喜甜者加白糖;喜咸者加食盐、味精等。每日1~2次,吃蛋喝汤。滋阴养血,腱脾开胃。适用于胆囊炎、胆石症。

(15)茴香狗肉汤:狗肉300克,小茴香100克,八角、桂皮、陈皮、草果、生姜、食盐各适量。将狗肉洗净,切成小块,同八角、小茴香、桂皮、陈皮、草果、生姜、食盐一同入锅,加水用武火上煮沸后,改用文火炖至狗肉烂熟即可。每日1~2次,吃肉喝汤。温肾壮阳,健脾除湿。适用于胆囊炎、胆石症。

(16)香菇肉片:猪肉50克,干香菇80克,料酒、水豆粉、胡椒粉、猪油、清汤、食盐、味精各适量。猪肉洗净,切薄片;干香菇用温水发,洗净,切片;水豆粉、料酒、胡椒粉、清汤、味精兑成滋汁。锅烧热下猪油烧七八成热时,下肉翻炒几下,再下香菇片炒至断生时入滋汁,收汁起锅即可。每日1~2次,每次食用80克左右,宜常吃。健脾化痰,滋阴润燥养血。适用于胆囊炎、胆石症。

(17)白果烧鸡:乌鸡(500克)1只,白果100克,姜块、胡椒、葱、酱油、食盐各适量。将鸡宰杀,除毛,去内脏,洗净;把白果,取肉去内芯。鸡与白果、胡椒末、食盐、姜块、葱一同入砂锅,加水先用武火煮沸后,改用文火煮至鸡肉烂熟即可。每日1～2次,吃肉喝汤。补中益气,填精髓,开胃行气,祛湿浊等。适用于胆囊炎、胆石症。

(五)生活调养

1. 饮食调养原则

(1)慢性胆囊炎急性发作时先禁食,静脉供给营养。腹痛、呕吐好转后常用豆浆、藕粉、米粥,随后可食面食、软食及蔬菜、果汁、豆制品、清蒸鱼、虾等。随病情好转,逐步增加食物品种,脂肪量也可逐渐增加,一般每日进脂肪量宜<50克。

(2)慢性胆囊炎常合并混合性胆结石,宜用低脂肪、低胆固醇食品。肥胖者需减肥,每日进食宜低热能,根据病情逐步减少至每日供给热能,热能中一半由糖类供给,以米、面粉、玉米、土豆为主,精制糖(如蔗糖、果糖)宜少食。需充分供给维生素,为避免患者出现饥饿感,可多吃新鲜蔬菜和含糖类低的水果,这类食物有饱腹感,还可供给维生素和纤维素,如香菇、木耳、洋葱又有降低胆固醇作用。

(3)饮食宜清淡、低脂、低胆固醇,脂肪类食物可促使胆囊收缩素释放,增强胆囊收缩,如果肝胰壶腹括约肌不能及时弛缓,使胆汁流出,会引起不适感。在静止期,植物油有利胆作用,可不必限制。

(4)胆囊炎患者多有消化不良症状,饮食上宜少食多餐,进食宜清淡、富营养、易消化,如瘦肉、豆制品、新鲜蔬果等,进食六七分饱即可,多则不利于消化,加重消化道负担。

(5)我国结石性及非结石性慢性胆囊炎的发生多数与胆管病原菌感染有关,因此应注意饮食卫生。生菜、瓜果一定要洗净方可食用,在外面买一些熟食或冰箱里食物取出时都应加热后再食用。

忌食用未熟透的动物食品及污染的食品。

(7)慢性胆囊炎患者应禁食香油、油煎鸡蛋及高脂肪、糯米类食物。

2. 生活调养原则

(1)生活作息要规律,要定时定量进餐,并坚持吃早餐。胆囊炎发作期间应禁食,按时服药,并到医院就诊。

(2)胆囊炎、胆石症患者不宜重体力劳动,并应避免腹部受剧烈震动(如在崎岖的山路上骑马或刺激性的游戏),脑力及轻体力劳动者应注意劳逸结合,过度劳累会诱发本病急性发作。

(3)可根据自身情况,选择有氧运动。如散步、慢跑、体操、太极拳等体育锻炼,应以不疲劳为度,体育锻炼还应有规律,以每周3次为宜,宜持之以恒。发作期则应以休息为主。

(4)疾病缓解期可按摩腹部中脘、天枢穴位(在脐周),在饭后30分钟左右按摩,可改善腹胀等消化不良症状,还可配合耳针,取肝、胰、胆、脾、胃、十二指肠、内分泌等穴位,轮流取3~4个穴位埋针或耳压法,以调节胆囊功能。

十五、胆 石 症

根据胆石症发生部位分为胆囊结石、胆总管结石、肝内胆管结石。根据其化学成分分为胆固醇结石、胆色素结石、混合性结石、黑色结石。

（一）病 因

正常情况下胆囊是不会发生结石的,因为在正常胆汁中有一定比例的胆盐、卵磷脂,使胆固醇保持溶解状态而不析出。要形成结石必须有一定的成石条件,即胆囊胆汁中抗成核因子减少,促成核因子增加,在增加的促成核因子作用下胆固醇容易析出形成结石。常见能形成结石的因素如下。

（1）长期高蛋白、高脂肪、高热能膳食使体内胆固醇增加或肝脏合成胆固醇量增多,造成胆汁中胆固醇过饱和。

（2）由于某些肠道疾病丧失了胆盐,也使胆固醇处于相对过饱和状态。

（3）不能按时进餐,胆汁在胆囊内潴留时间过长。

（4）胆管感染、胆囊壁发炎,胆囊收缩功能减退。

（5）某些溶血性疾病或肝硬化时也可导致胆囊结石,但这种结石多半是黑色结石。

（6）由于妊娠引起的胆汁淤滞、神经系统平衡失调,也可引起胆囊结石。

（7）长期禁食、静脉内营养,可导致胆囊内胆汁淤滞,结石形成。

（8）胃大部分切除或迷走神经干切断术后，也可使胆囊排空延迟，利于结石的形成。

（二）诊断要点

1. 临床表现

（1）平时有上腹不适、嗳气等消化不良症状，易误认为是胃病；饭后上腹饱胀或隐痛，且多与吃油腻食物有关。

（2）有时感右上腹及肝区隐痛，多为持续性，同时出现一些胃肠道症状，可被误认为是肝炎。

（3）当结石嵌顿于胆囊颈部或胆囊管时，则出现典型的胆绞痛发作。表现为突然发生的右上腹绞痛，呈阵发性加剧，同时向右肩或胸背部放射，伴有恶心及呕吐。起病多与饮食、吃油腻的食物、劳累及精神因素有关。

（4）在发病早期可以没有发冷及发热；当胆囊有化脓性感染时，则可出现发热、恶心及食欲缺乏等全身症状。

（5）胆囊发生坏疽和穿孔是急性胆囊炎的严重并发症，多见于有动脉硬化的老年患者，腹痛剧烈，病情发展较快，同时出现脱水、休克及腹膜炎等症状。此外，较小的一些结石，可通过胆囊管下降至胆总管内。

（6）结石进入胆总管后可以引起急性化脓性胆管炎、急性胰腺炎或慢性胰腺炎及缩窄性乳头炎等相应的临床表现。

2. 辅助检查　在正常情况下，胆石症不发作时血、尿常规无明显改变。只有在胆囊炎、胆石症发作时，经以下检查可发现胆囊壁和结石变化。

（1）当结石活动，出现急性胆囊炎或胆结石时，常见白细胞计数增多和核左移，间歇性的胰管梗阻造成血清淀粉酶的增高。胆囊的炎症和水肿可压迫胆总管,使转氨酶和碱性磷酸酶增高。总肝管和胆总管炎症时常伴有胆红素的增高,增高的水平与梗阻的程度相平行。

(2)超声检查胆结石的特异性和敏感性均很高,应列为常规检查。除结石表现外,还可见胆囊壁增厚(>2毫米),黏膜内气体及胆囊周围积液,后两者提示胆囊的急性炎症和感染。也可见胆管淤泥,常见于肝外胆管梗阻。肝内、肝外胆管扩张提示远端梗阻。B超检查未能发现结石,并不能排除胆石存在。

(3)超声内镜检查胆总管结石病的敏感性和特异性均较高,对于无扩张的胆总管内的小结石诊断尤有价值。其优点在于几乎无创伤性,较逆行胆胰管造影简易,死亡率接近零;缺点在于无法行内镜取石治疗,既往有过胃手术史的患者其诊断的可靠性较差。

(4)X线检查只有13%~17%的胆结石含有足够的钙,使放射线无法透过。在急性胆囊炎,X线检查可排除其他引起腹痛、发热和白细胞计数增多的腹腔内疾病(如溃疡穿孔或肠梗阻)。若存在气肿性胆囊炎,可见到黏膜内气体勾勒出的胆囊外形。

(5)CT检查可显示胆管的扩张、结石和肿块,也可除外肿瘤造成的胆总管梗阻。和超声检查相比,CT对胆结石的诊断并不具有优势。

(6)更精确地显示胆管系统,则应行内镜逆行胆胰管造影或经皮肝穿刺胆管造影。内镜逆行胆胰管造影更适用于显示较低部位的梗阻,而经皮肝穿刺胆管造影可显示较高部位或近端的梗阻。经皮肝穿刺胆管造影是诊断肝内胆管结石较可靠的方法。存在梗阻的情况下,两种检查均有诱发感染的可能。

(7)磁共振胆管成像是显示胆管系统的较有前景的方法。磁共振胆管成像诊断胆管内疾病、胆管扩张和胆管狭窄的特异性和敏感性均>95%,是诊断肝内胆管结石较有价值的方法。磁共振胆管成像为非侵入性检查,避免了内镜逆行胆胰管造影和经皮肝穿刺胆管造影所带来的风险。

3. 鉴别诊断 胆囊炎与胆结石相互影响,胆囊炎可影响结石,结石可影响胆囊发炎,胆囊发炎亦可诱发结石,因此两者诊断多有因果关系。鉴别诊断主要排除胃、胰腺、肝脏相邻脏器疾病。

(三)西医治疗

1. 一般治疗

(1)非手术治疗是以减轻症状为主,及时疏通胆管,排泄胆汁。

(2)无症状的胆囊结石可不进行治疗,如合并糖尿病或其他疾病者需长期应用静脉营养的患者可做预防性胆囊切除。

2. 药物治疗

(1)口服溶石药物

①鹅去氧胆酸常规用量为每日 300~600 毫克,6~12 个月为 1 个疗程。用药应达到足够的剂量,才能收到较好的效果。由于夜间胆汁饱和度高,有人主张将每日用药量于临睡前顿服。根据统计,结石直径<0.5 厘米者,6 个月左右溶解;结石直径<1 厘米者,需要用药 2 年,甚至更长时间。

②熊去氧胆酸常用剂量为每日 400~600 毫克,分 2 次口服,6~12 个月为 1 个疗程。

(2)抗感染:见慢性胆囊炎的有关药物。

(3)阿司匹林:阿司匹林可以抑制胆囊黏膜糖蛋白的分泌,从而阻止结石的形成,有预防胆结石的作用。阿司匹林每次 300 毫克,每日 1~2 次,口服。

(4)抗胆碱能药物:见慢性胆囊炎。

(5)镇痛药:哌替啶和喷他佐辛(镇痛新)在镇痛药中效果最好,不会引起胆管压力升高。

①盐酸哌替啶 50~100 毫克,肌内注射。2 次用药间隔在 6~

8 小时,反复用药易成瘾。

②喷他佐辛 15～30 毫克,肌内注射,不易成瘾。

(5)其他药物:有人推荐维生素 K_3 注射液 10 毫克,肌内注射镇痛,可 4～6 小时重复注射,疗效有待证实。

3. 灌注溶石 药物灌注溶石用于胆囊内的胆固醇结石,适应证为直径<1.5 厘米的单发结石或结石大小相似的多发结石,胆囊功能良好,无形态异常。常用药物有单辛酸甘油酯、甲基叔丁醚。

4. 手术治疗

(1)体外冲击波碎石:用于胆囊功能良好,直径<2 厘米的单发结石。

(2)胆囊置管用甲基叔丁醚溶石:用于胆囊功能良好,且胆囊与肝脏接触面较大而易置管的患者,可溶解胆固醇结石。

(3)经皮胆囊镜碎石取石:通过胆囊镜,用取石钳或取石网取出结石。

(4)手术切除胆囊和结石:腹腔镜监视下切除胆囊,切口小、痛苦轻、出血少、对脏器功能干扰轻、恢复快、住院时间短等优点。合并有急性胆囊炎、胆囊穿孔、胆囊内瘘和胆囊癌的患者,仍应用微创或内镜治疗。

(四)中医治疗

1. 辨证论治

(1)肝郁气滞

主症:右胁下或上腹疼痛,轻重不一,或阵发性绞痛难忍,痛引右肩背,或仅有右胁胀痛不舒,胸脘发闷,常有嗳气,口苦,咽干,恶心,呕吐,纳呆,不发热或微热,巩膜皮肤无黄染,上腹疼痛发作时拒按,舌苔薄白或薄黄或无苔,脉弦滑或弦细。

治则：疏肝解郁,利胆排石。

方药：四逆散加味。金钱草30克,柴胡、枳实、白芍、郁金、木香、川楝子、延胡索、鸡内金各10克,甘草6克。

用法：每日1剂,每剂煎2～3次,每次200～300毫升,每日2～3次,温热服。

加减：若兼脾虚者,加茯苓、白术;热重便结者,酌加大黄、玄明粉。

（2）湿热蕴结

主症：右胁下或上腹绞痛,或持续或阵发,痛引胸胁肩背,恶心呕吐,口渴喜冷饮或不欲饮,纳食不香,脘胀腹痛,痛处拒按,或能触及肿大的胆囊,伴有发热或黄疸,尿深黄,大便多干结,舌红苔黄燥或黄腻,脉弦数或滑数。

治则：清热利湿,利胆排石。

方药：大柴胡汤和茵陈蒿汤加减。茵陈蒿、金钱草各30克,柴胡、黄芩、枳实、白芍、栀子、虎杖、木香、大黄各10克。

用法：每日1剂,每剂煎2～3次,每次200～300毫升,每日2～3次,温热服。

加减：若发热寒战者,加金银花、连翘;呕重者,加姜半夏、竹茹;夹瘀者,加丹参、赤芍等。

（3）热毒积聚

主症：右胁下或上腹疼痛持续加重,范围扩大,高热不降或寒热往来,神情淡漠,或神昏谵语,手足厥冷,上腹肌紧张拒按,脘腹胀满,尿短少,色赤或深如浓茶,大便秘结,舌质红绛,舌苔黄燥或干有芒刺,脉弦数或沉细数无力。

治则：清热解毒,排石利胆。

方药：白虎汤合大承气汤加减。石膏（先煎）、金钱草各30克,槟榔、郁金、金银花、知母各12克,大黄、厚朴、枳实各9克,芒硝、甘草各6克。

用法：每日 1 剂，每剂煎 2～3 次，每次 200～300 毫升，每日 2～3 次，温热服。

加减：如出现神昏谵语者，可吞服安宫牛黄丸、紫雪丹或至宝丹。

(4)肝郁血瘀

主症：右胁下或上腹胀痛或刺痛或绞痛，脘腹胀闷，纳食不思，神疲乏力，面色黯黄，黄疸久不消退，常有鼻出血，妇女月经不调，多为延期，经来时腹痛，量少色暗，多有血块，常有肝大，肝功能异常，或有脾大，肝掌，舌质青紫，有瘀点、瘀斑，脉沉细涩或弦细。

治则：疏肝理气，活血止痛。

方药：金铃子散和失笑散加减。金钱草 30 克，槟榔、香附、枳壳各 12 克，川楝子、延胡索、蒲黄各 9 克。

用法：每日 1 剂，每剂煎 2～3 次，每次 200～300 毫升，每日 2～3 次，温热服。

2. 验方

(1)化石丹：鸡内金、郁金、火硝、穿山甲、大黄各 60 克，甘草 30 克。上药共研细末，每次 10 克，早晚各 1 次，温开水送服。适用于右胁疼痛之胆结石。

(2)溶石丸：火硝、鸡内金、穿山甲各 50 克，金钱草、石韦各 100 克，白矾、大黄、莪术、广木香、甘草各 30 克。上药共研细末，水泛为丸如梧桐子大，每次 15 丸，早晚温开水送服。适用于本病所致之胆区疼痛或阻塞性黄疸。

(3)三金排石汤：柴胡、黄芩、白芍、枳实、郁金、鸡内金（研末、冲服）、香附各 10 克，金钱草 20 克，大黄、青皮、陈皮各 5 克。水煎服，每日 1 剂。适用于胆石症。

(4)利胆消石汤：全瓜蒌 15～20 克，半夏 10～15 克，黄连、柴胡、鸡内金各 7～10 克，枳壳 10～13 克，虎杖 15～20 克，甘草 2～5 克。水煎服，每日 1 剂。适用于胆囊结石或胆总管结石。

(5)利胆丸:茵陈 120 克,龙胆草、郁金、木香、枳壳各 90 克。上药共为细末,加猪胆汁或鲜牛、羊胆汁 500 毫升,先将胆汁浓缩到 250 毫升,拌入药末中,加适量炼蜜,做成丸药,每丸 9 克。早晚各服 1 丸。适用于胆石症。

(6)消石散:郁金 20 克,明矾 16 克,火硝 35 克,滑石粉 60 克,鱼脑石 20 克,甘草 10 克。上药共研细末,每次 4 克,每日早、午、晚温开水送服。适用于胆结石。

3. 推按运经仪 患者空腹,按时服 33％硫酸镁 30～50 毫升,5 分钟后服 0.5％稀盐酸 30～40 毫升,食高脂餐,15 分钟后把推按运经仪的电极对置于特定穴位上治疗 25～30 分钟。开始 3 次进行程序治疗,取胆经的肩井、期门或章门、阳陵泉穴;以后改用两极板按肝、胆结石所在管道的走向,在章门、日月、期门、肝俞、胆俞、脾俞穴行震荡或手柄电极循经推按。每周 3 次,10 次为 1 个疗程。治疗前后常规做 B 超检查,动态观察胆结石的情况,有利于确定排石体位及特定穴位的选用;在治疗的同时,可配合中药排石内服。冠心病、高血压、糖尿病患者及孕妇禁用。

4. 磁化疗法 每日清晨空腹饮磁化水 1 000 毫升,晚上临睡饮 500 毫升,平时饮用不低于 500 毫升,同时服用中药排石方则效果较好;亦可用于胆管手术后,对有残余结石的患者,用灭菌磁化水经 T 管以 12 滴／分钟的速度滴入胆管内,或用针筒将磁化水缓慢注入胆管,每日 3～4 次。实验表明,当水通过磁场时,由于磁力线的作用,使水分子间的结构形态发生变化,一般由容易沉淀生成坚硬水垢的结晶变成疏松容易被水带走的结晶。

5. 敷贴疗法 白芷 10 克,花椒 15 克,苦楝子 50 克,葱白、韭菜兜各 20 克,白醋 50 毫升。先将白芷、花椒研细末;再将韭菜兜、葱白、苦楝子捣烂如泥后,用白醋把上述药物拌和均匀调成糊膏状备用。用时贴敷于中脘穴处,外用透明薄膜覆盖,然后用胶布加固或用腹带加固更好。24 小时换贴 1 次,可连贴 2～4 次。用于胆绞痛患者。

6. 灌肠疗法 大黄（后下）、炒莱菔子各 15 克,芒硝、枳壳、川厚朴、延胡索、郁金、柴胡各 10 克,赤芍 12 克,金银花、蒲公英、金钱草、茵陈各 30 克。水煎,浓缩取汁 200 毫升,每日 1 剂。将药物趁温经纱布滤过,装入输液器内,输液管乳头上接导尿管,按普通灌肠方法将导尿管插入肛门内约 10 厘米,以每分钟 20～30 滴速度缓慢滴入。中药滴完后拔出导尿管,观察记录患者排便、排气时间及数量,以及全身情况变化。有促进肠蠕动、清除肠道毒物、预防和治疗败血症、内毒素血症及肝肾衰竭的作用。适用于胆石症。

7. 药膳食疗方

（1）利胆排石粥:金钱草 30 克,栀子仁 5 克,蒲公英 30 克,粳米 50 克,冰糖适量。金钱草、栀子仁、蒲公英水煎去渣取汁,加入粳米、冰糖煮粥,每日 2 次食用。清热利胆,排石。适用于胆石症。

（2）参苓炖鸡:母鸡（500 克）1 只,党参 15 克,茯苓、炒白术、白芍各 10 克,当归、熟地黄各 15 克,炙甘草 5 克,川芎 6 克,姜、葱、料酒、食盐、味精各适量。将党参等 8 味中药装入纱布袋内,扎紧口;母鸡宰杀后去毛,除内脏洗净,猪肉洗净,切小块;生姜拍破,葱切段。将鸡、猪肉、药袋一同放入砂锅内,加水用武火煮沸,打去浮沫,加入姜块、葱段、料酒、食盐,改用文火炖至鸡肉、猪肉烂熟,将药袋捞出,放入味精即可。每日 1～2 次,吃肉喝汤,宜常吃。补气益精,滋阴养血,健脾益气。适用于胆囊炎、胆石症。

（3）黄芪炖肉:猪肉 10 克,黄芪 80 克,山药 100 克,生姜、料酒、葱、食盐、味精各适量。将猪肉洗净,切小块;将黄芪用干净纱布包好,扎口。猪肉与黄芪、生姜、料酒、山药、葱、食盐,加水一同入砂锅,先用武火煮沸,改用文火熬煮肉烂熟,捞出切块,放回原砂锅,加味精煮沸即可。每日 1～2 次,吃肉喝汤,宜常吃。健脾益气,补虚。适用于胆囊炎、胆石症。

（4）参地炖猪肝:猪肝 500 克,玄参 20 克,熟地黄 20 克,山楂

10 克,水豆粉、生姜、葱、料酒、植物油、食盐、白糖各适量。先把猪肝洗净,切片;玄参、熟地黄用纱布包裹,扎紧口,放入锅内加水300 毫升煮沸,用文火煮 1 小时,将猪肝放入再煮 1 小时,捞出猪肝片。锅内放植物油烧七八成热,下姜、葱翻炒几下,再放猪肝、料酒、白糖、兑入原汁汤少许,加水豆粉、味精汤汁透明即可。佐餐食用,每日 1～2 次,滋阴养肝补血,清热凉血。适用于胆石症。

(5)糖醋萝卜丝:白萝卜 200 克,胡萝卜 5 克,蒜泥、葱丝、红油、白糖、食盐、醋、味精各适量。白萝卜、胡萝卜去头尾须,洗净,切成均匀细丝,放在瓷盆内,加入适量食盐拌匀,将萝卜丝放食盐5～10 分钟,轻轻挤干,倒去涩水,再放入食盐、蒜泥、醋、糖、红油、葱、味精等各配料,拌匀即可。佐餐食用,每日 1～2 次,宜常吃。健脾、化湿、祛痰。适用于胆囊结石。

(6)红烧带鱼:带鱼 500 克,植物油、料酒、水豆粉、姜、花椒、葱、食盐、白糖各适量。将带鱼去头、尾,剖肚,去内脏,洗净,砍成3 厘米段,并用食盐浸泡 5 分钟以上。姜切丝,花椒、葱切段。锅烧热倒植物油烧至七八成热,放几粒花椒,将鱼段逐个放入热油锅炸至微黄后捞出;铲出多余油,放酱油、料油、姜、葱、糖、鱼块、清汤用武火煮沸,移至文火煮 10 分钟即可。佐餐食用,每日 1～2 次,宜常用。健脾开胃,益气健身。适用于胆囊炎、胆石症。

(7)红烧猴头菇:干猴头菇 200 克,鸡汤、料酒、酱油、香油、冰糖、食盐、猪油、水豆粉、味精各适量。将干猴头菇用热水泡软,捞出挤干水,去掉刺针和根蒂,再用热水泡发,待水凉后,捞出挤干水,从根往上切成片,加上清汤上笼蒸(中途需换二次汤)至酥烂即可;锅烧热,加入猪油烧热,放入酱油、料酒、食盐、冰糖、鸡汤,再将蒸碗中的原汤滗净,把猴头菇片放入锅内,烧透后加水豆粉收汁,再加香油搅匀出锅即可。佐餐食用,每日 1～2 次,宜常吃。补气、健脾、抗癌。适用于胆囊炎、胆石症。

(8)藕煨猪腰:猪肾 2 个,藕 200 克,核桃肉 20 克,料酒、姜丝、葱段、猪油、食盐各适量。将猪肾纵形剖开,去筋膜,洗净,轻划斜痕,切块;藕洗净,切块;生姜切丝;葱切段。将猪肾、藕块、料酒、姜、葱、食盐、猪油一同放小土瓦罐内,加水 500 毫升,置余炭火或草木灰余火中煨煮至肉熟放入味精出罐即可。佐餐食用,每日 1~2 次。补肝益肾,滋阴润肠。适用于胆囊炎胆石症。

(五)生活调养

1. 饮食调养原则 胆结石的发生、发展与营养密切相关,因而正确合理的营养是防治胆结石的基本措施。

(1)减肥:肥胖者应限制进食量,适当增加体力活动,使体重逐渐减轻,有利于胆结石的防治。但不能过度减食,以免营养不良时动用体内储存脂肪,反而易出现胆结石,故对明显消瘦者宜酌情增加热能的摄入。

(2)限制胆固醇膳食:进食含胆固醇高的食物,会显著增加胆结石的发病率。因此,可根据血胆固醇升高的程度,少吃或不吃动物脂肪和内脏及蛋黄、鱼子、蟹黄等含胆固醇高的食品。

(3)低脂肪:低脂肪食品,可选用大米粥、藕粉、脱脂牛奶、豆腐脑等。脂肪品种要有适当比例,烹调用植物油,既有利于胆囊功能,又有供给必需脂肪酸的作用。手术前后每日脂肪进入量应限制在 20~30 克,病情好转对脂肪耐受量增大时,可增加脂肪摄入量,每日为 40~50 克。

(4)控制糖类:胆石症的患者应避免摄入大量精制糖,如蔗糖、果糖等,造成血糖值增高,胆固醇合成增多,在体内胰岛素作用下,糖在细胞内可转为脂肪酸,并合成脂肪,使胆结石的发病率增高。

(5)蛋白质供给:在胆石症的静止期,应注意蛋白质营养,补充人体日常的消耗,增强免疫力。胆石症患者容易引起肝脏的损伤,蛋白质有利于肝细胞的修复和肝功能的恢复。一般每日摄入蛋白质 80～100 克,常用的蛋白质制品为鱼、虾、蛋,瘦肉、牛奶等。

(6)经常食用新鲜绿叶蔬菜:胆石症易引起维生素和无机盐的缺乏,故需补充脂溶性维生素 A、维生素 D、维生素 K,以及 B 族维生素、维生素 C。维生素 K 能解除胆管痉挛引起的疼痛。还需补充富含钙、钾、铁的食物。膳食中的纤维素增多,能抑制肠内胆固醇的吸收,又能增强肠蠕动,使胆固醇和胆汁酸排泄,有利于防治胆石症。多食瓜果、蔬菜和粗粮,具有通便作用,可减少胆石的形成。

(7)结石活动时胆绞痛发作的营养处理:结石活动胆绞痛发作常伴有恶心、呕吐、发热,且进食会引起胆囊收缩,而加重症状。此时需暂时禁食,用静脉供给营养,补充足够的热能,纠正脱水和电解质紊乱,可静脉输入葡萄糖、电解质、维生素等营养素。腹痛、呕吐减轻后,可给高糖类、低脂肪的流质和半流质膳食,如米粥、藕粉、豆浆、新鲜水果等。

(8)胆囊胆石症切除术后的营养问题:手术后数月内仍需保持低脂肪饮食,每日供给脂肪 30～40 克,主要给糖类、蛋白质和富含维生素的食品。可用谷类食品、豆制品、新鲜蔬菜和水果,以及瘦肉、鱼、虾等,以后适量增加脂肪供给,并逐渐过渡到普通饮食,但脂肪的进食量宜略低于正常人,每日以 50 克左右为宜。

2. 生活调养原则　详见"慢性胆囊炎"的有关内容。

十六、急性胰腺炎

急性胰腺炎是多种病因导致胰酶在胰腺组织内酶被激活后，引起胰腺组织自身消化、水肿、出血，甚至坏死的炎症反应。轻症急性胰腺炎，预后良好；少数严重的胰腺出血坏死，常继发感染、腹膜炎和休克等多种并发症，病死率高，称为重症急性胰腺炎。

（一）病　因

急性胰腺炎的病因甚多。常见的病因有胆石症、大量饮酒和暴饮暴食等。

1. 胆石症与胆疾病　胆石症、胆管感染或胆管蛔虫等均可引起急性胰腺炎，其中胆石症最为常见。急性胰腺炎与胆石关系密切，由于在解剖上 70％～80％ 的胰管与胆总管汇合成共同通道并开口十二指肠部，一旦结石嵌顿在壶腹部，将会导致胰腺炎与上行胆管炎，即共同通道学说。

2. 大量饮酒　因酒精能促进胰液的大量分泌，致使胰腺管内压力骤升，引起胰腺泡破裂，胰酶进入间质而促发胰腺炎。

3. 梗阻　胰管结石或蛔虫、胰管狭窄、肿瘤等均可导致胰管阻塞引起急性胰腺炎。

4. 医源性因素　手术与创伤，如腹腔手术特别是胰胆或胃手术、腹部钝挫伤等，可直接或间接损伤胰腺组织与胰腺的血液供应而引起胰腺炎。

5. 内分泌与代谢障碍　任何引起高钙血症的原因，如甲状旁腺肿瘤、维生素 D 过多等,均可引起胰管钙化,高血钙还可刺激胰液分泌增加和促进胰腺蛋白酶原激活。任何原因的高血脂,如家族性高脂血症,因胰液内脂质沉着或来自胰外脂肪栓塞并发胰腺炎。妊娠、糖尿病昏迷和尿毒症也偶可发生急性胰腺炎;妊娠时胰腺炎多发生在中晚期,但 90% 合并胆石症。

6. 感染 急性胰腺炎继发于急性传染性疾病者多数较轻,随感染痊愈而自行消退,如急性流行性腮腺炎、传染性单核细胞增多症、柯萨奇病毒和肺炎衣原体感染等。常可伴有特异性抗体浓度升高。沙门菌或链球菌败血症时也可出现胰腺炎。

7. 药物 已知应用某些药物,如噻嗪类利尿药、硫唑嘌呤、糖皮质激素、四环素、磺胺类药物等可直接损伤胰腺组织,可使胰液分泌或黏稠度增加,引起急性胰腺炎。多发生在服药最初数月,与剂量不一定相关。

(二)诊断要点

1. 临床表现 急性胰腺炎常在饱食、脂餐或饮酒后发生。部分患者无诱因可查。其临床表现和病情轻重取决于病因、病理类型和诊治是否及时。

(1)症状

①腹痛。为本病的主要表现和首发症状,突然起病,程度轻重不一,可为钝痛、刀割样痛、钻痛或绞痛,呈持续性,可有阵发性加剧,不能为一般胃肠解痉药缓解,进食可加剧。疼痛部位多在中上腹,可向腰背部呈带状放射,取弯腰抱膝位可减轻疼痛。水肿型腹痛 3～5 日即缓解;坏死型病情发展较快,腹部剧痛延续时间较长,由于渗液扩散,可引起全腹痛。极少数年老体弱患者可无腹痛或轻微腹痛。

②恶心、呕吐及腹胀。多在起病后出现,有时颇频繁,吐出食

物和胆汁,呕吐后腹痛并不减轻。同时有腹胀,甚至出现麻痹性肠梗阻。

③发热。多数患者有中度以上发热,持续3~5日。持续发热一周以上不退或逐日升高、白细胞计数升高者,应怀疑有继发感染,如胰腺脓肿或胆管感染等。

④低血压或休克。重症胰腺炎患者常发生低血压或休克,表现为烦躁不安、皮肤苍白、湿冷等;有极少数患者可突然发生休克,甚至发生猝死。主要原因为有效血容量不足,缓激肽类物质致周围血管扩张,并发消化道出血。

⑤水、电解质紊乱。多有轻重不等的脱水,低血钾,呕吐频繁可有代谢性碱中毒。重症者尚有明显脱水及代谢性酸中毒,低钙血症,部分伴血糖增高。偶可发生糖尿病酮症酸中毒或高渗性昏迷。

(2)体征

①轻症急性胰腺炎患者腹部体征较轻,往往与主诉腹痛程度不十分相符,可有腹胀和肠鸣音减少,无腹肌紧张和反跳痛。

②重症急性胰腺炎患者上腹或全腹压痛明显,并右腹肌紧张,反跳痛。肠鸣音减弱或消失,可出现移动性浊音,并发脓肿时可扪及有明显压痛的腹部包块。伴麻痹性肠梗阻且有明显腹胀,腹腔积液多呈血性,其中淀粉酶明显升高。少数患者因胰酶、坏死组织及出血沿腹膜间隙与肌层渗入腹壁下,致两侧肋腹部皮肤呈暗灰蓝色,称格雷-特纳(Grey-Turner)征;可致脐周围皮肤青紫,称卡伦(Cullen)征。在胆总管或壶腹部结石、胰头炎性水肿压迫胆总管时,可出现黄疸。后期出现黄疸应考虑并发胰腺脓肿或假囊肿压迫胆总管或由于肝细胞损害所致。

(3)并发症

①局部并发症。重症胰腺炎起病2~3周后,因胰腺及胰周坏死继发感染而形成脓肿。此时高热、腹痛,出现上腹部肿块和中毒

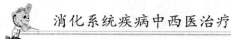

症状;常在病后 3～4 周形成,系由胰液和液化的坏死组织在胰腺内或其周围包裹所致。

②全身并发症。重症胰腺炎常并发不同程度的多器官功能衰竭。一般在起病 72 小时内迅速出现进行性脏器功能障碍,虽经充分的液体复苏,仍出现生命体征不稳,包括急性呼吸窘迫综合征、急性肾衰竭等。急性呼吸窘迫综合征突然发作、进行性呼吸窘迫、发绀等,常规氧疗不能缓解;急性肾衰竭表现为少尿、蛋白尿和进行性血尿素氮、肌酐增高等;心律失常和心力衰竭;上消化道出血多由于应激性溃疡或黏膜糜烂所致,下消化道出血可由胰腺坏死穿透横结肠所致;胰性脑病表现为精神异常(幻想、幻觉、躁狂状态)和定向力障碍等;败血症及真菌感染,早期以革兰阴性杆菌为主,后期常为混合菌,且败血症常与胰腺脓肿同时存在;严重病例机体的抵抗力极低,加上大量使用抗生素,极易产生真菌感染;高血糖多为暂时性;少数可演变为慢性胰腺炎。

2. 辅助检查

(1)白细胞计数:多有白细胞计数增多及中性粒细胞核左移。

(2)血、尿淀粉酶测定:血清(胰)淀粉酶在起病后 6～12 小时开始升高,48 小时开始下降,持续 3～5 日。血清淀粉酶超过正常值 3 倍可确诊为本病。其他急腹症,如消化性溃疡穿孔、胆石症、胆囊炎、肠梗阻等都可有血清淀粉酶升高,但一般不超过正常值 2 倍。尿淀粉酶升高较晚,在发病后 12～14 小时开始升高,下降缓慢,持续 1～2 周,但尿淀粉酶值受患者尿量的影响。胰源性腹腔积液和胸腔积液中的淀粉酶值亦明显增高。

(3)血清脂肪酶测定:血清脂肪酶常在起病后 24～72 小时开始上升,持续 7～10 日,对病后就诊较晚的急性胰腺炎患者有诊断价值,且特异性也较高。正常值为 0.2～1.5 毫克%,超过该值为异常。

(4)反应蛋白:是组织损伤和炎症的非特异性标志物,有助于评估与监测急性胰腺炎的严重性,在胰腺坏死时反应蛋白明显升高。发病 72 小时后>150 毫升/升,提示胰腺组织坏死。

(5)生化检查:暂时性血糖升高常见,可能与胰岛素释放减少和胰高血糖素释放增加有关。持久的空腹血糖>10 毫摩/升,反映胰腺有坏死,提示预后不良。高胆红素血症可见于少数患者,多于发病后 4~7 日恢复正常。血清天冬氨酸氨基转移酶、乳酸脱氢酶可增加。暂时性低钙血症(2 毫摩/升)常见于重症急性胰腺炎,低血钙程度与临床严重程度平行,若血钙<1.5 毫摩/升以下提示预后不良。急性胰腺炎时可出现高三酰甘油血症,这种情况可能是病因或是后果,后者在急性期过后可恢复正常。

(6)腹部平片:可排除其他急腹症,如内脏穿孔等。"哨兵襻"和"结肠切割征"为胰腺炎的间接指征。弥漫性模糊影、腰大肌边缘不清,提示存在腹腔积液。可发现肠麻痹或麻痹性肠梗阻征。

(7)腹部 B 超:应作为常规初筛检查。急性胰腺炎 B 超可见胰腺肿大、胰内及胰周围回声异常,亦可了解胆囊和胆管情况,后期对脓肿及假性囊肿有诊断意义。但因患者腹胀常影响其观察效果。

(8)CT 显像:CT 根据胰腺组织的影像改变进行分级,对急性胰腺炎的诊断和鉴别诊断、评估其严重程度,特别是对鉴别轻或重症胰腺炎,以及附近器官是否累及具有重要价值。轻症可见胰腺非特异性增大和增厚,胰周围边缘不规则;重症可见胰周围区消失、网膜囊和网膜脂肪变性,密度增加;胸腹膜腔积液。增强 CT是诊断胰腺坏死的最佳方法,疑有坏死合并感染者可行 CT 引导下穿刺。

3. 诊断与鉴别诊断　急性胰腺炎是外科的急腹症,病情凶险,患者表情痛苦,甚至休克状态,主要是靠抽血了解血常规、血清淀粉酶来协助诊断,同时查 B 超、CT 等来诊断。还要注意胆管梗阻、感染等。胆管梗阻、感染,可逐渐出现黄疸等表现,有助于诊断。

（三）西医治疗

1. 轻型急性胰腺炎 经 3～5 日积极治疗多可治愈。治疗措施包括禁食；必要时置鼻胃管持续吸引胃肠减压，适用于腹痛、腹胀、呕吐严重者；积极补足血容量，维持水电解质和酸碱平衡，注意维持热能供应；腹痛剧烈者可予以哌替啶镇痛；急性胰腺炎如疑合并感染，则必须使用抗生素。受体拮抗药或质子泵抑制药静脉给药，认为可通过抑制胃酸而抑制胰液分泌，兼有预防应激性溃疡的作用。

2. 重症胰腺炎 必须采取综合性措施，积极抢救治疗，除上述治疗措施还应采取以下措施。

（1）内科治疗

①如有条件应转入重症监护病房，针对器官衰竭及代谢紊乱采取相应的措施。

②维持水、电解质平衡，保持血容量，应积极补充液体及电解质（钾、钠、钙、镁等离子），维持有效血容量。重症患者常有休克，应给予白蛋白、鲜血或血浆代用品。

③营养支持对重症胰腺炎患者尤为重要。早期一般采用全胃肠外营养；如无肠梗阻，应尽早进行空肠插管，过渡到肠内营养。营养支持可增强肠道黏膜屏障，防止肠内细菌移位引起胰腺坏死合并感染。谷氨酰胺制剂有保护肠道黏膜屏障作用，可加用。

④重症胰腺炎常规使用抗生素，有预防胰腺坏死合并感染的作用。应选用对肠道移位细菌（大肠埃希菌、假单胞菌、金葡菌等）敏感，且对胰腺有较好渗透性的抗生素。以喹诺酮类或亚胺培南为佳，并联合应用对厌氧菌有效的药物（如甲硝唑）。病程后期应密切注意真菌感染，必要时行经验性抗真菌治疗，并进行血液及体液标本真菌培养。

⑤生长抑素具有抑制胰液和胰酶分泌,抑制胰酶合成的作用。虽疗效尚未最后确定,但目前国内学者多推荐尽早使用。生长抑素剂量为250微克/小时;生长抑素的类似物奥曲肽为25～50微克/小时,持续静脉滴注,疗程3～7日。

⑥抑制胰酶活性仅用于重症胰腺炎的早期,但疗效尚有待证实。抑肽酶可抗胰血管舒缓素,使缓激肽原不能变为缓激肽,尚可抑制蛋白酶、糜蛋白酶和血清素,每日20万～50万单位,分2次溶于葡萄糖注射液中静脉滴注;加贝酯可抑制蛋白酶、血管舒缓素、凝血酶原、弹力纤维酶等,根据病情,开始每日100～300毫克溶于500～1 500毫升葡萄糖盐水中,以每小时2.5毫克/千克体重速度静脉滴注。2～3日后病情好转,可逐渐减量。

(2)外科治疗

①手术。手术适应证有胰腺坏死合并感染,在严密监测下考虑手术治疗,行坏死组织清除及引流术。胰腺脓肿,可选择手术引流或经皮穿刺引流。胰腺假性囊肿,视情况选择手术治疗、经皮穿刺引流或内镜治疗。胆管梗阻或感染,无条件进行胆胰壶腹括约肌切开术时予以手术解除梗阻。诊断未明确、疑有腹腔脏器穿孔或肠坏死者,行剖腹探查术。

②内镜下胆胰壶腹括约肌切开术。适用于胆源性胰腺炎合并胆管梗阻或胆管感染者。行胆胰壶腹括约肌切开术和(或)放置鼻胆管引流。

③腹腔灌洗。通过腹腔灌洗可清除腹腔内细菌、内毒素、胰酶、炎性因子等,减少这些物质进入血液循环后对全身脏器的损害。

(四)中医治疗

1.辨证论治

(1)肝郁气滞:多见于本病水肿型轻症。

主症:脘腹胀痛,进食加剧,走窜不定,痛彻肩背,恶心呕吐,吐出量少,舌质淡红,苔薄白,脉弦细。

治则:疏肝理气,和胃降逆。

方药:大柴胡汤化裁。柴胡12克,白芍15克,半夏12克,黄芩12克,枳壳9克,香附10克,大黄(后下)9克,延胡索9克,金银花15克,甘草6克。

用法:每日1剂,每剂煎2~3次,每次200~300毫升,每日2~3次,温热服。

(2)脾胃热结:多见于本病水肿型重症或出血坏死型。

主症:脘腹疼痛,阵发加剧,胀满拒按,大便秘结,呕吐频繁,发热口干,舌质红,苔厚燥,脉洪数。

治则:清热解毒,通里攻下。

方药:柴胡清胰汤。柴胡15克,黄芩15克,枳实15克,姜半夏10克,白芍15克,败酱草25克,大黄(后下)15克,芒硝(分冲)15克,延胡索15克,炒栀子9克,黄连7.5克,连翘15克。

用法:每日1剂,每剂煎2~3次,每次200~300毫升,每日2~3次,温热服。

(3)肝脾湿热:多见于胆管感染而致。

主症:脘腹胀痛,胸胁痞满,发热口苦,恶心呕吐,身黄倦怠,尿黄短赤,舌质红,苔黄腻,脉弦滑。

治则:疏肝运脾,清热利湿。

方药:茵陈蒿汤化裁。茵陈15克,大黄(后下)9克,栀子9克,龙胆草9克,白豆蔻9克,薏苡仁15克,板蓝根15克,金钱草15克,郁金12克,白茅根15克。

用法:每日1剂,每剂煎2~3次,每次200~300毫升,每日2~3次,温热服。

(4)蛔虫上扰:多见于胆道蛔虫病所致。

主症:有吐蛔虫史,胁腹疼痛,腹痛如绞,伴有汗出,四肢厥冷,痛止如常,舌质红,苔微黄,脉弦紧。

治则:理气安蛔,通腑止痛。

方药:乌梅丸化裁。乌梅 9 克,柴胡 12 克,大黄(后下)9 克,川椒 9 克,枳实 9 克,延胡索 9 克,苦楝皮 15 克,槟榔 9 克,半夏 12 克,木香 9 克,白芍 15 克。

用法:每日 1 剂,每剂煎 2~3 次,每次 200~300 毫升,每日 2~3 次,温热服。

加减:如出现休克者,可用回阳救逆或凉血开窍之剂,如参附汤、犀角地黄汤,并及时采取抢救措施。

2. 验方

(1)清胰汤:柴胡、白芍各 15 克,黄芩、胡黄连、木香、延胡索、芒硝(分冲)各 10 克,大黄(后下)15 克。水煎服,每日 1 剂。适用于急性胰腺炎。

(2)加味大柴胡汤:柴胡、赤芍、白芍、黄芩、制半夏、广郁金、炒枳实各 9 克,玄明粉(分冲)12 克,大黄(后下)9 克,金钱草 30 克。水煎服,每日 1 剂。适用于急性胰腺炎。

(3)大承气汤加减:生大黄(后下)9 克,延胡索粉 30 克。水煎服,每日 1 剂。适用于急性胰腺炎。

3. 针刺疗法

(1)体针

①取下巨虚、中脘、合谷穴。急性期用泻法,1 分钟捻转 1 次,留针 30 分钟,每日针 2~3 次。缓解后,每日 1 次。

②取中脘、梁门、太白、足三里穴。急性期用泻法,1 分钟捻转 1 次,留针 30 分钟,每日针 1~2 次。缓解后,每日 1 次。

③取天枢、内关、支沟穴。急性期用泻法,1 分钟捻转 1 次,留针 30 分钟,每日针 1~2 次。缓解后,每日 1 次。

(2)耳针:取耳穴胰区、胆区、神门、交感。直刺达到耳部红热感为度,每日针 1 次或加压豆法。适用于急性胰腺炎。

4. 药膳食疗方

（1）黄花菜马齿苋饮：黄花菜、马齿苋各 30 克。将黄花菜、马齿苋洗净，放入锅内，加清水适量，用武火煮沸后，转用文火煮 30 分钟，放凉后装入罐内，代茶饮。清热解毒消炎。适用于急性胰腺炎。

（2）佛手柑粥：佛手柑 15 克，粳米 50 克，冰糖适量。将佛手柑煎汁去渣，粳米洗净。将粳米、药汁，加适量水煮成粥，即将熟时加入冰糖。粥温热食用。理气止痛、健脾养胃。适用于胰腺疾病。

（3）小建中汤粥：桂枝 20 克，白芍 40 克，甘草 12 克，生姜 20 克，大枣 12 枚，粳米 100 克。将桂枝、白芍、甘草、生姜、大枣加水煎取汁，加入洗净的粳米和适量的水，煮成粥分次食之。健脾安中。适用于胰腺疾病。

（4）豆蔻粥：肉豆蔻 10 克，生姜 10 克，粳米 50 克。先将粳米淘净加水煮粥，待煮沸后，加入捣碎的肉豆蔻细末及生姜，继续熬煮成粥后食用。理气止痛，散寒。适用于急性胰腺炎。

（5）双鲜饮：鲜藕节 150 克，鲜白茅根 150 克，山楂 20 克。把藕节洗净，切薄片；白茅根去泥土，洗净，切碎。将鲜藕、白茅根、山楂一同入锅，加水用武火上煮沸后，用文火熬 20~30 分钟，待凉即可。不拘时，当茶饮，每日 3~5 次。清热生津，凉血散瘀。适用于急性胰腺炎。

（6）党参麦芽山楂饮：生麦芽 15 克，生山楂 20 克，党参 10 克。生山楂洗净，切片去核，与麦芽、党参同置杯中，用沸水冲泡。每日当茶饮用，量适中。活血化瘀，消食和中健胃，疏肝理气。适用于急性胰腺炎。

（7）大枣陈皮饮：大枣 8 枚，陈皮 10 克。大枣与陈皮一同加水 1 000 毫升煎沸 6 分钟，待凉当茶饮用，量适中。养心脾，益气血，理气化痰和胃。适用于急性胰腺炎。

（8）大枣糯米粥：大枣 20 克，山药 100 克，薏苡仁 100 克，荸荠粉20克,糯米200克,蜂蜜适量。将山药去皮,洗净,切块,打成粉。薏苡仁洗净下锅,加水用武火煮沸,改用文火煮至薏苡仁开花时,再将糯米、大枣下锅,煮至米烂,将山药粉边下边搅,隔5分钟后,再将荸荠粉撒入锅内,搅匀后停火;将药粥装碗内时,放入适量蜂蜜即可。每日1~2次,每次200克左右,宜常吃。补中益气,滋肝养肾,养心健脾。适用于急性胰腺炎手术后。

(9)蘑菇肉片:猪瘦肉100克,鲜蘑菇150克,植物油、胡椒粉、水豆粉、清汤、食盐、味精各适量。猪肉洗净,切薄片;蘑菇切片;水豆粉、胡椒粉、食盐、清汤兑成滋汁。锅内下植物油烧至七八成热时,放入肉片炒几下,再下蘑菇片炒至断生时,下入滋汁,收汁起锅即可。佐餐食用,每日1~2次,宜常吃。健脾养血。适用于胰腺疾病恢复期。

(10)胡萝卜炒猪肝:猪肝200克,白萝卜100克,胡萝卜10克,植物油、姜、食盐各适量。猪肝洗净,切薄片;胡萝卜洗净,切丝后,用盐浸渍滗水。锅烧热,放植物油烧七八成热,下姜丝和猪肝爆炒片刻,再下萝卜丝、食盐搅匀翻炒即可。佐餐食用,每日1~2次,宜常吃。健脾化痰,消积和胃,养血生血。适用于胰腺疾病恢复期。

(11)红蔻煨羊脚:羊脚4只,红豆蔻5克,大枣20枚,姜、料酒、冰糖50克。将羊脚去毛洗净,红豆蔻拍破,用干净纱布包扎好,将羊脚放锅内,加水、姜片、料酒用武火煮沸,打去浮沫,改用文火熬煮至羊脚烂熟,取出纱布包即可。每日1次,吃羊脚肉喝汤。健脾益气,温中和胃,滋阴补虚润燥。适用于胰腺疾病恢复期。

(12)芹菜拌豆腐:新鲜芹菜100克,板豆腐50克,香油、醋、食盐、蒜泥、味精适量。将芹菜择好,洗净,切3厘米长的丝,放沸水中煮2~3分钟,捞出放在碗中;待水沸后再将豆腐(切丝)放进水中煮3~4分钟,捞出与芹菜一起,待凉觉后,加入香油、蒜泥、醋、味精、食盐等配料,充分拌均匀即可。佐餐食用,每日1~2次,宜常食用。清热平肝,祛痰和中,健脾开胃。适用于胰腺疾病。痛风患者禁食用。

(13)凉拌绿豆芽:新鲜绿豆芽 200 克,醋、香油、食盐、味精各适量。豆芽去外壳,根洗净,放入沸水中烫 2～3 分钟捞出,趁热放食盐拌均匀,摊开晾凉后,沥干水分。将豆芽、醋、香油、味精入碗拌均匀即可。佐餐食用,每日 1～2 次,可经常吃。清热解毒,降火利尿。适用于胰腺疾病。痛风患者禁食用。

(14)菊花鸡肉片:鲜菊花瓣 60 克,鸡脯肉 300 克,鸡蛋 1 个,鸡汤、猪油、香油、料酒、冰糖、生姜、水豆粉、胡椒粉、葱、食盐各适量。把鸡肉洗净,切成薄片;菊花瓣洗净;生姜切丝;葱切段。将鸡肉片用鸡蛋清、胡椒粉、食盐调匀;用食盐、冰糖、鸡汤、水豆粉、香油兑成滋汁。锅中放猪油烧至七成热时,放入鸡肉片,抖散滑透,铲出沥油;锅内再留少许油,烧热时下姜、葱微炒,再倒入鸡片,加入料酒炝锅,再倒滋汁搅匀,放菊花瓣、味精,翻炒均匀,起锅即可。佐餐食用,每日 1～2 次。补中气,益精髓,补肝肾,祛风热。适用于胰腺疾病。

(15)紫菜蛋卷:猪瘦肉 200 克,紫菜 20 克,鸡蛋 3 个,鲜橘皮 5 克,姜、葱、食盐、植物油、味精各适量。把鸡蛋打入碗内,调匀,在热油锅内摊成蛋皮;紫菜发好,猪肉剁成细肉末,拌入橘皮末、姜末、葱末、食盐、味精,拌成馅;蛋皮摊开,铺上一层紫菜,抹上肉馅,卷成卷,摆在盘中,上笼蒸至肉熟,出笼后切成段即可。佐餐食用,每日 1～2 次,宜常吃。育阴平肝,清热化痰,软坚散结。适用于胰腺疾病。

(16)红烧香笋:冬笋 100 克,香菇 50 克,植物油、料酒、酱油、高汤、食盐、味精各适量。冬笋用温水发泡,洗净,切丝;香菇水泡发,切片。把冬笋用清水煮沸 20 分钟,捞出。锅内放植物油烧七八成热,放姜、酱、煸香后,下笋丝、香菇、煸熟,再放高汤、料酒、酱油、白糖、食盐,用武火煮沸后,移文火焖煮至汁干即可。供佐餐食用,每日 1～2 次,宜常吃。补肾滋阴,清热化痰,平肝祛风。适用于胰腺疾病。

（五）生活调养

1. 饮食调养原则

（1）急性胰腺炎发作期应绝对禁食,或加胃肠减压,把分泌的胃液随时抽吸干净。因为食糜及胃酸进入十二指肠后,可刺激十二指肠分泌胰泌素,使胰酶分泌增加而加重病情。一般应禁食到疼痛、发热消失。禁食期间,应积极补充葡萄糖注射液和电解质,并给予一定量的复方氨基酸、脂肪乳剂和维生素、微量元素,目的是补充有效循环血量,保证足够的热能供应。

（2）待腹痛基本消失后,开始可进低脂流质,如米汤、藕粉、豆浆、麦乳精、绿豆汤、炒米米汤、果子汁等。病情进一步好转后,可给高营养的要素饮食,或先给清淡半流质饮食,再适当给予生理价值高的蛋白质,每日每千克体重 1.0 克,以促进胰腺的修复。

（3）在饮食调养过程中,要密切注意病情的变化,出现高血糖时,糖类要酌情减少;若患者出现腹痛,说明对脂肪仍不能耐受,饮食中脂肪量还要减少,必要时蛋白质亦要减少。

（4）恢复期仍以少食多餐为原则,每日可吃 5～6 餐,每餐以七八分饱为宜,以减轻胰腺负担,有利于病损胰腺的康复。

（5）恢复期忌刺激性食物,如浓茶、咖啡、酸辣食品,以减少胃酸和胰液的分泌,使病损胰腺易于康复。病愈后严禁饮酒、暴饮暴食和吃多油腻食物,以防复发。

2. 生活调养原则

（1）生活要有规律,定时定量。严禁暴饮暴食,饮食无节制。中老年人要注意少量多餐。

（2）饮食要注意卫生,对生、冷、硬食物要少吃,对剩菜剩饭者一定要热透,对变质的食物一定不能再吃。

（3）要戒烟戒酒,少饮浓茶、咖啡、少食酸辣等食物。

十七、慢性胰腺炎

慢性胰腺炎是指由于各种不同原因所致的胰腺局部或弥漫性的慢性进展性炎症,导致胰腺功能不可逆的损害。我国的发病率低于西方国家,但呈上升的趋势。

(一)病　因

引起本病发生的病因主要有酒精中毒,以及胆管疾病(结石、炎症、蛔虫)的长期存在,反复发作,最终导致慢性胰腺炎。另外,重度营养不良、高钙血症者亦可发生本病,还有少数与遗传因素有关,或原因不明的慢性胰腺炎。

(二)诊断要点

1. 临床表现　本病多见于 40 岁以上者,男性多于女性。病程超过数年或 10 余年,相对无症状期与强度不同、频率不一的发作期交替出现,也可无明显症状而发展为胰腺功能不全的表现。

(1)症状:初起为间歇性腹痛,后转为持续性腹痛,位于上腹正中,疼痛可放射至背、两胁、前胸等处,伴发热和出现黄疸,食后上腹饱胀不适,厌油,纳差,脂肪泻,体重减轻,甚至出现夜盲,皮肤粗糙,手足抽搐,肌肉无力等。

(2)体征:腹部压痛与腹痛程度不相称,或仅有轻度压痛。当并发假性囊肿时,腹部可扪及圆形包块,胰头显著纤维化者或假性囊肿压迫胆总管下段,可出现持续或缓慢加深的黄疸。

(3)并发症:幽门、横结肠梗阻或门静脉受阻;脾大与脾静脉血栓形成,出现肝前型门静脉高压症;并发消化性溃疡;偶见胸腔积液,但多并发胰源性腹腔积液。少数患者转变为胰腺癌。尚有血栓性静脉炎或静脉血栓形成,骨髓脂肪坏死或皮下脂肪坏死。

2. 辅助检查

(1)淀粉酶:血清淀粉酶和尿淀粉酶除急性发作期外,一般不增高。

(2)胰腺外分泌功能试验

①胰泌素试验。胰液分泌量减少(每分钟<80毫升),碳酸氢钠减少(十二指肠液正常值>80毫摩/升)和胰酶含量减少。

②胆囊收缩素刺激试验。结果同胰泌素试验。

③苯替酪胺试验。测定尿中苯替酪胺的排泄量约为正常的 50%。

④试餐试验(Lundh 试验)。胰蛋白酶活力降低。

(3)胆囊收缩素、胰泌素血清放免法测定:如含量明显增加,系胰酶减少,对胆囊收缩素及胰泌素的反馈性抑制减弱或消失所致。[131]Ⅰ标记脂肪试验,血[131]Ⅰ小于正常值,粪便[131]Ⅰ大于正常值。

(4)胰腺内分泌功能:胰腺内分泌功能减退,血糖可升高。

(5)X 线检查:腹部平片可见胰腺钙化和胰管结石。

(6)B 型超声扫描及 CT 扫描:可显示胰腺钙化,胰管结石,胰管扩张,胰腺假囊肿。

3. 诊断与鉴别诊断 慢性胰腺炎的诊断根据患者的症状和体征及上述辅助检查多能做出诊断。鉴别诊断主要排除胰腺本身是否有占位性病变,以及十二指肠、胆囊、肝脏、相邻组织病变。

（三）西医治疗

1. 病因治疗　包括戒酒，积极治疗胆管疾病，防止急性发作，宜进食低脂肪、高蛋白食物，避免饱食等。

2. 镇痛药　腹痛患者应尽量使用非成瘾性镇痛药，对轻症疼痛使用抗胆碱药物经常能达到镇痛效果。如不得已使用成瘾性镇痛药时，应避免长期大量使用，症状缓解后应及时减量或停药。吗啡能引起肝胰壶腹括约肌痉挛，应避免使用。

（1）吲哚美辛：片剂 25 毫克、50 毫克、75 毫克。首次 50～100 毫克，继之每次 50 毫克，每日 2～3 次，口服；疼痛缓解后逐渐减量，直至停药。

（2）盐酸布桂嗪：片剂 30 毫克、60 毫克，注射液 50 毫克。片剂每次 60 毫克，每日 3～4 次，口服；注射液每次 50～100 毫克，皮下注射。

（3）盐酸哌替啶：注射液 50 毫克、100 毫克。成人每次 25～100 毫克，极量每次 150 毫克；小儿每次 0.5～1 毫克/千克体重，肌内注射或皮下注射。连续用药间隔时间不宜短于 4 小时。本药多与阿托品合用，以消除其轻度致肝胰壶腹括约肌痉挛作用。

3. 胰酶制剂　使用此类药物的意义不仅在于其助消化作用，还在于其反馈抑制胆囊收缩素的分泌而减少胰腺分泌，进而产生镇痛效果，亦即"负反馈疗法"。因而本药的应用具有双重效果。

（1）多酶片：每片内含胃蛋白酶 48 单位，胰蛋白酶 160 单位，胰淀粉酶 1 900 单位，胰脂肪酶 200 单位。每次 2～3 片，每日 3 次，饭前或进食时服用。本品应避光保存。

（2）胰酶肠溶胶囊：每粒胶囊含胰酶 150 毫克，相当于脂肪酶 10 000 欧洲药典单位、淀粉酶 8 000 欧洲药典单位、蛋白酶 600 欧洲药典单位。用于治疗胰腺外分泌功能不全。每次 1～2 粒，进餐时服用,可根据症状调整剂量。不良反应偶有腹泻、便秘、恶心及皮疹。过敏者禁用。

4. 抑酸药 使用此类药物的目的在于减少胃酸分泌,从而减少胰腺分泌刺激物;提高胃内 pH,最大限度发挥胰酶制剂的作用,因为胰脂肪酶在 pH 4.0 以下被灭活,胰蛋白酶在 pH 3.0 以下被灭活。具体药物介绍详见"消化性溃疡"章节。

5. 内镜治疗 通过内镜排除胰管蛋白栓子或结石,对狭窄的胰管可放置内支架引流。

6. 手术治疗

(1)手术适应证:内科治疗不能缓解腹痛,发生营养不良者;合并胰腺脓肿或胰腺假性囊肿者;不能排除胰腺癌者;瘘管形成者;胰腺肿大压迫胆总管引起阻塞性黄疸者;有脾静脉血栓形成和门静脉高压症引起出血者。

(2)手术方式:胰切除术,胰管减压及引流术,迷走神经、腹腔神经节切除术,针对胆管疾病和门静脉高压的手术。

(四)中医治疗

1. 辨证论治

(1)肝郁脾虚

主症:脘腹隐痛或剧痛,时轻时重,涉及胸背,反复发作,腹胀便溏,舌质淡,苔薄黄,脉弦细。

治则:理气疏肝,健脾消食。

方药:柴芍六君汤化裁。柴胡 12 克,白芍 12 克,党参 15 克,白术 12 克,半夏 9 克,陈皮 9 克,延胡索 9 克,生麦芽 18 克,焦山楂 9 克,神曲 9 克,甘草 6 克。

用法:每日 1 剂,每剂煎 2～3 次,每次 200～300 毫升,每日 2～3 次,温热服。

（2）湿热蕴结

主症：上腹疼痛，经常发作，突然剧痛，呕吐苦水，口干思饮，或见黄疸，大便溏泄，小便黄赤，舌质红，苔黄腻，脉滑数。

治则：清热利湿，理气镇痛。

方药：四逆散化裁。柴胡 12 克，枳壳 9 克，白芍 15 克，甘草 9 克，茵陈 12 克，红藤 15 克，蒲公英 15 克，薏苡仁 15 克，大黄（后下）9 克，芒硝（分冲）9 克，延胡索 12 克。

用法：每日 1 剂，每剂煎 2～3 次，每次 200～300 毫升，每日 2～3 次，温热服。

（3）脾胃虚寒

主症：脘腹胀痛，彻及肩背，或时发时止，绵绵不止，呕吐清水，面色无华，手足不温，大便稀溏，舌质淡，苔白，脉沉细。

治则：温中散寒，理气止痛。

方药：良附建中汤化裁。香附 12 克，高良姜 9 克，黄芪 15 克，桂枝 9 克，白芍 15 克，炙甘草 9 克，半夏 9 克，大枣 3 枚。

用法：每日 1 剂，每剂煎 2～3 次，每次 200～300 毫升，每日 2～3 次，温热服。

（4）气滞血瘀

主症：脘腹钝痛，持续不已，有时急发，刺痛不移，触有包块，压痛明显，腹胀纳差，神疲乏力，舌质紫暗，边有瘀点，脉散结。

治则：活血祛瘀，行气止痛。

方药：膈下逐瘀汤化裁。当归 12 克，赤芍 15 克，桃仁 9 克，红花 9 克，川芎 6 克，香附 9 克，枳壳 9 克，延胡索 9 克，败酱草 15 克，五灵脂 9 克。

用法：每日 1 剂，每剂煎 2～3 次，每次 200～300 毫升，每日 2～3 次，温热服。

2. 验方

（1）柴芍丹参汤：柴胡 12 克，白芍 30 克，丹参 15 克，延胡索 9

克。每日 1 剂,水煎服。适用于慢性胰腺炎。

(2)红藤酱蒲汤:红藤、败酱草、蒲公英各 30 克。每日 1 剂,水煎服。适用于慢性胰腺炎复发者。

(3)减痛方:柴胡 12 克,赤芍 15 克,黄芩、胡黄连、木香、延胡索、制鳖甲、皂角刺、五灵脂各 10 克。水煎分 3 次服,每日 1 剂。适用于治疗以痛为主的慢性胰腺炎。

(4)清胰汤化裁:柴胡 12 克,胡黄连、木香、云茯苓、白术、苍术、藿香、佩兰、法半夏各 10 克,杭白芍 15 克。每日 1 剂,水煎分 3 次服。适用于治疗胰腺外分泌功能不足,以纳少、腹泻、体重减轻为主症的慢性胰腺炎。

(5)胃苓丸:甘草、茯苓、苍术、陈皮、白术、官桂、泽泻、猪苓、厚朴各 9 克。上药研末为丸,每次 6 克,每日 2 次。适用于慢性胰腺炎,症见湿浊中阻、消化不良之呕吐、胸腹胀满、小便不利、大便溏泄者。

(6)复方柴胡汤:柴胡、黄芩、延胡索各 10 克,赤芍、白芍、紫花地丁、蒲公英各 20 克,川楝子、枳壳、贝母各 15 克,姜黄、丁香各 3 克,海藻、皂角刺各 30 克。每日 1 剂,水煎服,20 剂为 1 个疗程。

(7)龙胆大黄当归汤:龙胆草、大黄、板蓝根、党参各 20 克,金钱草 35 克,郁金、当归、红花、赤芍各 25 克,柴胡 15 克,大枣 12 枚。每 2 日 1 剂,水煎服。适用于湿热瘀阻型慢性胰腺炎。

3. 药膳食疗方

(1)败酱草蒲公英粥:败酱草、蒲公英各 30 克,粳米 100 克,先将粳米洗净放锅内,加水煮到半熟,将败酱草、蒲公英放入再煮 20 分钟,粥熟即可。每日食用 1~2 次。适用于胰腺炎。

(2)双桂茶:肉桂、桂枝各 10 克,炙甘草 4 克。将肉桂、桂枝、炙甘草一同入杯,用沸水冲泡,加盖闷 10~20 分钟。当茶饮用,每日 3~5 次,肉桂嚼后吞食。温阳补气。适用于胰腺疾病。

(3)四仁冰糖饮:莲子 20 粒,桂圆肉 20 粒,桃仁、酸枣仁各 10

粒,冰糖15克。莲子去皮、心,桃仁、酸枣仁洗净,与莲子肉、桂圆肉一同入锅,加水煮沸后,移文火放冰糖,煎煮30分钟,捞出桃仁、酸枣仁。吃莲子肉、桂圆肉,当茶饮用,每日3~4次,清心火,养心血,补心阴,安神、润肠。适用于胰腺疾病。

(4)香砂糖:砂仁20克,山药面20克,香橼粉10克,白糖50克,陈皮适量。砂仁研成粉;陈皮洗净,切成细丝。将白糖放入锅内,加水200毫升,煎熬至稠黏时,放入香橼粉、砂仁粉、山药面、陈皮丝搅匀,继续熬至起丝状时停火;将糖汁倒在涂有熟植物油的盘中,摊平晾凉,用刀划成小块即可。每日1次,每次30克左右。疏肝和胃,益气养阴,健脾行气。适用于胰腺疾病。

(5)参山肉干:猪瘦肉500克,山楂50克,丹参20克,植物油300克,香油、生姜、花椒、料酒、酱油、食盐、味精各适量。把猪肉洗净;姜切片;葱切段。把山楂、丹参各半入锅加水1 000毫升用武火煮沸,下猪肉煮至六成熟,捞出猪肉,切5厘米的粗条,加酱油、葱节、姜片、料酒、花椒拌匀,腌渍1小时,再沥去水分。将锅烧热加植物油烧热,投入肉条,炸至微黄时捞出沥油;锅内留点余油,再置中火,放入余下的山楂、丹参,略炸后倒入肉干,反复翻炒,文火烘干,淋入香油,食盐、味精等拌匀即可。供佐餐食用,每日1~2次。滋阴润燥,健脾开胃,活血化瘀止痛。适用于慢性胰腺疾病恢复期。

(6)参山卤猪胰:猪胰腺500克,山楂50克,丹参20克,生姜、桂皮、花椒、丁香、料酒、酱油、食盐各适量。先将猪胰腺洗净;生姜去皮,切片。锅内加入水200毫升,将生姜、桂皮、花椒、丁香、料酒、酱油、食盐、猪胰腺放入锅内卤熟即可。切片食用,每日2~3次。适用于胰腺疾病。

(7)白参狗肉汤:狗肉300克,白术20克,党参30克,八角、生姜、陈皮、草果、食盐、味精各适量。狗肉洗净,切成小块,用沸水氽一下,洗净血水备用;生姜去皮,拍破。将狗肉放砂锅内,加水用武火煮沸,打去浮沫,放姜块、白术、党参、八角、陈皮、草果、食盐,用文火烧至狗肉半熟,放茴香,续煮至狗肉烂熟,出锅前放味精即可。每日1～2次,吃肉喝汤。温肾壮阳,健脾开胃,化湿行气。适用于胰腺疾病。

(8)糖醋番茄:鲜红番茄300克,鸡蛋1个,面粉、干豆粉、白糖、酱油、醋、胡椒粉、味精、水豆粉、清汤、香油、植物油各适量。番茄洗净,去皮和子,切成片,晾干水分;干豆粉、面粉、鸡蛋搅成蛋浆;胡椒粉、酱油、醋、白糖、水豆粉、清汤、味精、食盐兑成滋汁。锅置武火上,下植物油烧至七八成热,将番茄片沾满蛋浆入锅炸至菜黄色捞出;锅内留少许油,倒入滋汁,加入香油,淋在番茄上即可。佐餐食用,每日1～2次。健脾和胃,消食,生津止渴。适用于胰腺疾病。

(9)香椿拌豆腐:板豆腐150克,鲜香椿70克,蒜泥、食盐、香油、味精各适量。香椿去老叶,洗净,用沸水烫一下,待冷却后切成碎末,放在豆腐上,再加蒜泥、食盐、香油、味精搅拌均匀即可。佐餐食用,每日1次。清热健胃,消胀宽中,利湿。适用于胰腺疾病。

(10)鱼香茄子:茄子250克,猪瘦肉80克,植物油100克,胡椒粉、蒜泥、豆瓣酱、姜、葱、食盐、味精各适量。把茄子洗净,切成条;姜去皮,切丝;葱切段;猪肉洗净,剁成肉末;茄条与姜丝拌匀,放碗内隔水蒸10分钟;猪肉加食盐及1/2豆瓣酱、胡椒粉、水豆粉调匀。锅烧热,放入植物油烧至七八成热时,放入另外1/2豆瓣酱、姜、葱爆炒,倒入肉末,翻炒片刻,加茄条、食盐翻炒,出锅前放味精拌匀即可。佐餐食用,每日1～2次。滋阴补脏,清热活血。适用于胰腺疾病。

(11)泥鳅炖豆腐:活泥鳅300克,豆腐100克,姜、葱、食盐各适量。用桶或盆装清水,将泥鳅放入让其吐出鳃内泥浆,每隔1～2小时换水1次,待24小时后水完全至清,入锅,加水、食盐、姜,置武火上清炖至五成熟时,加入豆腐、葱,再炖泥鳅烂熟即可。每日1～2次,喝汤吃泥鳅和豆腐。补中气,祛湿浊,健脾利水。适用于胰腺疾病。

(12)白果烧鸡:乌鸡1只,白果50克,姜块、胡椒、葱、酱油、食盐各适量。将乌鸡宰杀,除毛,去内脏,洗净;把白果取肉,去内心;白果与胡椒共研细末。将乌鸡与白果、胡椒末、食盐、姜块、葱一同入砂锅,加水先用武火煮沸后,改用文火煮至鸡肉烂熟即可。每日1～2次,吃肉喝汤。补中益气,填精髓,开胃行气,祛湿浊等。适用于胰腺疾病。

(五)生活调养

1. 饮食调养原则

(1)慢性胰腺炎急性发作,要注意饮食卫生,饮食同急性胰腺炎。

(2)静止期宜采用高蛋白、高维生素和低脂肪饮食。糖类的多少,视有无并发糖尿病及其严重程度而定。

(3)以清淡易消化饮食为主,每日脂肪不要超过20克。无急性腹痛发作时,蛋白质量每日可达70克,以精肉、蛋清、鱼肉、去脂牛奶、豆制品为宜,并多食绿叶蔬菜和水果,最好少量多餐。

(4)忌食刺激性食物,避免过饱,严格戒烟、酒,以防急性发作或病情加重。

(5)养成良好的生活和饮食习惯,不暴饮暴食。

2. 生活调养原则

(1)注意休息:慢性胰腺炎患者应多休息,脑力及体力劳动者均要注意劳逸结合,过度劳累会诱发本病急性发作或致病情加重。

(2)适度运动:慢性胰腺炎急性发作时应卧床休息,缓解期可适当运动,每次运动时间在30分钟左右,运动量以不疲劳为度。运动以每周3次为宜,并持之以恒。

（3）简易自我保健：两手上下按摩腹部，每次往复40～80遍，可帮助消化，促进胃肠蠕动，增加血液供应，有利于康复。按摩足三里穴对慢性胰腺炎患者亦大有裨益。另外，取耳部胰、胆穴，贴压王不留行，对疼痛可有良好的治疗效果。

十八、胰 腺 癌

胰腺癌发病率在世界范围内均有增加趋势。发病高峰年龄为40～60岁,30岁以前者少见,男女之比约2:1。

(一)病 因

病因至今未明。临床资料分析表明,可能是多种因素长期共同作用的结果。长期大量吸烟、饮酒、饮咖啡者,糖尿病患者,慢性胰腺炎患者发病率较高。其根据是男性发病率较绝经期前的女性为高,女性在绝经期后则发病率上升。长期接触某些化学物质(如F-萘酸胺、联苯胺、烃化物等)可能对胰腺有致癌作用。遗传因素与胰腺癌的发病也似有一定关系。

分子生物学研究提示:癌基因激活与抑癌基因失活及DNA修复基因异常在胰腺癌的发生中起着重要作用,如90%的胰腺癌可有K-ras基因第12号密码子的点突变。

(二)诊断要点

1. 临床表现 上腹部不适及隐痛是胰腺癌最常见的症状,大约61%的患者有腹痛的表现。胰体、尾部癌的腹痛发生率更高。食欲缺乏、消瘦是胰腺癌的常见表现。但这些临床表现,表明病情已不属早期了。梗阻性黄疸是胰腺癌患者主要表现,黄疸常呈持续性加深。晚期胰腺癌还可出现上腹固定的肿块、腹腔积液、恶病质及肝、肺或骨骼转移等表现。

2. 辅助检查

(1)B 超：为胰腺癌的首选检查项目，能发现 2 厘米以上的胰腺肿瘤，还能发现胰管扩张、胆管扩张，胆囊肿大及肝内转移灶。但对较小的肿瘤常难以检出。

(2)CT：CT 检查可发现胰腺癌的局灶性肿大，并可发现直径 1 厘米的肿瘤，还可发现胰腺癌所致胰胆管扩张、肝转移、淋巴结转移、胰周围组织浸润及大血管受累等征象。

(3)经皮肝穿刺胆管造影：经内镜逆行性胰胆管造影插管失败或胆总管下段梗阻不能插管时，可以通过经皮肝穿刺胆管造影显示胆管系统。胰头癌殃及胆总管，引起胆总管梗阻、扩张和阻塞，梗阻处可见偏心性压迫性狭窄。还常见胆总管的围管性浸润，造成对称性胆总管狭窄或不规则胰管，经皮肝穿刺胆管造影还用于术前插管引流，减轻黄疸。

(4)选择性动脉造影：经腹腔动脉做肠系膜上动脉、肝动脉、脾动脉选择性动脉造影，显示胰体、胰尾癌可能比 B 超和 CT 更有效。其显示胰腺肿块和血管推压移位征象，对于小肿瘤（<2 厘米）诊断准确性可达 88%。有助于判断病变范围和手术切除的可能性。

(5)实验室检查：当胰头癌致梗阻性黄疸时，实验室检查可发现血清胆红素明显升高，其中以直接胆红素升高为主。血清碱性磷酸酶升高亦显著。丙氨酸氨基转移酶常在正常范围，或可稍升高。上述各项检验指标对胰腺癌并无特异性，仅能提示梗阻性黄疸。癌胚抗原测定，约 70% 胰腺癌患者可升高，但亦无特异性，许多消化道癌患者均可有癌胚抗原升高。消化道癌相关抗原被认为是诊断胰腺癌的指标。上海科技大学中山医院曾对 97 例胰腺癌患者做消化道癌相关抗原(CA19-9)测定，敏感性为 91.7%，特异性达 87.5%，诊断正确率达 90.0%。尽管如此，但因胰腺癌病变隐匿，缺乏早期症状，当患者在出现黄疸或明显腹痛才来就医时，病情已属晚期。

由于本病初期缺乏症状,所以早期诊断较难。当患者主诉上腹部或背部持续性疼痛并伴乏力、体重减轻,若反复检查而无所获时,应怀疑胰腺癌。

3. 诊断与鉴别诊断 胰腺癌的早期很难发现,一旦出现临床症状时已是中晚期,胰腺癌出现的症状往往和胃肠道、肝胆疾病症状相混淆。多因胃肠道疾病就诊,在体检时发现胰腺问题,因此中年人应定期体检是很有必要。

(三)西医治疗

1. 外科治疗 胰腺癌的治疗仍以争取手术根治为主;对不能手术者常做姑息性短路手术、化学疗法、放疗。

应争取早期切除癌,但因早期诊断困难,一般手术切除率不高。国内报道手术根治率为 21.2%～55.5%,且手术死亡率较高,5 年生存率亦较低。

2. 药物治疗 胰腺癌的西药治疗主要是化疗和生物治疗。胰腺癌患者确诊时病期已晚,患者一般情况较差,多不能耐受足量的化疗药物。另外,由于胰腺血管不丰富,影响化疗效果,目前化疗尚不能治愈,但大部分患者必须用化疗缓解症状,减轻痛苦,延长生命。即使手术治疗后也应酌情辅以化疗,减少复发。常用化疗方案有以下几种。

(1)MA 方案:丝裂霉素 8～10 毫克/周,静脉滴注,共 6 周;表柔比星 90 毫克/平方米体表面积,静脉滴注,每 4 周 1 次。有效率为 24%。

(2)FA 方案:氟尿嘧啶 600 毫克/平方米体表面积,静脉滴注,第 1,8,29,36 日;多柔比星 30 毫克/平方米体表面积,静脉滴注,第 1,29 日;丝裂霉素 10 毫克/平方米体表面积,静脉滴注,第

1 日；链佐星 400 毫克/平方米体表面积，静脉滴注，第 1、8、29、36 日，每 8 周为 1 个疗程。有效率 48%。

（3）FAM 方案：氟尿嘧啶 600 毫克/平方米体表面积，静脉滴注，第 1、8、29、36 日；多柔比星 30 毫克/平方米体表面积，静脉滴注，第 1、29 日；丝裂霉素 10 毫克/平方米体表面积，静脉滴注，第 1 日。有效率 39%。

文献报道，单用氟尿嘧啶持续静脉输入法治疗晚期已有远处转移的胰腺癌患者，用标准方法安置中心静脉导管并速按微型泵或可控输入器，氟尿嘧啶初始剂量为每日 300 毫克/平方米体表面积，持续输入直到出现毒性反应后停用 5～10 日，其后减量（每日减少 25～30 毫克/平方米体表面积）。平均存活期 6 个月，最长者 16 个月。大多数患者对治疗的耐受性极好，没有明显的骨髓抑制或其他主要器官毒性。无疑，氟尿嘧啶静脉持续输入可使晚期胰腺癌患者得到显著的姑息治疗效果。

3. 放疗 胰腺癌的放疗主要是姑息性的，可以对已做肿瘤切除的患者进行术后放疗以提高根治术的效果。手术不能切除，但无远处转移的病例，放疗可以缓解症状，延长生命。

（四）中医治疗

1. 辨证论治

（1）脾胃湿热：多见于胰头癌。

主症：厌食，腹胀，上腹包块，恶心，呕吐，耳目面黄，便秘，大便呈白陶土色，尿色深黄，舌质红，苔黄腻，脉弦滑数。

治则：清热解毒，利湿和胃。

方药：茵陈蒿汤合龙蛇羊泉汤加减。茵陈、蜀羊泉、龙葵、赭石、半枝莲、丹参、车前子、黛蛤散、六一散各 30 克，栀子、生大黄、龙胆草各 10 克，金钱草 20 克。

用法：每日 1 剂，每剂煎 2～3 次，每次 200～300 毫升，每日 2～3 次，温热服。

（2）肝脾瘀结：多为胰体、胰尾癌。

主症：上腹痛并向肩背部放射，恶心厌食，烦躁不安，腹泻，尿黄，舌质暗红，边有瘀点，舌下络脉淡紫粗长，舌苔薄白，脉沉涩。

治则：活血化瘀，疏肝清热。

方药：膈下逐瘀汤合黄连解毒汤加减。丹参、牡丹皮、白屈菜各 30 克，桃仁、红花、莪术、三棱、炒五灵脂、蒲黄、黄连、黄柏、乌药、延胡索、鸡内金、当归、穿山甲各 10 克，白花蛇舌草 20 克。

用法：每日 1 剂，每剂煎 2～3 次，每次 200～300 毫升，每日 2～3 次，温热服。

（3）正虚邪衰：多为胰腺癌手术后恢复期。

主症：上腹隐痛，纳差，乏力，消瘦，舌淡少津，脉细数。

治则：益气养阴，兼清余邪。

方药：香砂六君丸和一贯煎加减。党参、白术、玉竹、沙参、生地黄、鳖甲、广木香、砂仁各 10 克，茯苓、陈皮、大腹皮各 15 克，黄芪、白花蛇舌草、半枝莲各 20 克，炙甘草 6 克。

用法：每日 1 剂，每剂煎 2～3 次，每次 200～300 毫升，每日 2～3 次，温热服。

2. 单验方

（1）鸡内金、青黛、人工牛黄各 15 克，紫金锭 10 克，野菊花 60 克，草河车、三七各 30 克。上药共研细末，每次 2 克，每日 3 次，口服。

（2）肿节风片每次 6 片，每日 3 次，口服；或肿节风注射液每次 4 毫升，每日 1 次，肌内注射。

（3）柴胡、炒黄芩、赤芍、半夏、枳实、槟榔、厚朴、茵陈、栀子、金钱草、败酱草、王不留行、郁金、香附各 9 克，炒草果 2 枚，甘草 3 克，烧姜（生姜用微火烧烫）3 片。每日 1 剂，每剂煎 2～3 次，每次

200～300毫升,每日2～3次,温热服。

(4)牡蛎、夏枯草各20克,贝母12克,玄参、青皮各15克,党参、炒白芥子、何首乌各30克,白术、当归、赤芍、胆南星、人参、法半夏各10克,木通、白芷、台乌药各7克。每日1剂,水煎服。

(5)柴胡、栀子、龙胆草、黄芩、大黄各9克,黄连3克,茵陈、蒲公英各15克,生地黄、丹参、郁金、茯苓各12克,白花蛇舌草、薏苡仁、土茯苓各30克。每日1剂,每剂煎2～3次,每次200～300毫升,每日2～3次,温热服。

(6)穿山甲、丹参各15克,龙葵、红花、枸杞子、石见穿各30克,夏枯草24克,香附、青皮、陈皮、八月札各12克,川楝子、郁金各10克。每日1剂,每剂煎2～3次,每次200～300毫升,每日2～3次,温热服。

(7)青黛、人工牛黄各12克,紫金锭6克,野菊花60克。研末,每次3克,每日3次,口服。

(8)佛甲草120克,荠菜180克(均鲜品,干品量减半)。每日1剂,每剂煎2～3次,每次200～300毫升,每日2～3次,温热服。

3. 药膳食疗方

(1)灵芝海参:水发海参400克,灵芝粉20克,小白菜100克,玉兰片50克,猪油、姜、葱、水豆粉、食盐、味精各适量。海参洗净,切片,用沸水煮软;姜末、葱段、玉兰片、灵芝粉制成鲜汤;小白菜去根,洗净,放沸水中断生。锅烧热下猪油烧至七八成热,加姜、葱,煸出香味,掺入鲜汤稍煮,放入海参片,改用文火慢煮入味,再放小白菜翻炒,用水豆粉勾兑,出锅前放味精即可。佐餐食用,每日1～2次,宜常吃。补肝肾,益精气,健脾胃。适用于胰腺癌和胰腺疾病。

(2)山楂炖肉:猪瘦肉500克,山楂30克,丹参10克,植物油、香油、生姜、花椒、料酒、食盐各适量。把猪肉洗净;姜切片,葱切段。把山楂加水用武火煮沸,下猪肉,姜片,料酒拌匀,煮至烂熟后加葱节即可。每日1～2次,吃肉喝汤。滋阴润燥,健脾开胃,活血化瘀止痛。适用于胰腺癌和胰腺疾病。

(3)灵芝甲鱼:灵芝20克,甲鱼500克,火腿肉100克,姜、葱、鸡汤、料酒、食盐、味精各适量。把活甲鱼入沸水中烫死,斩去头、爪、尾,斩开腹甲,去内脏,洗净,切成小块,摆入碗中;火腿肉切成小片,盖在甲鱼面上;灵芝洗净,切片放入碗中,与甲鱼入笼蒸至肉烂;入姜、葱、料酒、食盐兑汁煮沸,浇在甲鱼面上,加入味精即可。供佐餐食用,每日1～2次。滋阴养心,补血活血,祛瘀抗癌。适用于胰腺癌和胰腺疾病。

(4)参芪龟肉汤:乌龟500克,党参、黄芪各30克,姜丝、食盐、味精各适量。将乌龟洗净,用竹签将龟头引出,固定头部,将头宰去,把外壳打开,取乌龟肉。锅内加水,放入中药,用武火煮沸,改用文火熬煮30分钟后,捞出中药,将龟肉放入,加姜丝、食盐,煮烂熟后,放味精即可。佐餐食用,可分为1～2次食用完。滋阴退热,补中益气健脾。适用于胰腺癌和胰腺疾病。

(5)五香鸡血汤:鲜鸡血300克,小茴香、木香、白豆蔻各10克,肉桂6克,山楂30克,猪油、姜、葱、味精、食盐各适量。将小茴香、木香、白豆蔻、肉桂、山楂一同入锅,加水用武火煮沸,再熬煮30分钟,捞去药渣,将鸡血划成2厘米小块放入,并放姜、葱段、食盐、味精等煮沸即可。佐餐饮食,每日1～2次。活血通络,消瘀散结,散寒行滞。适用于胰腺癌和胰腺疾病。

(6)麦芽山楂饮:生麦芽15克,生山楂20克。生山楂洗净,切片,去核,同麦芽一起用沸水冲泡,取汁当茶饮。活血化瘀,消食和中健胃,疏肝气。适用于胰腺癌、胰腺炎疾病。

(7)竹荪汤:竹荪100克,银耳10克,鸡蛋1个,葱花、食盐、味精各适量。把竹荪用温水发泡后,用清水洗净;银耳用温水发泡,洗净,去蒂;鸡蛋打碎调匀。锅内加清水用武火煮沸后,倒入鸡蛋糊,再加入竹荪、银耳,用文火煮10分钟后,加食盐、味精、葱花起锅即可。每日1～2次,吃菜喝汤。滋阴润燥,清热消痰。适用于胰腺癌和胰腺疾病。

(8)牛肚炖汤:牛肚500克,生姜块10克,陈皮10克,砂仁6克,食盐、味精各适量。把牛肚洗净,用沸水余一下,去掉黑膜,切成小块,将牛肚块、陈皮砂仁、生姜一同入锅,加水、食盐,先用武火煮沸后,用文火慢炖至牛肚烂熟即可。每日1～2次,吃肉喝汤。健运脾胃,生化气血,补中理气,降逆止呕。适用于胰腺癌。

(9)鸡汁粥:活鸡(500克)1只,大米100克,料酒、生姜、猪油、冰糖、食盐各适量。将鸡宰杀后,除毛,去内脏,与料酒、生姜一同下锅,将鸡肉煮成烂熟;将大米煮粥,临熟之前加入鸡汤300毫升左右,再用文火煮沸即可。每日早餐1次,每次250～300毫升,也可用于加餐食用,宜常用。益气补血,添精益髓,健脾开胃。适用于胰腺癌。

(10)芝麻山药糊:黑芝麻120克,淮山药30克,新米60克,鲜牛奶200毫升,玫瑰糖10克,冰糖120克。将黑芝麻洗净,沥干水,炒香;新米淘净,用清水浸泡1小时,捞出沥干;淮山药切成小粒;将以上三物放入容器中,加水和牛奶拌匀,磨碎后,滤出汁待用。锅中放清水500毫升,放冰糖煮沸溶化,将芝麻水缓慢倒入,加入玫瑰糖,不断搅动成糊,煮熟后装碗即可。加餐食用,每日1～2次。滋阴补肾,疏肝和胃。适用于胰腺癌。

(11)红烧猴头菇:干猴头菇200克,鸡汤300克,料酒、酱油、香油、冰糖、食盐、猪油、水豆粉、味精各适量。将干猴头菇用热水泡软,捞出挤干水,去掉刺针和根蒂,再用热水泡发,待水凉后捞出挤干水,从根往上切成片,加清汤上笼蒸(中途需换二次汤)至酥烂即可。锅烧热,加入猪油烧热时,放入酱油、料酒、食盐、冰糖、鸡汤,再将蒸碗中的原汤滗净,把猴头菇片放入锅内,煮透后加水豆粉收汁,再加香油搅匀出锅即可。佐餐食用,每日1～2次,宜常吃。补气,健脾,抗癌。适用于胰腺癌。

（12）酱醋羊肝：羊肝 400 克，水豆粉、植物油、料酒、酱油、食醋、姜、葱各适量。羊肝洗净，切薄片，裹上水豆粉。锅内下植物油用武火烧八九成热，将羊肝倒入爆炒，再加入料酒、酱油、食醋、姜丝、葱段，再反复翻炒数次即可起锅。佐餐食用，每日 1～2 次。补血养肝，健脾明目。适用于胰腺癌。

（13）三鲜豆腐：豆腐 300 克，水发海参 50 克，小白菜 80 克，鸡脯肉 30 克，胡萝卜 20 克，西红柿 1 个，清汤、葱、食盐、味精各适量。豆腐入笼蒸 20 分钟，切薄片；海参、鸡肉、胡萝卜分别洗净，切薄片；葱切丝；西红柿去皮、籽，切细。锅烧热放入少许植物油烧至七八成热，放入清汤煮沸，加入豆腐、海参、鸡肉、胡萝卜、小白菜、西红柿煮沸续煮 5 分钟，出锅前放入葱、食盐、味精即可。每日 1～2 次，吃鸡脯肉喝汤，宜常吃。滋阴补肝肾，健脾开胃。适用于胰腺癌。

（14）洋葱肉片：洋葱 250 克，猪瘦肉 100 克，植物油、水豆粉、清汤、料酒、食盐、味精各适量。猪肉洗净，切成肉片；洋葱去老皮，洗净，切成片，码上少许食盐；将肉片码上水豆粉、料酒、食盐；清汤、水豆粉兑成滋汁。植物油下锅烧七八成热时，放入肉片炒散后下洋葱片，变色后兑入滋汁，收汁后放入味精起锅即可。佐餐食用，每日 1～2 次，宜常吃。化痰和中，滋阴健脾，抗癌。适用于胰腺癌。

（五）生活调养

1. 饮食调养原则

（1）饮食宜清淡，进富含高钙、高维生素、高蛋白、低脂肪，易消化食物。

（2）多食新鲜绿叶蔬菜和水果，少食或不食刺激性食物。

2. 生活调养原则

(1)生活要有规律,按时作息,进食要少量多餐。

(2)禁烟、酒和浓茶。

(3)保持心情愉快,情绪稳定,多去户外活动等。

十九、肠结核

肠结核是结核杆菌侵犯肠道引起的慢性特异性感染,多由人型结核杆菌引起,占90%以上。饮用未经消毒的带菌牛奶或乳制品,也可发生牛型结核杆菌肠结核。

(一)病　因

(1)患者多有开放性肺结核或喉结核,因经常吞下含结核杆菌的痰液而引起本病;或经常与开放性肺结核患者共餐,忽视餐具消毒隔离也可致病。

(2)由血行播散见于粟粒型结核。

(3)邻近结核病灶如腹腔内结核病灶直接蔓延而引起,包括输卵管结核、结核性腹膜炎、肠系膜淋巴结结核等,此种感染系通过淋巴管播散。结核病的发病是人体和结核杆菌相互作用的结果。结核杆菌致病属于迟发型过敏反应。

(二)诊断要点

1. 临床表现　肠结核起病缓慢,早期症状可不明显,患者常伴有活动性肠外结核,其临床表现可被掩盖而忽略。因此,活动性肠外结核病如出现明显消化道症状,应警惕肠结核存在的可能性。

(1)全身症状:本病常有结核毒血症,尤以溃疡型为多见,轻重不一,表现为发热、盗汗、消瘦、贫血和全身乏力等。发热多呈不规则热或低热。消化道症状可有恶心、呕吐、腹胀、食欲缺乏等。

（2）腹痛、腹块：溃疡型肠结核合并局限性结核性腹膜炎，多在进食后诱发。疼痛部位因病变部位、病理改变不同及有无外科并发症而异。回盲部结核疼痛位于右下腹部；小肠结核位于脐周，出现腹部肿块，表面不平，局部压痛；增生型肠结核在回盲部可扪及腹块，中度坚硬，不易推动，有轻度或中度压痛。可有不完全性肠梗阻的表现，持续性疼痛，阵发性加剧，伴肠鸣活跃，排气后缓解。

（3）排便习惯性改变：由于病变肠曲的炎症和溃疡，使肠蠕动加速，肠排空过快而引起腹泻，每日排便 2～4 次。有无里急后重感，是溃疡性肠结核主要临床特征之一。腹泻与便秘可交替出现，系肠功能紊乱所致。增生型肠结核多以便秘为主。

（4）腹部体征：约 2/3 的增生型肠结核在回盲部可扪及包块，中度坚硬，不易推动，多无压痛。其病变肠曲可与邻近肠曲与肠系膜淋巴结相粘连而致腹部包块，其表面不平，局部轻度压痛。无肠穿孔、肠梗阻或伴有腹膜结核或增生型肠结核的病例，除在右下腹部及脐周有压痛外，常无其他特殊体征。

（5）并发症

①肠梗阻。是本病最常见的并发症，主要发生在增生型肠结核，梗阻多呈慢性进行性，以部分性肠梗阻多见，轻重不一，少数可发展为完全梗阻。

②肠穿孔。主要为急性及慢性穿孔，可在腹腔内形成脓肿，破溃后形成肠瘘。急性穿孔较少见，常发生在梗阻近段极度扩张的肠曲，严重者可因肠穿孔并发腹膜炎、感染性休克而致死。

2．辅助检查

（1）血常规：溃疡型肠结核可有中度贫血。无并发症者白细胞计数正常，但淋巴细胞增多。90％的患者红细胞沉降率明显增快。

（2）粪便检查：溃疡型肠结核粪便外观糊状，无黏液脓血，镜检可见少量脓细胞和红细胞。粪便浓缩找到结核分枝杆菌，同时痰菌阳性具有诊断意义。合并肺结核者痰菌可阳性,对诊断有参考意义。

（3）结核菌素试验:可为阳性或强阳性,强阳性对增生型肠结核诊断意义较大。

（4）聚合酶链式反应:聚合酶链式反应(PCR)又称DNA体外扩增技术。PCR技术在基因水平上为结核病原学快速、敏感、特异诊断开辟了新的途径。

（5）X线钡剂检查:钡剂造影包括双重对比或钡剂灌肠检查对肠结核的诊断具有重要意义。鉴于钡剂检查除可明确胃肠的器质性病变外,还可了解其功能性障碍,故应属首选。对病变累及结肠的患者宜加用钡剂灌肠检查,常可更满意地显示结肠器质性病变。

（6）乙状结肠镜和纤维结肠镜检查:一般肠结核患者不作为常规检查项目,但在重症患者病变涉及乙状结肠下段或直肠者,可借助乙状结肠镜检查和直视下采取活组织检查,以明确溃疡的性质与范围,对诊断与鉴别诊断有很大的帮助。

（7）腹腔镜检查:对腹腔无广泛粘连,而诊断又十分困难的病例,可以考虑做腹腔镜检查,病变肠段浆膜面可能有灰白色小结节,活检有典型的结核改变。

3. 诊断与鉴别诊断

（1）青壮年患者有肠外结核病史,主要为肺结核。

（2）临床表现有腹痛、腹泻、右下腹压痛,伴结核中毒性症状（如低热、盗汗、食欲下降、贫血、消瘦等）。

（3）X线钡剂检查发现,回盲部有激惹、肠腔狭窄、肠段缩短变形等征象。

（4）结核菌素试验强阳性。如无肺结核,则需做结肠镜检查,必要时剖腹探查。如有以下证据之一即可确诊。

①病变组织的动物接种或结核菌培养,有结核菌生长。

②病理组织学检查发现结核杆菌。

③病变组织有干酪样坏死。

④手术发现典型的结核病变,且肠系膜淋巴结中发现结核杆菌、干酪样坏死或钙化。

⑤无干酪样坏死的肉芽肿,但身体其他部位有结核灶,抗结核药物治疗有效。

(三)西医治疗

休息与营养是十分重要的环节,不可忽视,尤其是有结核毒性症状者必须卧床休息。消瘦、营养不良和因胃肠道症状而妨碍进食者,宜予以完全肠外营养疗法补充营养。

本病的药物治疗主要是消除症状,改善全身情况,促使病灶愈合,防止并发症,如有合并肠外活动性结核更应彻底治疗。

1. 抗结核药物

(1)注射药物

①链霉素每日 1.0 克,分 2 次肌内注射;也可每次 0.75 克,每日 1 次,肌内注射,总量在 60~90 克。

②卡那霉素每日 0.75~1.0 克,分 2 次肌内注射,总量在 60~90 克。

(2)口服药物

①异烟肼每日 400 毫克,顿服。

②乙胺丁醇每日 0.75~1.0 克,顿服。

③利福平每日 450~600 毫克,顿服。

④利福定每日 150~200 毫克,顿服。

⑤吡嗪酰胺每日 0.75~1.5 克,分 2~3 次口服。

⑥氨硫脲每日 50~75 毫克,分 2~3 次口服。

(3)注意事项:按照全国结核病标准化疗方案,前 2 个月强化阶段给予链霉素(S)、利福平(R)、吡嗪酰胺(Z)、异烟肼(H);巩固阶段给予异烟肼、利福平治疗 4 个月,即 2SHR2/4HR,联合应用的目的是减少耐药菌株产生。用药过程中,要复查药物敏感试验,及时发现耐药现象并更换药物。用药量要足,疗程相对较长,用药时间 2～3 年。据报道,用药 2 年结核杆菌再活动能力 2%,3 年者为 1%。

(4)对症治疗:腹痛者,可给予阿托品等药物缓解疼痛;亦可选择胃肠平滑肌钙离子阻滞药治疗。因腹泻或摄入不足而引起脱水者,给予补充液体、维持水与电解质平衡和酸碱平衡。对并发不完全肠梗阻患者,须进行胃肠减压和静脉补充液体。

2. 手术治疗 只限于并发症的治疗,包括完全性肠梗阻或部分性肠梗阻经内科治疗无效、急性穿孔、肠道大出血不止等情况;对增生型肠结核也可考虑部分肠切除术。

(四)中医治疗

1. 辨证论治

(1)脾虚气滞

主症:腹胀而痛,肠鸣泄泻,便溏或水泻,泻后较舒,喜暖喜按,倦怠无力,纳呆食少,舌质淡红,苔白薄,脉弦细。

治则:温阳健脾,理气燥湿。

方药:连理汤化裁。党参 15 克,苍术、白术各 9 克,干姜 6 克,黄连 6 克,厚朴 6 克,炒扁豆 12 克,山药 12 克,甘草 6 克。

用法:每日 1 剂,每剂煎 2～3 次,每次 200～300 毫升,每日 2～3 次,温热服。

(2)脾肾阳虚

主症:黎明泄泻,肠鸣绞痛,便夹黏液,肛门下坠,腰膝酸软,四肢不温,舌质淡胖,苔白滑,脉沉细。

治则:温脾暖肾,固肠止泻。

方药:四神理中汤化裁。补骨脂 9 克,吴茱萸 6 克,炮附子 6 克,肉豆蔻 9 克,五味子 6 克,白术 12 克,党参 15 克,炮姜 6 克,赤石脂 9 克,炙甘草 6 克,大枣 5 枚。

用法:每日 1 剂,每剂煎 2～3 次,每次 200～300 毫升,每日 2～3 次,温热服。

(3)痰凝血瘀

主症:腹胀腹痛,压痛拒按,痛处不移,右下腹尤甚,或有包块,便溏或便秘,食少乏力,舌质暗红有瘀点,苔白薄,舌下络脉淡紫粗长,脉象弦或涩。

治则:消癖化痰,软坚散结。

方药:膈下逐瘀汤化裁。当归 12 克,川芎 9 克,赤芍 6 克,桃仁 12 克,红花 6 克,乌药 6 克,香附 9 克,延胡索 9 克,浙贝母 9 克,生牡蛎 15 克,莪术 9 克,三棱 9 克。

用法:每日 1 剂,每剂煎 2～3 次,每次 200～300 毫升,每日 2～3 次,温热服。

2. 验方

(1)清骨散:银柴胡 12 克,地骨皮 12 克,牡丹皮 6 克,山药 15 克,莲子肉 12 克,知母 12 克,茯苓 9 克,夏枯草 9 克,赤石脂 15 克。每日 1 剂,水煎服。适用于本病阴虚潮热者。

(2)补中固肠汤:山药 15 克,党参 15 克,黄芪 15 克,升麻 6 克,白术 12 克,罂粟壳 9 克,禹余粮 9 克,肉豆蔻 12 克,石榴皮 9 克。每日 1 剂,水煎服。适用于本病久泻不禁者。

(3)外敷方:当归 12 克,川芎 6 克,赤芍 12 克,红花 4.5 克,香附 15 克,白芥子 9 克,制乳香 6 克。上药共研细末,加适量蜂蜜及面粉调成糊状,敷腹部包块处,外用纱布固定,24 小时换药 1 次。适用于本病腹部包块者。

3. 药膳食疗方

(1)参地炖猪肝:猪肝 500 克,玄参 20 克,熟地黄 20 克,水豆粉、生姜、葱、料酒、植物油、食盐、白糖各适量。先把猪肝洗净,切片;玄参、熟地黄用纱布包裹,扎紧口,放入锅内,加水煮沸,用文火煮2小时,将猪肝放入再煮1小时,捞出猪肝片。锅内放植物油烧七八成热,下姜、葱翻炒几下,再放猪肝、料酒、白糖,兑入原汁汤少许,加水豆粉、味精汤汁透明即可。佐餐食用,每日1~2次。滋阴养肝补血,清热凉血。适用于肠结核。

(2)八珍炖牛肉:黄牛肉1 000克,当归、党参、熟地黄各10克,茯苓、白术各5克,大枣10枚,川芎1克,白芍5克,酱油、白糖、料酒、生姜、花椒、味精各适量。把牛肉洗净,切块;除大枣外,把八味中药用纱布包好,扎紧袋口;生姜去皮,拍破。将牛肉与中药包、酱油、白糖、料酒、姜块、大枣、花椒一同入砂锅,加水先用武火煮沸,打去浮沫后,移文火熬炖至牛肉烂熟为止,捞弃中药包,出锅前放味精即可。每日1~2次,吃肉喝汤,宜常吃。补气血,健脾开胃。适用于肠结核。

(3)海马童子鸡:仔公鸡1只,海马10克,虾仁15克,料酒20克,清汤、水豆粉、生姜、葱、食盐、味精各适量。将公鸡宰杀,除毛,去内脏,去爪、翅膀,放入沸水锅内汆后剁成小块,装入小锅内。把海马、虾仁洗净,泡10分钟,放小锅内,加葱段、姜块、清汤上笼蒸烂熟,出蒸笼前,放入味精即可。每日1~2次,吃肉喝汤。壮阳补虚,补气益精。适用于肠结核。

(4)黄豆煨猪肝:黄豆200克,淮山药100克,猪肝100克,姜、葱、食盐、味精各适量。山药洗净,去皮,切块;猪肝洗净,切片;姜去皮,拍破。将黄豆洗净,下入锅内,加水1 000~1 500毫升,放食盐,用武火煮沸,移用文火至黄豆半烂,加山药块、猪肝片、姜(去皮拍破)、葱,续用文火煎煮至黄豆烂熟,起锅前加味精即可。每日1~2次,吃肉喝汤。养肝补血,健脾生血,宽中润燥。适用于肠结核。

(5)十全大补汤:黄芪、白芍、白术、党参、茯苓各10克,肉桂、当归各 5 克,川芎、甘草各 3 克,生姜 20 克,大枣 15 枚,肥鸡 1/2 只,肥鸭 1/2 只,肘子 1 个,猪肚 200 克,墨鱼 50 克,棒骨 500 克,花生米、香菇、冬笋、蘑菇各 50 克,花椒、干辣椒、胡椒粉、葱节、料酒、味精各适量。把黄芪去芦头,加水浸泡后切片,晾干;鸡、鸭、肘子洗净;墨鱼泡软,撕去膜(不去骨);棒骨捶破;冬笋切片,香菇、蘑菇切块,用沸水氽一下,捞出晾凉。将党参、黄芪、大枣、花生米包成一包;白术、白芍、熟地黄、茯苓、肉桂、当归、川芎、甘草、生姜 9 味包成一包备用。锅内入水 6 000 毫升,放入鸡、鸭、肘子、棒骨、猪肚、墨鱼、2 个药包、葱节、花椒、食盐等武火煮沸 30 分钟,加入料酒,改用文火继续熬炖汤浓缩至 3 000 毫升,至鸡、鸭烂熟,取出熟鸡切块,鸭砍长条,猪肚切丝。肘子切成 12 块,墨鱼去骨切丝,以上分装 12 碗中,弃 9 味中药包,另 4 味中药分装 12 碗中。另取一锅,放入冬笋、香菇、蘑菇,取部分原汤,煮沸后将冬笋、二菇分装 12 个碗中。将原汤过滤,去杂物,倒入锅内煮沸,加入食盐、胡椒粉、味精搅匀,分别装入 12 个碗中即可。每日 1 次,每次 1 碗,吃肉喝汤。补中益气,健运脾胃,补血生血,滋阴扶虚弱。适用于肠结核。

(6)银黄炖鸡:银耳 50 克,黄芪 80 克,母鸡 1 只,生姜、草果、食盐、味精各适量。先将银耳用温水泡发,洗净;母鸡宰杀后除去内脏;生姜去皮,拍破;黄芪用纱布包裹,扎紧口。将鸡、黄芪、生姜一同入砂锅,加水先用武火煮沸,放银耳、食盐、草果,移文火炖至鸡肉烂熟,出锅前加味精即可。每日 1~2 次,吃肉喝汤。补中益气,填精髓,滋阴润燥。适用于肠结核。

(7)红蔻煨肘:猪肘子 500 克,红豆蔻 5 克,大枣 20 枚,冰糖 50 克。将肘子洗净,放沸水氽一下捞出;红豆蔻拍破,用干净纱布包扎好。将肘子放入锅内,放水,用武火煮沸,打去浮沫,将豆蔻、冰糖、大枣一同入锅,改用文火熬煮至肘子烂熟,取出纱布包即可。可每日 1 次,吃肉喝汤。健脾益气,温中和胃,滋阴补虚润燥。适用于肠结核。

(8)百合烧羊肉:羊肉200克,百合50克,生地黄15克,干姜6克,酱油、料酒、红糖、食盐各适量。羊肉洗净,切小块,与当归、生地黄、干姜(拍破)、酱油、料酒、红糖、食盐一同入锅,加水用武火上煮沸后,改用文火熬煮至羊肉烂熟,食用前加味精出锅即可。每日1次,每次食用适量,在冬季宜常吃。滋阴补血,补中益气。适用于肠结核。

(9)墨鱼炖牛肉:墨鱼100克,牛肉200克,小白鸡100克,食盐、姜末各适量。墨鱼用水泡发,去皮和骨,洗净,切丝;牛肉洗净,切小块。墨鱼、牛肉、小白鸡和姜末一同入锅,加水用武火煮沸,用文火炖煮至牛肉烂熟后放食盐,再煮10分钟后即起锅。吃肉喝汤,每日1～2次。养血祛瘀,补中益气,健脾开胃。适用于肠结核。

(10)黄地煨仔鸡:未下蛋仔鸡1只,生黄芪100克,熟地黄50克,生姜、葱、料酒、食盐、草果各适量。将仔鸡宰杀后除毛,去内脏,洗净;将黄芪、熟地黄放入鸡腹中,放入砂锅内,加水、生姜、食盐,用草木炭余火煨8～10小时后出锅,放入味精即可。每日1～2次,吃肉喝汤。补血益气,充填精髓。适用于肠结核。

(11)双黄炖鸡汤:活鸡1只,当归30克,黄芪、黄精各50克,姜、葱、料酒、大料、食盐各适量。将活鸡宰杀后除毛去内脏,洗净;把黄芪、黄精、当归洗净用纱布包裹后置入鸡腹内,加水用武火煮沸,再放入大料、姜、葱、食盐,改用文火熬煮至鸡肉烂熟,取出中药包即可。每日1～2次,喝汤吃肉。补中益气,养血和血,补精髓。适用于肠结核。

(12)麦芽饮:生麦芽20克,煮水300毫升。当茶饮,每日量适中。活血化瘀,消食和中健胃,疏肝气。适用于肠结核。

(13)大枣饮:大枣8枚,陈皮10克。大枣与陈皮一同加水1 000毫升煎沸6分钟,待凉当茶饮用。养心脾,益气血,理气化痰和胃。适用于肠结核。

（14）枣柿饼：大枣 30 克，柿饼 30 克，面粉 200 克，炼乳适量。把大枣掰开，去核；柿饼洗净，去蒂，切块。一同捣碎，与面粉拌匀，略放少许水调和，做成小饼，锅烧热，放入少许植物油烧至七八成热，将小饼逐个油炸成饼（或用蒸笼蒸熟），食用前蘸炼乳即可。每日 1～2 次，每次食用 200 克左右，宜常吃。补肝肾，健脾开胃，清热止渴。适用于肠结核。

（15）大枣糯米粥：大枣 20 克，山药 100 克，荸荠粉 20 克，糯米 500 克，蜂蜜适量。将山药去皮，洗净，切块，打成粉或糊；薏苡仁洗净下锅，加水用武火煮沸，改用文火煮至薏苡仁开花时，再将糯米、大枣下锅，煮至米烂，将山药粉边下边搅，隔 5 分钟后，再将荸荠粉撒入锅内，搅匀后停火。将药粥装碗内时，放入适量蜂蜜即可。每日 1～2 次，每次 200 克左右，宜常吃。补中益气，滋肝养肾，养心健脾。适用于肠道结核。

（16）鲜藕粥：新鲜老藕 500 克，大米 100 克，红糖适量。把藕洗净，切薄片，大米淘净。一同入锅，放水置火上熬煮至米烂，藕片烂熟，放入红糖，搅拌均匀即可。每日 1～2 次，每次食用 300 克左右，宜常吃。健运脾胃，清热凉血，止血。适用于肠结核。

（17）大枣粥：大枣 20 枚，新米 100 克，冰糖适量。把新米淘洗净，大枣洗净，一同入锅，加水置武火煮沸，改用文火煎煮至米熟，加入冰糖（使其溶化），搅拌均匀即可。每日 1～2 次，每次食用 300 克左右，宜常食。补虚、健脾、益气、养心。适用于肠结核。

（18）绿豆粥：绿豆 40 克，粳米 100 克，白糖适量。绿豆用清水浸泡 4～6 小时，粳米洗净，放锅内加 1 000 毫升，米和绿豆同入锅煮豆米均熟，加入适量白糖即可。每日 1～2 次，每次 300 克左右，可常食用。清热利湿，健脾胃益气阴。适用于肠结核。

（19）蘑菇肉片：猪瘦肉 100 克，鲜蘑菇 150 克，植物油、胡椒粉、水豆粉、清汤、食盐、味精各适量。猪肉洗净，切薄片；蘑菇切片;水豆粉、胡椒粉、食盐、清汤兑成滋汁。锅内下植物油,烧至七八成热时,放入肉片炒几下,再下蘑菇片炒至断生时下入滋汁,收汁起锅即可。佐餐食用,每日1～2次,宜常吃。健脾养血,开胃。适用于肠结核。

(20)火腿炖龟肉:乌龟700克,火腿肉50克,清汤、猪油、香油、姜片、葱段、料酒、食盐、胡椒粉、味精各适量。用竹签将乌龟头引出,剁去头,剥开壳,挖去苦胆,洗净内脏,切成小块;火腿肉切薄片。锅内放猪油烧热,下姜片、葱段略煸,再下龟肉块、内脏、食盐、香油,一起爆炒,龟肉变色,盛入砂锅,放入清汤,旺火煮沸,改用文火炖至龟肉熟时,加入火腿肉片,继续炖至烂熟,汤汁浓稠,加入味精起锅即可。佐餐食用,每日1次,每次1碗(250克左右)。滋阴、益精、生血、抗癌。适用于肠结核。

(21)白木耳炖肉:白木耳30克,猪肉50克,大枣12枚。将白木耳泡发3小时,用此汤加水1 000毫升与猪肉、大枣同入砂锅,用武火煮沸后,改用文火煮至烂熟。佐餐食用,每日1～2次。滋阴养胃,清热凉血。适用于肠结核。

(22)豆腐肉丸子:板豆腐250克,鲜肉末50克,鸡蛋1个,干豆粉8克,小白菜100克,江米10克,番茄100克,胡椒粉、葱花、食盐、味精、清汤、植物油各适量。将板豆腐、肉末、鸡蛋打开倒入豆腐内,三者一起在碗中搅烂,加入干豆粉、糯米、葱花、食盐等拌匀成豆腐馅;番茄去皮,切片;小白菜洗净,入沸水氽一下,捞出,沥干水分。锅置武火,下植物油烧成六七成热时,把豆腐馅做与丸子,逐一下油锅炸至金黄色时捞出;锅内留油60克,掺入清汤,下小白菜、丸子、番茄、食盐、胡椒粉等,煮沸10分钟,放味精起锅即可。每日1～2次,喝汤吃菜,宜常吃。宽中和脾,清热解毒,利温,滋阴润燥。适用于肠结核。

(23)芹菜鱼肉丝:青鱼1条,芹菜200克,料酒、清汤、姜、葱、红油、食盐、味精各适量。把鱼去鳞,剖肚去内脏,取背、腹肉,头、刺、尾作他用,鱼肉切粗丝;芹菜择去枯黄叶、根;鱼丝加食盐、姜、葱、料酒拌匀。锅下清汤煮至沸,把鱼丝烫熟,捞出浸冷汤中;芹菜洗净切段在沸水中氽一下捞出。将鱼丝与芹菜沥干水分,装入盆备用。另用一碗将食盐、味精、红油、清汤调匀,淋在鱼丝上即可。佐餐食用,每日1～2次,宜常吃。健脾除湿,清热利水。适用于肠结核。

(24)洋葱肉片:洋葱250克,猪瘦肉100克,植物油、水豆粉、清汤、料酒、食盐、味精各适量。猪肉洗净,切成片;洋葱去老皮,洗净,切成片,码上少许食盐;将肉片码上水豆粉、料酒、食盐;清汤、水豆粉兑成滋汁。植物油下锅烧七八成热时,放入肉片,炒散后下洋葱片,变色后兑入滋汁,收汁后放入味精起锅即可。佐餐食用,每日1～2次,宜常吃。化痰和中,滋阴健脾,抗癌。适用于肠结核。

(25)苦瓜焖鸡翅:鸡翅4个,苦瓜200克,姜末、料酒、蒜泥、豆粉、豆豉、红辣椒、植物油、葱、食盐各适量。将鸡翅洗净,斩块;苦瓜洗净,切小块,入沸水氽一下;鸡块用姜末、料酒、豆粉、食盐拌匀。锅内下植物油烧七八成热时,下蒜泥、豆豉爆炒后下鸡翅,炒至近熟时下苦瓜、红辣椒丝、葱段再翻炒几下,加清汤300毫升,用文火焖30分钟即可。供佐餐食用,每日1～2次。补虚明目,清热。适用于肠结核。

(26)米酒炒虾仁:鲜海虾400克,米酒300毫升,植物油、姜、葱、醋、食盐、味精各适量。将锅烧热,倒入植物油烧至七八成热时,放入几粒花椒、姜块、葱段爆锅,下入海虾,再放食盐、醋,连续翻炒,再放入米酒,炒熟煮沸即可。佐餐食用,每日1～2次,宜常吃。补肾壮阳,温通血脉,祛风止痛。适用于肠结核。

（五）生活调养

1. 饮食调养原则

（1）加强营养，给予高蛋白、高维生素、低脂肪、少纤维、易消化的饮食。肠结核病程长，体质消耗明显，摄食少者应给予要素饮食，静脉输注高营养液，保证机体获得足够的热能，同时减轻肠道的刺激，以达到增加机体抵抗力，促进组织修复。

（2）切勿暴饮暴食，宜少量多餐。

（3）避免食用生冷、油腻食物及腥膻辛辣之品。不喝生水，生吃瓜果要洗、烫，喝牛奶要充分煮沸。不吃刺激性食物，以免诱发腹痛。

（4）肠结核患者吸烟对胃肠是一种恶性刺激，不利于患者康复，故戒除烟酒。

（5）加强营养，多食以绿叶蔬菜为主，内含维生素A、B族维生素、维生素C的蔬菜，有利于保护胃黏膜和促使胃黏膜恢复，并提高其防御能力。

（6）少吃或不吃腌菜和不易消化的食物：腌菜是中国传统菜肴，但有些腌菜被污染；不易消化的食物，如坚硬、粗糙、纤维过粗的食物。饮食宜软、温、缓，烹调宜用蒸、煮、熬、烩。

2. 生活调养原则　肠结核常继发于肺结核，故应对原发病早诊断，积极治疗，加强公共卫生宣传，教育患者不要吞咽痰液及不要随地吐痰，提倡使用公筷，牛奶应充分消毒。

二十、结核性腹膜炎

结核性腹膜炎是由结核分枝杆菌引起肠腔外感染所致的慢性腹膜炎。

(一)病　因

本病多继发于肺结核或体内其他部位结核病。结核杆菌感染腹膜的途径以腹腔内的结核病灶直接蔓延为主,肠系膜淋巴结结核、输卵管结核、肠结核等为常见的原发病灶。

(二)诊断要点

1. 临床表现　由于原发病灶与感染途径的不同,人体反应的差异及病理类型有区别。

(1)发热:发热是本病常见症状之一,尤以低热与中等热为多见。在渗出型、干酪型病例则常有弛张热,少数可呈稽留热,高热时体温可达 40℃,伴有明显毒血症状。晚期患者常有消瘦、贫血、营养不良、水肿、口角炎和维生素 A 缺乏症等。

(2)腹痛、腹胀、腹腔积液:腹痛是常见症状之一,大多以持续性隐痛或钝痛为多见,也可呈阵发性。腹痛可位于脐周、下腹或全腹,由于腹膜炎症、肠粘连、部分肠梗阻或腹腔内其他脏器的活动性结核病灶引起;患者起病时常有腹胀感,多伴有腹部膨隆而无明显腹腔积液征,此症状常系腹膜炎所致肠功能紊乱及结核毒血症引起。在临床检查中少量腹腔积液常不易被察觉,仅于仔细检查才可能发现有移动性浊音。渗出型的腹腔积液一般以少量及中等量为多见。

(3)腹块、便秘:多见于粘连型与干酪型患者,常位于脐周,也可在其他部位。腹块大多由大网膜、肠系膜淋巴结、粘连肠曲、干酪样淋巴结积聚而成,其大小不一,边缘不整,表面不平,有时呈结节状,压之疼痛,可误诊为肿瘤或肿大的内脏。一般每日排便 2～4 次,以糊状粪便居多。也可有便秘,或便秘与腹泻交替出现,此为胃肠功能紊乱的表现。

(4)腹壁柔韧感:临床上常描写为揉面感,是由于腹膜慢性炎症与增厚引起的腹壁触诊感觉。比较常见于典型的粘连型腹膜炎。但腹壁柔韧感并非是结核性腹膜炎粘连型的特征性体征,在非结核性疾病如血性腹腔积液或腹腔癌瘤,有时也可有类似征象。

2. 辅助检查

(1)血常规和红细胞沉降率:患者往往有轻度或中度贫血,后者多见于活动性肠结核与干酪型伴有弛张热的患者。血白细胞可正常,如腹腔结核急性扩散,则血白细胞计数一般较高。红细胞沉降率大多增快,病情趋于静止后逐渐恢复正常。

(2)腹腔积液检查:对鉴别腹腔积液性质有重要价值。腹腔积细胞学检查的目的是排除癌性腹腔积液,宜作为常规检查。

(3)X 线检查:X 线钡剂检查可能发现肠粘连、肠瘘、肠腔外肿块;肠结核可有钡影跳跃征。钡灌肠不能了解回肠情况,必要时应行全消化道造影。

(4)超声检查:B 超下可见腹腔积液中颗粒样或丝带样回声浮动或多条相互牵连呈网格样分隔特征。对渗出型与干酪型患者有一定的诊断帮助,可探测腹腔内的积液。混合型者腹部可探及边界模糊的光团或光斑,伴有无回声区和光带。

(5)腹腔镜检查:在腹腔镜下可窥见本病典型的病变,如腹膜充血、水肿，黄白色或灰白色的粟粒型结节；如粘连过多，腹腔闭锁而无法进行腹腔镜检查，则可取壁腹膜组织做病理检查，以明确诊断。

（6）CT和磁共振（MRI）检查：CT和MRI检查有助于本病的诊断，但不能鉴别炎症和肿瘤。CT增强扫描较磁共振清晰。

3. 诊断与鉴别诊断

（1）结核性腹膜炎以持续性发热是本病常见症状之一，尤以低热与中等热为多见。腹痛、腹胀、腹腔积液、消瘦、贫血、营养不良、持续性隐痛或钝痛为多见。

（2）辅助检查血常规和红细胞沉降率表现异常

（3）注意与肝癌相鉴别，肝癌用B超多能确诊，而结核性腹膜炎往往难确诊，再加上辅助检查血常规和红细胞沉降率表现相鉴别，即可区别。

（三）西医治疗

1. 治疗原则 早期诊断，彻底治疗，合理用药，避免复发；同时治疗其他器官的结核病；注意调整机体的全身情况，以增强患者的抗病能力。

2. 对症治疗 发热者，可给予物理降温或临时应用退热药；腹痛明显者，可短期应用解痉药；长期腹泻者，加用钙剂或铋剂；顽固性便秘者，可采用腹部按摩、腹部运动、热敷等。一般治疗发热期间应绝对卧床休息，注意营养，必要时给予肠外全营养。

3. 抗结核治疗 是治愈患者、消除传染和控制流行的最有效措施。抗结核药物治疗原则：早期、规律、全程、适量、联用。

（1）异烟肼：每片剂量50毫克、100毫克；针剂每支剂量50毫克、100毫克。每日300毫克，顿服；每次150毫克，每日2次，肌内注射；每日300～600毫克，静脉滴注。

（2）利福平：每片剂量 100 毫克,150 毫克,300 毫克。成年人每日 450～600 毫克,分 2～3 次饭前 1 小时口服;儿童一般每日每千克体重为 10～20 毫克,分 2～3 次饭前 1 小时口服或晨空腹顿服较好。

（3）链霉素：注射剂每支剂量 0.5 克、1.0 克。每日 0.75～1.0 克,分 2 次肌内注射。

（4）乙胺丁醇：每片剂量 0.25 克。成年人每日 0.75 克,分 3 次口服;儿童一般为每千克体重 15～25 毫克,分 3 次口服。

（5）对氨基水杨酸钠：每片剂量 0.3 克、0.5 克。一般每日 8～12 克,分 3～4 次饭后服。

（6）吡嗪酰胺：每片剂量 0.25 克。每日 1.5 克,分 3 次饭后服。

4. 放腹腔积液　对腹腔积液型尤其是急性渗出阶段,采取适量放腹腔积液可缓解症状、缩短病程。根据腹腔积液多少,可一次放出腹腔积液 1 500 毫升左右,每周 1～2 次。放腹腔积液后注入异烟肼 0.3～0.6 克,链霉素 0.5～1.0 克和地塞米松 5～10 毫克。

5. 糖皮质激素　在抗结核药物治疗的基础上,在病程早期用糖皮质激素常可使严重的结核中毒症状得以改善,可取得腹腔积液加快吸收、减少腹腔脏器粘连等良好效果。常用泼尼松龙每日 20～30 毫克,一般疗程 4～6 周,停药时须逐渐减量。

（四）中医治疗

1. 辨证论治　应区分正虚与邪实,正虚主要区分气（阳）虚和阴虚,以及在脾、在肝、在肾之不同。一般初起多为肝脾失调,肝郁脾虚,以气虚气滞为主,继则正虚邪实,终则肝、脾、肾三脏俱损,脾肾阳虚或肝肾阴虚;邪实主要区别水湿、气滞、瘀血、热结。治疗当以补虚益气培元和治痨杀虫为原则,同时根据邪实的不同给予相应的治疗。水湿者利水,气滞者理气,有瘀血者化瘀,有热结者清热散结。

(1)水湿内停

主症:腹大膨隆,纳呆恶心,腹泻或秘结,小便短少,脘腹胀闷,腹痛阵作,按之加剧,舌质正常或暗红,舌苔白腻或薄黄,脉弦缓。

治则:行气化湿,宽中行水。

方药:中满分消丸加减。厚朴12克,枳实12克,黄芩10克,半夏10克,茯苓15克,泽泻12克,猪苓12克,大腹皮15克,车前子30克,人参10克,白术15克,生姜10克,砂仁9克。

用法:每日1剂,每剂煎2~3次,每次200~300毫升,每日2~3次,温热服。

加减:黄疸明显、面黄目黄、尿黄者,去人参、生姜,加茵陈、栀子、龙胆草;腹胀甚者,加大黄、槟榔;湿郁化热见烦热口渴、大便秘结者,加生栀子、生大黄、茵陈,以清热利湿。水肿明显见腹胀痛,腹部拒按,皮肤绷紧,腹壁静脉清晰可见,叩诊全腹浊音者,加牵牛子粉,以利水消肿;或用疏凿饮子加减(桂枝10克,炙黄芪30克,槟榔10克,商陆10克,茯苓皮30克,椒目9克,赤小豆30克,泽泻12克,木通6克,猪苓12克,车前子30克,大腹皮15克,生姜皮30克等)。

(2)肝郁气滞

主症:腹胀、腹痛每随情绪变化而增减,胸闷不适,纳食减少,月经不调,胁肋胀痛,舌淡红,苔薄,脉弦。

治则:疏肝理气止痛。

方药:柴胡疏肝散合金铃子散加味。柴胡15克,枳壳12克,川芎12克,香附12克,白芍20克,川楝子12克,炙甘草9克,延胡索12克,郁金12克,紫苏梗10克。

用法:每日1剂,每剂煎2~3次,每次200~300毫升,每日2~3次,温热服。

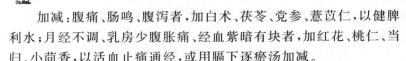
加减：腹痛、肠鸣、腹泻者，加白术、茯苓、党参、薏苡仁，以健脾利水；月经不调、乳房少腹胀痛、经血紫暗有块者，加红花、桃仁、当归、小茴香，以活血止痛通经，或用膈下逐瘀汤加减。

（3）阳明腑实

主症：发病急骤，日晡潮热成壮热不已，腹部硬满疼痛而拒按，胸闷不舒，大便秘结或溏滞不爽，舌红，舌苔黄燥，脉沉实。

治则：泻热通腑。

方药：大承气汤加减。大黄10～15克，厚朴12克，枳实12克，芒硝（冲）10克。

用法：每日1剂，每剂煎2～3次，每次200～300毫升，每日2～3次，温热服。

加减：腹痛引及两胁者，加柴胡、郁金、川楝子；热结阳明，正虚邪实，阴液渐竭，燥屎不行者，则加增液承气汤，以滋阴增液，润肠泄热。

（4）气阴两虚

主症：潮热盗汗，消瘦，面色㿠白，颧红，手足心热，倦怠乏力，腹胀，腹痛，苔薄，舌红或淡，脉细数或细弱。

治则：益气养阴。

方药：四君子汤合清骨散加减。党参15克，白术15克，茯苓12克，甘草10克，银柴胡15克，胡黄连10克，鳖甲10克，地骨皮30克，秦艽12克，知母10克，百部30克。

用法：每日1剂，每剂煎2～3次，每次200～300毫升，每日2～3次，温热服。

加减：肝阴不足、胁痛口苦、目黄尿黄、心烦易怒者，去党参，加赤芍、白芍、乌梅、当归、牡丹皮、沙参、枸杞子，以柔肝养阴；烦热盗汗者，加女贞子、墨旱莲、生地黄；腹痛胀硬者，加蒲黄、五灵脂、醋煅牡蛎、大腹皮；大便干结者，加大黄、莱菔子、火麻仁、瓜蒌仁；便溏者，加炒山药、炒扁豆；闭经者，加三棱、莪术、益母草、桃仁、山楂;腹腔积液征明显者,加马鞭草、桑白皮、茯苓皮、大腹皮。

2. 单验方

(1)结核散:炮穿山甲、蜈蚣、僵蚕、火硝、壁虎、全蝎、白附子各适量。上药共研细末,装胶囊,每服3~4粒,每日3次。

(2)通解汤:柴胡20克,香附20克,枳壳15克,川芎20克,川牛膝15克,红花10克,桃仁10克,赤芍15克,丹参20克,夏枯草30克,雷公藤15克。每日1剂,水煎分早晚温服。肠结核伴有腹痛、腹泻者,加白术、陈皮、炒白芍、防风;大便干结者,加大黄、川厚朴、芒硝。用于治疗单纯性结核性腹膜炎。

3. 药膳食疗方

(1)八宝藕粉:藕粉300克,白茯苓、淮山药(炒黄)、莲子肉(留心)、川贝母(去心)、白扁豆(炒熟)、奶粉各50克,蜂蜜适量。将茯苓、扁豆、莲子、贝母、山药等共研细粉,与藕粉、奶粉混合均匀,每次30克,用200毫升滚沸水冲调,外加蜂蜜适量,搅拌均匀即可。半流或全流质饮食,每日1次。健脾益胃,清热祛痰,益气血。适用于结核性腹膜炎。

(2)参芪酱肘:猪肘子1个,炙黄芪30克,党参30克,砂仁5克,肉桂5克,料酒、大料、红糖、花椒、食盐、酱油各适量。把肘子洗净,与药物和佐料一同入锅内,加水用武火煮沸后,改用中火煮40分钟,待肘子出油后捞出,用凉水洗净,复入锅中,用武火煮沸后,再用文火熬煮至肉烂捞出食用。佐餐食用,每日1~2次。补气益肺,温中散寒,滋阴补虚。适用于结核性腹膜炎。

(3)百汇全鸭:薏苡仁30克,莲子50克,芡实30克,扁豆30克,金钩15克,熟火腿50克,蘑菇30克,糯米100克,鸭子1只,植物油、料酒、胡椒粉、食盐各适量。莲子去皮、心;扁豆煮熟,去皮;糯米洗净,水漂5分钟;薏苡仁、芡实用温水泡12分钟;金钩、蘑菇用热水浸泡,切丁;熟火腿切丁。将上述8种作料沥干水分,一起放入碗中加料酒、食盐、胡椒粉拌匀上笼蒸30分钟,出笼即成八宝馅。将鸭宰杀后去毛除内脏,剁去爪,洗净,在鸭颈上顺着颈开一长约 7 厘米的口子,在咽喉开刀处,切断颈椎骨,使鸭头和鸭颈皮相连,再从刀口处剔去骨头,一直剔到鸭尾,保留两翅,其余骨头全部剔除,然后将鸭皮翻转过来,成一无骨的全鸭,将八宝馅装入鸭腹内,在切口处将鸭颈皮打个结,然后放入汤锅中烫 3 分钟捞出,再放入清水中去尽绒毛,用料酒、胡椒粉、食盐等合匀,抹遍鸭身,将鸭背向上,放于大蒸碗中上笼蒸 90 分钟出笼,晾干水气。烧热油锅,放入植物油烧至八九成热时,将鸭子放入油锅中炸至皮酥,表面呈金黄色时捞出,将鸭子照原形摆入盘中即可。佐餐食用,每日 1～2 次。补中益气,健脾润燥,滋阴益阳。适用于结核性腹膜炎。

(4)山药肉丸:淮山药粉 60 克,五花猪肉 300 克,熟芝麻 30 克,水豆粉 50 克,鸡蛋 2 个,白糖 50 克,食盐、香油、植物油各适量。将五花猪肉洗净,剁成肉末,与水豆粉、山药粉、鸡蛋、白糖、食盐一起搅拌均匀。把植物油入锅烧七八成热时,五花肉捏成丸子,下入油锅炸至金黄色,捞出放在盆内,撒入芝麻,待芝麻都贴在肉丸子上即可。佐餐食用,每日 1～2 次。补肾阴,润燥,和中利湿。适用于结核性腹膜炎。

(5)参芪鸡肉汤:鸡肉 500 克,党参、黄芪各 30 克,料酒、姜丝、食盐各适量。将鸡肉洗净,整块鸡肉放在锅内,并加水 1 000 毫升,放入中药,用武火煮沸,改用文火熬煮 30 分钟后,捞出中药,加姜丝、食盐,再煮鸡肉烂熟即可。鸡肉为一天用量,分为 1～2 次吃肉喝汤。滋阴退热,补中益气健脾。适用于结核性腹膜炎。

(6)五香猪血汤:鲜猪血 300 克,小茴香、木香、白豆蔻各 10 克,肉桂 6 克,山楂 30 克,猪油、姜、葱、味精、食盐各适量。将小茴香、木香、白豆蔻、肉桂、山楂一同入锅,加水用武火煮沸,再熬煮 30 分钟,捞去药渣,将猪血块划成 2 厘米小块放入,并放姜(拍破)、葱段、食盐、味精等煮沸即可。每日 1～2 次,每次食用适量,吃血喝汤。活血通络,消瘀散结,散寒行滞。适用于结核性腹膜炎。

(7)猪肚炖汤:猪肚500克,生姜10克,陈皮10克,砂仁6克,食盐、味精各适量。把猪肚洗净,用沸水余一下,去掉黑膜,切成小块,陈皮、砂仁、生姜一同入锅,加水、食盐,先用武火煮沸后,用文火慢炖至猪肚烂熟即可。每日1~2次,吃猪肚喝汤。健运脾胃,生化气血,补中理气,降逆止呕。适用于结核性腹膜炎。

(8)灵芝鱿鱼:水发鱿鱼400克,灵芝粉20克,小白菜100克,玉兰片50克,猪油、姜、葱、水豆粉、食盐各适量。鱿鱼洗净,切片,用沸水煮软;姜末、葱段、玉兰片、灵芝粉制成鲜汤;小白菜去根,洗净,放沸水中断生。锅烧热下猪油烧至七八成热时,加姜、葱煸出香味,掺入鲜汤稍煮,放入鱿鱼片,改用文火慢煮入味,再放小白菜翻炒,用水豆粉勾兑,出锅前放味精即可。佐餐食用,每日1~2次,宜常吃。补肝肾,益精气,健脾胃。适用于结核性腹膜炎。

(9)山药炖羊肉:羊肉200克,山药100克,沙参30克,玉竹20克,姜、葱、食盐各适量。将羊肉洗净,切小块;山药去皮,洗净,切小块;沙参、玉竹洗净,切段;姜拍破。将羊肉、山药、沙参、玉竹、姜、食盐均一同下锅,加水先用武火煮沸后,移文火炖至羊肉烂熟即可。每日1~2次,喝汤吃肉。补虚益气,生津和胃。适用于结核性腹膜炎。

(10)三七天麻炖鸡:仔鸡500克,三七5克,天麻25克,川芎、茯苓各10克,料酒、植物油、生姜、葱、食盐、胡椒粉各适量。将仔鸡宰杀,去毛,剖腹,去内脏,洗净;三七、天麻扎碎;川芎洗净;生姜拍破;葱洗净,切段。诸药、仔鸡及调料入锅,加食盐、水,先用武火煮沸后,改用文火炖熟,再放入味精、水豆粉、葱即可。佐餐食用,每日1~2次,宜常吃。平肝息风,活血补虚。适用于结核性腹膜炎。

(11)清炖墨鱼:墨鱼200克,猪瘦肉100克,桃仁6克,姜、葱、食盐各适量。先将墨鱼用温水发泡,去皮、骨,洗净,切细丝;再把猪肉洗净,切丝;桃仁去皮,拍破,剁细。一起入锅,加入姜、葱、食盐、水先用武火煮沸后,用文火炖熬至墨鱼熟透即可。佐餐食用,每日1～2次。滋阴补脏,活血化瘀。适用于结核性腹膜炎。

(12)冬虫夏草炖童子鸡:母鸡(末下蛋的鸡)1只,冬虫夏草10枚,干姜、葱、食盐、大料各适量。将母鸡宰杀后,除毛,去内脏;干姜去皮,拍破;葱洗净,切段。把冬虫夏草放入鸡腹中,置锅中加水2 000毫升,再将姜、葱、食盐、大料入锅,先用武火煮沸后,用文火煮至鸡肉烂熟即可。每日1～2次,吃肉喝汤。温中益气,补益精髓。适用于结核性腹膜炎。

(13)黄芪炖仔鸡:仔鸡1只,黄芪80克,陈皮5克,草果2个,姜、胡椒、葱、食盐等各适量。将仔鸡宰杀后,除毛,去内脏,切块;将黄芪、陈皮、草果拍破。姜、胡椒用纱布包好,与鸡块同入锅,加水2 500毫升,放入葱、食盐,先用武火煮沸后,用文火煮至鸡块烂熟,捞出纱布包即可。每日1～2次,喝汤吃肉,宜常吃。补气血,益精髓。适用于结核性腹膜炎。

(14)蘑菇焖冬瓜:冬瓜500克,蘑菇400克,火腿肉200克,番茄50克,植物油、清汤、胡椒粉、料酒、食盐、姜、葱、味精各适量。姜去皮,切片;葱洗净,切段;番茄去皮和瓤,切片;火腿肉切丁;蘑菇用温水泡发,切片;冬瓜去皮和瓤,切小方块。锅内放植物油烧至六七成热时,放入冬瓜,稍炸一下捞出沥干油、水气;锅内再放油,把火腿肉、姜、葱煸出香味,下料酒掺汤,煮沸后放入冬瓜、蘑菇、食盐、胡椒粉一起烧焖至冬瓜入味,入味精、香油起锅即可。佐餐食用,每日1～2次。滋阴健脾,消肿利水。适用于结核性腹膜炎。

(15)荔枝山药粥:荔枝肉100克,淮山药20克,新米100克,冰糖适量。把淮山药去皮,洗净,切薄片。新米淘净,加水先用武火煮沸,改用文火熬煮至米快熟时,加入荔枝肉、山药片,继续熬煮粥熟即可。加餐食用,每日 1～2 次,宜常吃。补脾固肾,养肝血。适用于结核性腹膜炎。

(16)牛奶大枣粥:鲜牛奶 100 毫升,大枣 10 枚,新米 100 克。将新米淘洗干净,与大枣一同入锅,加水用武火煮沸,煮至米半熟时加入牛奶,继续用文火煮至烂熟即可。每日早餐 1 次,宜常服。补益气血,强身健体。适用于结核性腹膜炎。

(17)蘑菇烧豆腐:鲜蘑菇 100 克,板豆腐 250 克,酱油、植物油、食盐、味精各适量。将豆腐洗净,切成小块;蘑菇洗净,切片。在锅内放入少许植物油烧热,放入豆腐、蘑菇片翻炒后放食盐、清汤(适量),中火上煮沸,小火炖 15 分钟,再入酱油、香油即可。佐餐食用,每日 1～2 次,宜常吃。调和脾胃,益气生血。适用于结核性腹膜炎。有痛风病史者禁食用。

(18)蘑菇肉片:牛肉 100 克,鲜蘑菇 150 克,植物油、胡椒粉、水豆粉、高汤、食盐、味精各适量。牛肉洗净,切薄片;蘑菇洗净,切片;水豆粉、胡椒粉、食盐、高汤兑成滋汁。锅内下植物油,烧至七八成热时,放入肉片炒几下,再下蘑菇片炒至断生时,下入滋汁,收汁起锅即可。佐餐食用,每日 1～2 次,每次食用适量,宜常吃。健脾养血。适用于结核性腹膜炎。

(19)韭菜炒羊肝:韭菜 200 克,羊肝 100 克,生姜、植物油、料酒、食盐等各适量。将韭菜洗净,切段;羊肝洗净,切薄片;姜去皮,切丝。锅烧热下植物油烧至七八成热时,将羊肝、姜丝一同下锅快速翻炒,放少量料酒,待羊肝变色变硬时下韭菜、食盐再炒片刻,熄火入味精炒拌起锅即可。佐餐食用,每日 1～2 次,宜经常吃。补肝养血,健胃助阳。适用于结核性腹膜炎。

(20)良姜焖鸡块:仔公鸡 1 只,高良姜 6 克,草果 2 个,陈皮、胡椒、葱、酱油、醋、食盐各适量。把公鸡宰杀后去毛,除内脏,洗净,砍成块,放入锅内,加入良姜、草果、陈皮、胡椒、酱油、葱、醋、食盐,加水武火煮沸后,改用文火焖煮至鸡肉烂熟即可。佐餐食用,每日 1～2 次。补中健脾,生精益髓,温中散寒。适用于结核性腹膜炎。

(21)红豆鲫鱼汤:活鲫鱼 250 克,红饭豆 100 克,生姜 20 克,料酒、葱、食盐、味精各适量。把鱼去鳃、鳞,剖腹,去内脏,洗净;葱切段;先煮红饭豆 30 分钟后,下鱼、生姜(拍破),放食盐再煮 30 分钟,食用前放味精。每日 1～2 次,吃鱼喝汤,宜常吃。健脾清热,行水消肿。适用于结核性腹膜炎。

(22)猪腿炖花生米:猪前腿 300 克,花生米 200 克,生姜、食盐、醋各适量。将猪腿去净毛、爪壳,洗净;花生米洗净;生姜去皮,拍破。猪前腿、花生米一同入砂锅,加水用武火煮沸,打去浮沫,再放生姜,几滴醋,改用文火慢煮至猪前腿、花生米烂熟即可。佐餐食用,每日 1～2 次,宜常吃。滋肾阴,健脾胃,清湿热,消水肿。适用于结核性腹膜炎。

(23)葱头炒羊肉:羊肉 200 克,葱头 100 克,植物油、姜丝、干辣椒、花椒、料酒、醋、食盐各适量。羊肉洗净,切丝。锅烧热放入植物油烧至七八成热时,放入花椒、干辣椒,炸至微黄后捞出,在热油锅放入羊肉丝、姜丝、葱头煸炒,再加食盐、料酒、醋,热透将花椒、干辣椒拌炒即可。佐餐食用,每日 1～2 次。温中补肾,通阳散寒,温阳化饮健胃。适用于结核性腹膜炎。

(24)海参煨蛋:鸡蛋 1 个,海参 50 克,姜末、葱、食盐各适量。海参用水泡发后,洗净,切成小条或小块。锅内放水、海参、姜末同煮沸,海参条烂熟后打入鸡蛋,放食盐搅均匀,出锅前放适量葱花即可。佐餐食用,每日 1 次。滋阴益气,生血安神。适用于结核性腹膜炎。

(25)胡萝卜炒鸡肝:鸡肝 200 克,胡萝卜 100 克,植物油、姜、食盐各适量。鸡肝洗净,切薄片;胡萝卜洗净,切丝,用盐浸渍滗水。锅烧热,放植物油烧七八成热时,下姜丝和猪肝爆炒片刻,再下萝卜丝、食盐搅匀翻炒即可。佐餐食用,每日 1～2 次,宜常吃。

健脾化痰，消积和胃，养血生血。适用于结核性腹膜炎。

（五）生活调养

1. 饮食调养原则

（1）结核病是消耗性疾病，通常给予高热能、高蛋白、高维生素饮食。每日热能在 12 550 千焦（3 000 千卡）以上，可将鸡、鸭、鱼、肉、虾、鳖鱼、水果、新鲜蔬菜、豆类及其制品等调剂食谱，注意色香味，增加食欲。

（2）进食较精细易消化、富有营养的食物，细嚼慢咽可以减少粗糙食物对胃黏膜的刺激；注意饮食卫生，防止外界微生物对胃黏膜的侵袭；饮食应有节律，切忌暴饮暴食及食无定时；饮食宜清淡，少食肥、甘、厚、腻、辛辣等食物，少饮酒及浓茶。

2. 生活调养原则

（1）结核性腹膜炎常继发于肺结核，故应对原发病诊断明确并积极治疗。加强公共卫生宣传，教育患者避免吞咽痰液及不随地吐痰，培养良好的卫生习惯。

（2）结核病患者咳嗽时应以手帕掩口，最好将痰液吐在纸上然后烧掉；结核菌对湿热的抵抗力最差，煮沸 15 分钟即可杀灭，患者的衣服、手帕、被单等经煮沸后再洗涤；日常消毒采用 70％ 的酒精最为有效，结核菌接触 15～30 秒后即被杀死。

（3）提倡使用公筷、分餐。患者食具、茶具等单独使用，房间及用物定期消毒，每日开窗换气，让阳光照入室内或用紫外线照射，所用物品可用"84 消毒液"或 0.5％ 过氧乙酸液浸泡消毒。

（4）牛奶经过低温巴氏灭菌才可饮用。

（5）适量增加运动量，当病情稳定后，根据个人的体质和爱好，适当开展适宜的体育锻炼。可选择散步、慢跑、保健操、太极拳（剑）等，以增强自身抵抗力。

（6）卡介苗是预防结核病的重要措施，尤其是在高发地区。卡介苗是牛型结核菌在培养皿中多代移种后制成的对人体无害而能产生免疫力的活菌苗。一般在接种前做结核菌素试验，阴性反应者才接种。接种6～8周后结核菌素试验抗体转阳性，则表示人体已经产生免疫力。

（7）早睡早起，劳逸适度，注意生活规律，养成定时起床、午睡和就寝的习惯，劳逸结合，避免过度劳累。要随天气的冷热而增减衣服，保持大便通畅，以利于人体功能调节。

（8）积极改善营养，必要时宜给予静脉内高营养治疗。

（9）结核本身就是一种慢性消耗性疾病，患者多呈营养状况不佳，吸烟还可引起唾液、血液中表皮生长因子浓度降低，从而减低人体修复创伤的能力；使抵抗力下降有可能使结核进一步扩散。还会损害呼吸减弱防卫能力，使原发病灶经久不愈。

（10）要保持心情舒畅，精神愉快，持乐观态度，坚信结核病是能彻底治愈的。良好的心理状态（心胸宽广、情绪乐观、性格开朗、遇事豁达），是防治本病的首要措施。

二十一、溃疡性结肠炎

溃疡性结肠炎(又称非特异性溃疡性结肠炎)是一种主要发生在结肠黏膜层的炎症性病变,以溃疡糜烂性病变为主,多累及远端结肠,也可累及全结肠。

(一)病　因

1. 免疫因素　多数学者认为,本病属于自身免疫性疾病,但尚未得出最终结论。

2. 过敏反应　某些食物(特别是鲜牛奶中的防腐剂)可使少数病例症状复发,从食谱中去除后病情可很快缓解。

3. 精神因素　临床所见有些患者伴有焦虑、紧张、多疑及自主神经功能紊乱等表现,采用精神疗法可收到一定效果。

4. 遗传因素　溃疡性结肠炎发病有一定的种族差异性,这也反映本病可能与遗传因素有关。体内的氧自由基损伤,本病的病变过程有肠腔内压增高、交感神经活动增强、内源性缩血管物质活性递质等的影响,使肠血流量降低,或暂时性缺血后出现再灌流现象,能引起供氧还原不完全,导致大量氧自由基形成,损伤肠黏膜。

(二)诊断要点

1. 临床表现

(1)腹痛:多局限在左下腹或下腹部,症状轻者亦可无腹痛。

（2）脓血便：腹泻、便秘，初期症状较轻，粪便表面有黏液，以后便次增多，粪中常混有脓血和黏液，可呈糊状软便。少数仅有血便。

（3）消化不良：时常表现厌食、饱胀、嗳气、上腹不适、恶心、呕吐等。急性暴发型重症患者，出现发热，水电解质失衡，维生素、蛋白质丢失，贫血，体重下降等。

（4）肠外表现：常有溃疡、慢性活动性肝炎、溶血性贫血等免疫状态异常之改变。

（5）并发症：中毒性巨结肠、肠穿孔、消化道出血、肠梗阻、癌变等。

（6）临床分类

①轻度。患者腹泻每日 4 次以下，便血轻或无，无发热、脉搏加快或贫血，红细胞沉降率正常。

②中度。介于轻度和重度之间。

③重度。腹泻每日 6 次以上，明显黏液血便，体温在 37.5℃以上，脉搏在 90 次/分以上，血红蛋白＜100 克/升，红细胞沉降率＞30 毫米/小时。

（7）病变范围：可为直肠、直乙结肠、左半结肠、全结肠、区域性结肠受累。

（8）病情分期：分为活动期、缓解期。

2. 辅助检查

（1）粪便检查：镜下可见大量红、白细胞和黏液，隐血试验呈阳性结果，在急性发作期粪便涂片中常见有大量多核的巨噬细胞。溶组织阿米巴滋养体、包囊、血吸虫卵及大便孵化、细菌培养（沙门菌、痢疾杆菌、空肠弯曲杆菌、需氧菌及厌氧菌）及真菌培养阴性。

（2）血细胞计数：50％～60％患者可有不同程度的低色素性贫血，血红蛋白和血细胞比容可以反映疾病的严重程度。白细胞计数在急性活动期伴有发热者多见增高，有时可见中性粒细胞中有中毒颗粒。

(3)红细胞沉降率：较重患者可见轻度和中度增快。在病情演变中，常把红细胞沉降率作为观察指标，但受贫血、血浆白蛋白下降的影响，也不能区分疾病的严重程度。

(4)C反应蛋白：活动期患者C反应蛋白明显增高，可以及时而敏感地反映炎症活动度或急性状态，可作为溃疡性结肠炎活动的指标。

(5)X线气钡双重灌肠造影：是诊断该病的重要手段之一。轻型病例可以正常。早期可见病变黏膜皱襞紊乱，有糜烂和大小不等、深浅不一的溃疡，肠壁边缘呈锯齿状或毛刷状，结肠袋消失，肠管可变硬、变窄、缩短，呈铅管状，有假息肉形成时，肠腔有多发的充盈缺损。

(6)结肠镜检查：结肠镜检查对确定本病诊断最有价值。可见病变呈连续性、弥漫性分布，病变初期黏膜弥漫性充血、水肿、脆性增加、易出血，严重者可见多处糜烂及大小不等、形态各异的溃疡。慢性修复期可见假性息肉或桥形黏膜增生，肠壁变厚、僵直，结肠袋消失。

急性期或活动期的病理学变化有固有膜内弥漫性炎细胞浸润、腺体破坏和增生，隐窝脓肿形成，隐窝上皮增生，杯状细胞减少等。缓解期的病理学改变：中性粒细胞消失，慢性炎细胞减少；隐窝大小形态不规则，排列紊乱；腺上皮与黏膜肌层间隙增大；潘氏细胞化生。

病理学改变对溃疡性结肠炎的诊断及鉴别有一定意义，但不具特异性，因为这些病理变化也可出现在克罗恩病和其他活动性肠炎的肠黏膜中。因此，内镜活检的病理学改变须结合内镜所见及临床表现，方可确认溃疡性结肠炎的诊断。

3.鉴别诊断 通过上述检查和患者的症状与体征，尤其是大便状况，多能做出正确诊断。

（1）急性肠炎：是指突发性腹痛，腹泻，甚至水样便，很少有血性便，腹部检查可有压痛，全身症状可有发热，实验室检查可出现白细胞升高。

（2）阿米巴痢疾：突发性腹痛，腹泻，甚至水样便或血性便，腹部检查压痛不明显，全身症状可有发热，实验室检查可出现白细胞升高，大便检查可检出阿米巴兹原体。

（3）急性细菌性痢疾：最典型的急性细菌性痢疾为脓血便，里急后重感，全身症状可有发热，实验室检查大便，红细胞和白细胞。血检验可出现白细胞升高。

（三）西医治疗

1. 一般治疗

（1）休息：对急性期及暴发型患者应注意休息，暴发型、急性发作和严重慢性型患者要卧床休息。精神过度紧张可给予镇静药，如地西泮（安定）、艾司唑仑（舒乐安定）等。

（2）营养支持

①轻度营养不良。选用低脂、少渣、高热能饮食。

②中度或中度以上营养不良。给予肠道高营养素，特别是要素饮食，也可以给予蛋白质水解物及肽类营养液。

③严重营养不良。短期给予肠道外营养，适当补充复方维生素和微量元素。

④要素饮食。为辅助治疗，能减少活动期炎症，用于糖皮质激素治疗禁忌或不愿意用糖皮质激素治疗的患者，可以诱导疾病缓解，但对病程无影响，费用和患者的依从性是限制其使用的主要因素。

（3）对症治疗：腹泻严重，出现夜间腹泻者，可用阿托品等抗胆碱药或复方地芬诺酯，忌用阿片类药物或复方樟脑酊，以免诱发急性结肠扩张。腹痛严重者,可给小剂量阿托品类药物,大剂量可能导致急性结肠扩张。

2. 药物治疗

（1）氨基水杨酸类

①柳氮磺吡啶。在肠道中分解成磺胺吡啶和 5-氨基水杨酸,后者是有效成分,故对磺胺过敏者禁用本药。口服适用于轻、中度活动期患者,对于病变分布于远端结肠者可以使用栓剂,如患有反应性关节炎者。柳氮磺吡啶每日 3～4 克,分次口服。可以采用起始剂量每次 0.5 克,每日 2～4 次,然后逐渐增加剂量,以减少不良反应。栓剂,每次 0.5～1.0 克,每日 2 次塞肛。维持治疗用片剂,每日 2 克,分次口服。

②美沙拉秦。能直接作用于肠道炎症黏膜,抑制前列腺素及炎性介质白三烯的合成,从而对肠壁发挥显著的抗炎作用,对发炎的肠壁结缔组织效果尤佳。

美沙拉秦口服与局部使用,是有效的一线治疗。需 2～4 周产生疗效,40％～80％患者口服有效,可以治愈或减轻病情。

③奥沙拉秦。在胃和小肠不吸收也不分解,到达结肠后在细菌作用下分解成 2 分子的 5-氨基水杨酸并作用于结肠炎症黏膜,所以 5-氨基水杨酸在结肠部位的浓度大于血清中药物浓度的 1 000 倍,也无明显严重的不良反应。

轻度至严重活动性溃疡性结肠炎患者,每日口服 1～3 克,疗程 3 个月,54％～66％患者临床症状获得改善,28％患者病情缓解。每日 1 克,分 2 次口服,可在 7 日以上的时间内逐渐增加到最大剂量（每日 3 克,分 3 次口服）。维持治疗为每日 1 克,分 3 次口服。

④巴柳氮。用于左半结肠病变或对其他氨基水杨酸不耐受者。在全结肠炎患者中,腹泻发生率较高。巴柳氮用于控制夜间腹泻症状效果较好。每次 ≤2.25 克,每日 3 次。维持治疗,每次

1.5 克,每日 2 次,最大剂量可增加到每日 6 克。

(2)糖皮质激素:糖皮质激素是中、重度患者和活动期患者的主要用药,长期使用可能出现肾上腺皮质功能减退,骨质疏松,肌肉萎缩,无力或疼痛,体重增加,血糖升高,青光眼,白内障,皮纹,痤疮等不良反应。最好在进餐时服用。产生满意疗效后逐渐减少到最低有效量,隔日服用。

①泼尼松龙/泼尼松。中至重度患者每日 30~60 毫克,口服,直到病情明显缓解,用药 8~12 周后,逐渐减量(每周减少 5~10 毫克),直至每日 20 毫克;然后减量速度降低为每周 2.5 毫克。活动性轻至中度患者每次 20 毫克,每日 1~2 次灌肠,疗程 1~3 个月。

②甲泼尼龙。重度患者,每日 40~60 毫克,静脉滴注,每日 1 次。

③氢化可的松。重度患者,每日 300~400 毫克,静脉滴注,每日 1 次;活动性轻至中度患者,100~200 毫克,每日 1 次,睡前保留灌肠,疗程 1~3 个月。

(3)免疫抑制药:该类药物主要通过干扰嘌呤的生物合成或作用于免疫反应的某一点而发挥免疫抑制作用。用于对激素依赖型溃疡性结肠炎患者,但由于该类药物起效较慢,毒性较大,特别是对骨髓造血功能有影响,因此其应用受到限制。

①硫唑嘌呤或 6-巯基嘌呤。可能出现胃肠道反应,流感样症状(如肌痛、头痛、腹泻等),骨髓抑制,增加对真菌和细菌感染的易感性。少见肝毒性和胰腺炎。用药期间要监测血细胞计数。应告知患者出现感染表现、不明原因的发绀或出血需及时就医。

适用于重度或顽固性病例和激素依赖性的病例。硫唑嘌呤每日每千克体重 1.5~3.0 毫克,口服。巯嘌呤每日每千克体重 0.75~1.5 毫克,口服。

②甲氨蝶呤。可能出现骨髓抑制、胃肠道反应、脱发及其他皮

肤黏膜改变、肝肾功能损害、肺毒性和神经毒性反应、生殖功能减退。治疗时,如出现肺部症状(如干咳、呼吸困难)考虑是肺毒性所致,应停药。定期检查血常规、肝肾功能。

适用于重度或顽固性病例,治疗慢性活动性疾病有效,在糖皮质激素耐受者中使用,可以减少激素的用量。每日 15～25 毫克,每周肌内注射 1 次。

③环孢素。主要用于糖皮质激素治疗无效的重症患者,使其度过危险期,是糖皮质激素安全、有效的替代治疗药物。与其他免疫抑制药不同,它抑制细胞但不影响其他造血细胞,故不会导致骨髓抑制,但长期使用应重视其不良反应(如肾毒性、二重感染),还可能出现多毛症、震颤、高血压、肝功能损伤、疲劳、牙龈增生、胃肠道反应和手足灼热感等。避免高钾食物、含钾药物和保钾利尿药。

重症患者经静脉糖皮质激素治疗 3 日无改善者,需考虑静脉使用环孢素。每日每千克体重 2～4 毫克,静脉滴注,连续用 5～7日,根据血药浓度和临床症状调整剂量,最好维持血药浓度在 200微克/毫升。大量使用可致中毒,以肾脏毒性为明显。建议在有条件进行血药浓度监测的医院使用。

(4)其他药物

①促生态制剂。益生菌可直接补充肠道正常菌群,有益于恢复肠腔的内环境稳定、促进肠黏膜屏障的修复、减少抗原刺激及下调黏膜免疫反应。不少学者倾向于多种益生菌联合使用。有报道柳氮磺吡啶或美沙拉嗪配合双歧杆菌、嗜乳酸杆菌、肠球菌三联活菌,或美沙拉秦配合枯草杆菌、肠球菌二联活菌治疗,疗效好于单纯用氨基水杨酸类药物。

☆双歧杆菌三联活菌胶囊每次 0.21～0.84 克,每日 2～3 次,餐后服用。

☆枯草杆菌、肠球菌二联活菌每次 0.25～0.5 克,每日 2～3次,口服。

☆地衣芽孢杆菌胶囊每次 0.5,每日 3 次,口服。

②单克隆抗体制剂。如英利昔单抗等,主要针对糖皮质激素治疗不敏感的重症患者。据报道有较好的疗效,但尚缺乏大宗病例的报道。

(5)重度溃疡性结肠炎的处理

①患者尚未用过口服糖皮质激素,先可口服泼尼松龙,每日 40～60 毫克,观察 7～10 日,亦可直接静脉给药。已使用者,应静脉滴注氢化可的松每日 200～300 毫克,或甲泼尼龙每日 40 毫克,疗程一般 10～14 日。未用过糖皮质激素者也可用 ACTH,每日 120 毫克,静脉滴注。

②肠外应用广谱抗生素,控制肠道继发感染,如氨苄西林、硝基咪唑及喹诺酮类制剂。

③患者卧床休息,适当输液,补充电解质,以防水、盐平衡紊乱。

④便血量大,血红蛋白在 90 克/升以下和持续出血不止者,应考虑输血。

⑤营养不良、病情较重者,可用要素饮食;病情严重者,应予肠外高营养。

⑥糖皮质激素静脉使用 7～10 日无效者,可考虑环孢素每日 2～4 毫克/千克体重,静脉滴注。

⑦由于药物的免疫抑制作用、肾脏毒性及其他不良反应,应严格监测血药浓度。亦可考虑用免抑制剂 6-巯基嘌呤治疗。口服 6-巯基嘌呤的剂量每日用 2.5 毫克/千克体重,3 个月后减至每千克体重 1.5～2.0 毫克。若与激素或柳氮磺吡啶联合用则应适当减量。特别注意,每 3 个月复查 1 次血常规和肝功能,以监测不良反应。

⑧慎用解痉药及止泻药,以避免诱发中毒性巨结肠。

⑨密切监测患者生命体征及腹部体征变化,及早发现和处理

并发症。

（6）缓解期的处理

①一旦急性期病情控制，通常需要终身维持治疗，尤其对于病变广泛或复发病例，糖皮质激素在症状缓解后逐渐减量，应尽可能过渡到用柳氮磺吡啶维持治疗 1～2 年，或用中药治疗。

②对于远端病变患者，如缓解 2 年并且不愿意接受药物治疗，可以考虑停药。有证据显示，维持治疗可降低患结肠癌和直肠癌的风险。

③柳氮磺吡啶的维持治疗剂量一般为每日 1～3 克，每日 1 次，口服。美沙拉秦栓剂每次 1 000 毫克，直肠给药，每日 1～2 次；或口服美沙拉秦每日 1.6 克。

3. 手术治疗

（1）绝对指征：大出血、穿孔；明确的或高度怀疑癌瘤及组织学检查重度异型增生，或肿块性损害轻、中度异型增生。

（2）相对指征：重度溃疡性结肠炎伴中毒性巨结肠，静脉用药无效者；内科治疗，症状顽固、体能下降、对糖皮质激素耐药或依赖者；溃疡性结肠炎合并坏疽性脓皮病、溶血性贫血等肠外并发症者。

4. 癌变的监测　病程 8～10 年的广泛性结肠炎及全结肠炎，病程 30～40 年的左半结肠炎、直肠炎、乙状结肠炎，应行监测性结肠镜检查，至少每 2 年 1 次。组织学检查如发现有异型增生者，更应密切随访。如为重度异型增生，一经确认应即行手术治疗。

（四）中医治疗

1. 辨证论治

（1）湿热内蕴：多为急性发作期。

主症：腹痛腹泻，大便脓血，里急后重，肛门灼热，口苦口臭，胃痞纳呆,小溲短赤,舌质红,苔黄腻,脉滑数。

治则:清热利湿,理气止痛。

方药:白头翁汤合芍药汤化裁。白头翁 12 克,黄芩 9 克,黄连 6 克,秦皮 9 克,白芍 15 克,白术 9 克,木香 6 克,肉桂 6 克,败酱草 24 克,乌梅 9 克,甘草 6 克。

用法:每日 1 剂,每剂煎 2～3 次,每次 200～300 毫升,每日 2～3 次,温热服。

(2)脾虚湿盛:多为久病迁延,时急时缓偏虚证。

主症:腹泻腹痛,绵绵不已,长期大便溏薄,便夹黏液或夹脓血,里急后重较轻,纳呆食少,神疲乏力,畏寒肢冷,脘腹胀满,面色不华,舌质淡,苔滑或兼腻苔,脉沉细或濡滑。

治则:温运脾湿,调和寒热。

方药:温中益脾汤化裁。党参 15 克,白术 12 克,茯苓 9 克,黄连 6 克,干姜 9 克,木香 6 克,乌梅 9 克,酒大黄炭 3 克,炙甘草 6 克,炒白芍 12 克。

用法:每日 1 剂,每剂煎 2～3 次,每次 200～300 毫升,每日 2～3 次,温热服。

(3)脾肾阳虚

主症:五更泄泻,下利黏液,肠鸣隐痛,形寒肢冷,喜暖喜按,食减纳呆,少气懒言,腰膝酸软,舌质淡,苔白滑,脉沉细。

治则:健脾温肾,涩肠止泻。

方药:四神理中汤化裁。补骨脂 12 克,吴茱萸 9 克,煨肉豆蔻 9 克,五味子 9 克,党参 12 克,白术 12 克,干姜 9 克,木香 9 克,诃子肉 9 克,赤石脂 15 克,炙甘草 9 克。

用法:每日 1 剂,每剂煎 2～3 次,每次 200～300 毫升,每日 2～3 次,温热服。

2. 验方

(1)扶脾抑肝清肠煎:党参、白术、焦山楂、焦神曲、秦皮各 12

克,茯苓、白芍各 15 克,炒防风、陈皮各 9 克,炙甘草 6 克。每日 1 剂,水煎服。症状改善后用上方 10 倍量,研细末,水泛为 90 丸。每次 1 丸,每日 3 次,口服。适用于慢性溃疡性结肠炎。

(2)调中理肠汤:党参、白术、秦皮、炒山药、炒扁豆各 15 克,炮姜、乌梅各 7.5 克,酒大黄炭 2 克,苦参 10 克。每日 1 剂,水煎服。病久迁延难愈者,配合灌肠法(马齿苋 25 克,白及 20 克,苦参 15 克,水煎成 100 毫升,加锡类散 2 克,保留灌肠,10 日为 1 个疗程)。适用于溃疡性结肠炎迁延不愈者。

(3)止痢汤:怀山药 30 克,谷芽 15 克,炮姜、乌药各 10 克,黄连、甘草各 6 克,白芍 12 克,地榆炭 18 克,合欢皮 20 克。腹痛严重者,加木香 3 克。每日 1 剂,水煎服。适用于慢性溃疡性结肠炎。

(4)内服、灌肠方:适用于溃疡性结肠炎。

①内服方。党参、焦白术、赤芍、白芍、补骨脂各 10 克,怀山药 15 克,黄连 2 克,煨木香、苦参、桔梗各 6 克,仙鹤草 24 克。每日 1 剂,每剂煎 2～3 次,每次 200～300 毫升,每日 2～3 次,温热服。

②灌肠方。地榆 30 克,石菖蒲 15 克,白及 10 克,锡类散 0.9 克。地榆、石菖蒲、白及水煎成 150 毫升,加锡类散 0.9 克,保留灌肠。

(5)藕节炭 150 克,分成 8 份,每日 1 份,分早晚水煎服,8 日为 1 个疗程。

(6)煨肉豆蔻、炒五味子各 60 克,煨广木香、诃子肉、炒吴茱萸各 12 克。上药共研细末,每服 6 克,每日 2 次。

(7)鲜石榴皮 1000 克(干品 500 克),橘皮 100 克,蜂蜜 300 毫升。将前 2 味洗净,切碎,加水煎煮,30 分钟取煎汁 1 次,加水再煎,共取 2 次汁,合并后小火煎至黏稠时加蜂蜜,至沸停火,冷后装瓶待用。每次 1 汤匙,每日 2 次,连服数日。

(8)黄芪 30 克,白术 20 克,菟丝子 30 克,柴胡 10 克,白及 12

克,三七粉(吞服)3 克,木香(面煨)12 克,白矾(吞服)1.5 克,海螵蛸 30 克,赤石脂 24 克(其中 1/2 入汤剂,1/2 研粉吞服)。每日 1 剂,水煎分 2 次服。健脾补肾,益气固脱,敛溃愈疡。

(9)白及 30 克,云南白药 0.3 克。白及加水 1 000 毫升,煎至 300 毫升,每次 50 毫升,加云南白药灌肠,每日 1 次,15 次为 1 个疗程。

3. 针灸疗法

(1)体针:取足三里、天枢、关元、中脘、肾俞、脾俞、大肠俞、上巨虚穴。每次取 3～4 穴,交替施用,根据脉之虚实,施用补泻或平补平泻手法;或配合埋针治疗。

(2)耳针:取耳穴大肠、小肠、交感、内分泌、神门、直肠下段、三焦。每次取 3～4 穴,配合压豆法。

(3)艾条灸:取穴参考针法选穴,根据虚实脉症施用温和灸法(相当于补法)、雀啄灸法(相当于泻法),灸至穴位皮肤红润、灼热似痛麻为度,一般不取化脓灸。

(4)艾炷灸:取穴参考针法选穴,每个艾炷为 1 壮,根据病情决定施用壮数。有隔姜、隔蒜、隔盐灸的不同灸法,隔姜、隔蒜灸一般用于虚寒证或气滞血瘀证,隔盐灸一般于湿热症。

4. 药膳食疗方

(1)健脾止泻糕:鲜山药 250 克,赤小豆 150 克,芡实 30 克,白扁豆 20 克,茯苓 20 克,乌梅 4 枚,果料及白糖适量。赤小豆制成豆沙,加适量白糖;茯苓、白扁豆、芡实共研成细末,加少量水蒸熟;鲜山药去皮,蒸熟加入上粉,拌匀成泥,在盘中放一层鲜山药粉末泥,放一层豆沙,至 6～7 层,上层点缀果料,上锅再蒸;乌梅、白糖熬成浓汁,浇在蒸熟的糕上。分而食之。健脾止泻。

(2)果仁排骨:猪排骨 1 000 克,草果仁 50 克,薏苡仁 30 克,姜、葱、花椒、料酒、香油、卤汁、食盐各适量。把草果仁、薏苡仁分别炒黄,略捣碎,加水熬 2 次,取药汁 2 000 毫升。把猪排骨洗净,砍成 4 厘米×4 厘米的块,用沸水汆 2～3 分钟,洗净血水,放内锅内,倒入药汁,并放姜(拍破)、葱、花椒置武火上煮沸,打去浮沫,煮至七八成熟捞出,待凉,放入卤汁锅内煮沸,用文火卤排骨至熟。再在锅中用少许卤汁加食盐,用文火收成浓汁,烹入料酒,涂在排骨上,抹上香油即可。每日 1～2 次,每次食用 100 克左右。补精益髓,强筋壮骨,舒经利温。适用于溃疡结肠炎。

(3)百合粥:芡实、百合各 60 克。2 味药放入米粥内同煮成粥。适用于脾虚泄泻。

(4)炒扁豆山药粥:炒白扁豆 60 克,淮山药 30 克,粳米 100克,加适量水,共煮粥食。健脾益气,止泻。适用于慢性结肠炎,症见腹痛,纳差,大便黏液。

(5)素炒马齿苋:鲜马齿苋 10 克,植物油、姜、食盐各适量。马齿苋拣去死叶,洗净切段。锅内放入少许植物油,并烧热放入切好的生姜切片,待煸好后,放入马齿苋反复拌炒,放食盐再拌匀即可出锅食用,每日 1～2 次。

(6)蒲公英茶饮:鲜蒲公英 200 克,洗净煮水 200 毫升,待凉后即可饮用,每日 3～4 次,至病愈为止。

(7)红豆扁豆粥:赤小豆 150 克,芡实 30 克,白扁豆 20 克,新粳米 100 克。先将粳米和赤小豆、芡实、白扁豆洗净,倒入锅内加水 1 000 毫升,先用大火煮沸后,再用小火煮至米熟豆烂即可食用。每日 1～2 次。

(8)芡实白扁豆炖肉:猪肉 200 克,芡实、白扁豆各 30 克,姜、蒜、葱、食盐各适量。先将肉洗净,切成小块,放入瓦罐内,放水 1 000 毫升,并放入姜、蒜、食盐,用白菜叶封口后,再用草木灰埋罐 2/3,8 小时后即可拿出食用。每日 1～2 次。健脾开胃除湿。适用于溃疡性结肠炎等。

(9)蹄筋炖藕:猪蹄筋 200 克,淮牛膝 20 克,藕 500 克,胡椒、料酒、生姜、葱、盐各适量。将猪蹄筋用热水浸泡 6～8 小时,上笼蒸 4 小时,再取出用温水浸泡 2 小时,剥去外层筋膜洗净,蹄筋切成节;藕洗净,切块;姜拍破;葱切段。把蹄筋放入蒸碗内,淮牛膝片摆在面上,姜块、葱段放在蒸碗中,再加胡椒粉、料酒、清汤、味精,放入蒸碗中,上笼蒸 3 小时,待蹄筋和藕熟烂后出笼即可食用。每日 1 次,每次 100 克左右。滋肝补肾,养阴生血,益精添髓,行瘀滞,强筋骨。适用于溃疡结肠炎。

(10)地黄鸡:生地黄、龙眼肉各 20 克,母鸡(500 克)1 只,饴糖 200 克,大枣 10 枚,清汤、食盐各适量。把母鸡宰杀,除毛,去内脏,入沸水中煮片刻,捞出。生地黄洗净,切成薄片;龙眼肉撕碎,与地黄拌匀;再掺饴糖,一起纳入鸡腹中。把鸡摆入土罐内,再加入大枣、姜、清汤封口,将土罐置于炭火或草木灰内进行煨炖至鸡肉烂熟,出锅后依各人口味,加食盐或放冰糖即可。每日 1~2 次,吃肉喝汤。滋阴清热,健脾益气,养心血,益精髓。适用于溃疡性结肠炎。

(11)牛骨炖萝卜:牛髓骨 1 000 克,熟地黄、黄精各 40 克,萝卜 500 克,姜、食盐、味精各适量。将牛髓骨洗净,砍成节;生姜去皮,拍破;萝卜去皮,切成 2 厘米×4 厘米的块,与牛髓骨、生姜一同下锅,加水、食盐先用武火煮沸,打去浮沫,移用文火煮至骨熟肉烂、萝卜烂即可,食用前放味精适量。每日 1~2 次,每吃萝卜、肉、喝汤,宜常吃。补肝肾、益精髓、健脾胃。适用于溃疡性结肠炎和各类手术后恢复期。

(12)糖醋茄子:新鲜茄子 500 克,猪肉 100 克,鸡蛋 1 个,胡椒粉、水豆粉、植物油、姜末、葱花、食盐、白糖、醋、味精各适量。茄子洗净,去皮,切成近 1 厘米圆饼;猪肉洗净剁成肉末,与姜末、胡椒粉、料酒、食盐、水豆粉拌匀。两茄饼之间夹一团肉末,然后周边涂满蛋清豆粉,放入油锅内炸至黄色,捞出摆盘内;将白糖、醋、味精、水豆粉兑成滋汁。锅内植物油烧至七成热时,放入姜末、葱花、香油起锅淋于茄饼上即可。佐餐食用。每日 1~2 次,每次食用 150

克左右,宜常吃。滋阴润燥,清热活血。适用于溃疡性结肠炎。

(13)黑豆炖鸡爪:黑豆 50 克,熟地黄 50 克,防己 30 克,鸡爪 100 克,生姜、葱、草果、食盐、味精各适量。熟地黄、防己洗净用干净纱布包裹,扎紧口待用;黑豆用青水浸泡 4 小时;生姜去皮拍破。将鸡爪洗净与中药包、黑豆沥去水、姜块、草果、食盐一同入砂锅,放水 1 000 毫升,先用武火煮沸后,移至文火炖至鸡爪、黑豆烂熟,捞出中药包,放葱、味精即可。本菜可供佐餐食用。每日 1～2 次,每次食用 100 克左右,吃肉喝汤,宜常吃。利经络,健筋骨,活血强筋,祛风除湿。适用于溃疡性结肠炎。

(14)枸杞炖狗肉:狗肉 300 克,枸杞子 20 克,金樱子 20 克,狗脊 20 克,植物油、生姜、葱、花椒、食盐、味精各适量。狗肉洗净切块;枸杞子、金樱子、狗脊用干净纱布包裹,扎紧口;生姜去皮拍破;葱切段。锅烧热,倒植物油烧至七八成热时,放入花椒、姜块,倒入狗肉翻炒,至狗肉变色、发硬,将狗肉倒入砂锅内,放中药包、食盐,水 1 500 毫升,先用武火煮沸后,移至文火煮至狗肉烂熟,出锅前放入味精即可。每日 1～2 次,每次食用 100 克左右,吃肉喝汤,宜常吃。补肝肾,温助肾阳,强筋骨,祛风湿,强腰膝。适用于溃疡结肠炎。

(15)素炒枸杞叶:鲜枸杞叶 300 克,冬笋 50 克,水发香菇 50 克,植物油、食盐、味精各适量。把冬笋用温水发,洗净,切丝;香菇洗净,切丝;枸杞叶洗净。锅烧热倒入植物油烧至七八成热时,下入香菇、笋丝,略炒后,倒入枸杞叶,煸炒几下,放食食盐、味精翻炒均匀即可。佐餐食用,每日 1～2 次,宜常吃。滋阴生津,补益肝肾,清热化痰。适用于溃疡性结肠炎和手术后恢复期。

(16)素炒豆腐皮:豆腐皮 200 克,粉丝 50 克,植物油、食盐、味精各适量。将豆腐皮温水发好,洗净,切丝;粉丝用清水先浸泡3～4 小时,切 4 厘米长的段。将锅烧热,下植物油烧至七八成热时,下豆腐皮丝、粉丝翻炒均匀,放食盐,出锅前放味精即可。佐餐食用,每日 1～2 次,宜常吃。清肺养胃,助阳。适用于溃疡性结肠炎和胃肠道手术后恢复期等。

(17)羊杂面:羊舌 100 克,羊腰子 2 个,羊肚 100 克,羊肠 100 克,香菇 100 克,白面粉 500 克,生姜、花椒、五香粉、食盐、葱、味精各适量。把羊舌、腰子、肚、羊肝洗净,用沸水余一下,再洗净,切成片,下锅,加水 1 000 毫升,放姜块、食盐,用武火煮至烂熟,加五香粉待用;将面粉用冷水发透,揉成面团,用擀面杖擀薄,切成面条。锅内加水 1 000 毫升煮沸下面条,面熟将羊杂连汤带肉,放在面条上,再放适量味精即可。每日 1～2 次,每次食用 200 克左右,宜常吃。补心益肾,健脾和中,理气化痰。适用于溃疡性结肠炎和手术后。

(18)百合大枣炖龟肉:乌龟(约 300 克)1 只,百合 30 克,大枣 20 枚,料酒、姜、蒜、葱、冰糖、食盐各适量。将乌龟宰杀后,去头、爪、尾,剖开去苦胆,用沸水余一下,切块;百合、大枣洗净,龟肉、料酒、姜、蒜、葱一同入砂锅,加水 1 000 毫升,先用武火煮沸后,移文火煮至乌龟肉烂熟,百合烂熟即可,食用前喜甜者放冰糖,喜咸者放食盐。本菜可供佐餐食用。每日 1～2 次,每次食用 200 克左右,吃肉喝汤。养心安神,清热润肺,健脾生血。适用于溃疡性结肠炎。

(19)菜椒烩鲫鱼:鲫鱼(约 400 克)2 条,菜椒 100 克,植物油、姜、葱、食盐、味精各适量。将鲫鱼去鳞、鳃,剖开去内脏,洗净,鱼全身撒一层薄食盐;青椒切成丝;姜去皮切丝;葱切段。锅烧热倒入植物油烧至七八成热时,放入几粒花椒,把鱼放入油锅炸至两面微黄时,放入姜丝、葱段、青椒、清汤武火煮沸,文火煮 10 分钟,翻拌均匀即可。佐餐食用,每日 1～2 次,宜常吃。健脾开胃,利水消肿。适用于溃疡性结肠炎。

(20)清蒸甲鱼:活甲鱼(约 500 克)1 只,冰糖、食盐各适量。将甲鱼头引斩掉,加入沸水烫 1～2 分钟,用小刀刮去背部裙边上的黑膜,再剥去四肢脚上的白衣,斩去爪和尾,从边缘剖开腹部,去肚肠,把冰糖放入腹内合拢,置盘中,甲鱼外面撒入少许食盐,放在加有水的锅中隔水蒸熟即可。佐餐食用,每日 1～2 次。滋阴活血,软坚,强壮筋骨。适用于溃疡性结肠炎。

(21)清汤鸡:竹丝鸡 1 只,火腿猪肉 200 克,大枣 15 枚,生姜、料酒、葱、食盐各适量。将竹丝鸡宰杀,去毛,除内脏,洗净;火腿猪肉洗净,切块;生姜去皮,拍破。料酒、鸡、火腿肉、生姜、料酒一同入砂锅,加水先用武火煮沸,打去浮沫,移文火煮至鸡肉、火腿肉烂熟即可。每日 1～2 次,吃肉喝汤。补中益气,填精髓,健脾开胃。适用于溃疡性结肠炎和各类手术后。

(22)六味烤肉:猪肉 500 克,陈皮 3 克,胡椒 6 克,桂皮 6 克,草果面 3 克,砂仁 3 克,高良姜 3 克,生姜 50 克,葱 10 克,食盐 20 克。将猪肉洗净,入沸水锅中煮至五成熟后捞出,晾冷后切大块;将陈皮、胡椒、荜茇、草果、砂仁、高良姜均研末;生姜剁成末;葱切成细末一同搅拌,加食盐成糊状。将先切好的牛肉与调好的配料一起拌匀后,入坛内封口,腌制 2 日后取出,再入烤炉中烤熟即可。佐餐食用,每日 1～2 次。健脾化痰,温养气血。适用于溃疡性结肠炎。

(23)丁香鸭:鸭子 1 只,丁香、肉桂、草豆蔻各 5 克,生姜 15 克,葱 15 克,香油、食盐、冰糖、卤汁各适量。将鸭子宰杀后除毛去脏,洗净;丁香、肉桂、草豆蔻加水 1 500 毫升煎熬 2 次,每次水沸后煎 20 分钟,2 次共取汁 2 000 毫升。将药汁入锅后加入姜、葱、鸭子煮至六成熟时捞出;又将鸭子放入卤汁锅内,用文火卤熟后捞出;再取适量卤汁放入锅内,加食盐、冰糖末拌匀,放入鸭子,用文火煮沸,鸭子在锅内边翻动边浇卤汁均匀地粘在鸭子上,呈色红亮时捞出,再抹上香油即可。佐餐食用,每日 1～2 次。温中健胃,补阴行气。适用于溃疡性结肠炎。

(24)什锦鱿鱼:水发鱿鱼 300 克,火腿片、鲜笋片各 50 克,肉丸子 10 个,蛋饺 8 个,香菇 20 克,植物油 60 克,姜、葱、料酒、食盐各适量。锅内加水 200 毫升煮沸,放入洗净鱿鱼、料酒、食盐适量,煮沸 3 分钟捞出;用水豆粉把鱿鱼、火腿片拌匀。锅内放植物油烧七八成热时,下火腿、鱿鱼翻炒,略变色出锅;把鲜笋、香菇片、肉丸、蛋饺、姜、葱、食盐等放入鱿鱼汤里烩,最后放入炒好的火腿、鱿鱼翻炒出锅。佐餐食用,每日 1～2 次,宜常吃。补肾壮阳,健脾益胃。适用于溃疡性结肠炎。

(五)生活调养

1. 饮食调养原则

(1)注意饮食调理,平时应以柔软、易消化、富营养的饮食为原则,补充多种维生素,勿食生、冷、辛辣食品。

(2)注意饮食起居,对长期反复发作或持续不稳定的患者,保持心情舒畅平静,注意饮食有节,起居有常,避免劳累,预防肠道感染,对防止复发或病情进一步发展有一定作用。

(3)注意饮食卫生,少量多餐,开始每日 5～6 餐,食用量以胃部无不适为原则。从流食开始(如米汤、藕粉、蛋花汤、高蛋白粉、蛋羹等)到半流食(如稀饭、馄饨、面片、面条等),最后过渡到普通饮食。一般在出血后可进凉(温)进流汁食,3 天后开始进半流食,术后半年即可恢复普通饮食。

(4)患有溃疡性结肠炎的患者应禁酒,因酒对胃肠有刺激作用,吸烟者目前有争议,在此不可定论。

(5)应注意对腹痛、腹泻者,宜食少渣、易消化、低脂肪、高蛋白饮食;对易过敏的食物,如鱼、虾、蟹、鳖、牛奶、花生等应尽量避免食用;应忌食辣椒、冰冻、生冷食品。

(6)细嚼慢咽,利于食物在口腔内充分嚼烂并与唾液充分混合,以替代部分胃的功能,减轻胃肠负担。

（7）多吃新鲜蔬菜和水果，少吃脂肪，少吃或不吃腌制品。少喝或不喝高浓度饮料。避免食用过热饮食。

2. 生活调理原则

（1）向医生了解病情，减少顾虑，稳定自己的情绪，树立治病信心。在急性发作期或病情严重时应卧床休息。一般病例也应适当休息，注意劳逸结合。

（2）要避免使用易导致肠黏膜损伤之药物，如吲哚美辛、阿司匹林等。

（3）在缓解期可进行适量体力活动，如散步、打太极拳及自我保健按摩等，有利于肠功能的恢复。

（4）在慢性缓解期要避免诱发因素，如饮食不当、受凉感冒、胃肠道感染、食物过敏等。在女性的月经期抵抗力下降，尤应注意，尽量减少复发。

（5）不要吃高纤维素的燕麦片，不要吃粗糙的食物，如爆玉米花等。少渣膳食往往缺乏维生素C，可食些过滤菜汤、果汁、番茄汁等，必要时补充维生素C制剂。

（6）许多溃疡性结肠炎患者同时也是乳糖不耐受者，应避免食用牛奶及奶制品，有的患者对于谷物，特别是小麦和玉米非常敏感，将其从饮食中去除后症状会明显好转。加工糖及人工甜味剂，防腐剂，如山梨醇也可能诱发症状，将其去除也可能会缓解症状。

二十二、克罗恩病

克罗恩病是一种病因尚不十分清楚的胃肠道慢性炎性肉芽性疾病,病变多见于末段回肠和邻近结肠。我国发病率不高,但并非罕见。

(一)病　因

克罗恩病的病因和发病机制尚未完全明确。已知肠道黏膜免疫系统异常反应所导致的炎症反应,在克罗恩病发病中起重要作用。目前认为,与环境、感染、遗传和免疫因素等有关。

(二)诊断要点

1. 临床表现　起病大多隐匿、缓渐,从发病早期症状(如腹部隐痛或间歇性腹泻)至确诊往往需数月至数年。病程呈慢性,长短不等的活动期与缓解期交替,有终身复发倾向。主要临床表现为腹痛、腹泻和体重下降三大症状。但本病的临床表现复杂多变,这与临床类型、病变部位、病期及并发症有关。

(1)发热:为常见的全身表现之一,与肠道炎症活动及继发感染有关。间歇性低热或中度热常见,少数呈弛张高热伴毒血症。少数患者以发热为主要症状,甚至较长时间不明原因发热之后才出现消化道症状。

(2)腹痛:最常见症状,多位于右下腹或脐周,间歇性发作,常为痉挛性阵痛伴肠鸣,常于进餐后加重,排便或肛门排气后缓解。腹痛的发生可能与进餐引起胃肠反射或肠内容物通过炎症、狭窄肠段引起局部肠痉挛有关。体检常有腹部压痛,部位多在右下腹。全腹剧痛和腹肌紧张,提示病变肠段急性穿孔。

(3)腹泻:为本病常见症状。主要由病变肠段炎症渗出、蠕动增加及继发性吸收不良引起。腹泻先是间歇发作,病程后期可转为持续性。粪便多为糊状,一般无脓血和黏液。病变涉及下段结肠或肛门直肠者,可有黏液血便及里急后重。

(4)腹部包块:见于 10%～20% 患者,由于肠粘连、肠壁增厚、肠系膜淋巴结肿大、内瘘或局部肿形成所致。多位于右下腹与脐周。固定的腹块提示有粘连,多已有内瘘形成。

(5)瘘管形成:是克罗恩病的特征性临床表现,因透壁性炎性病变穿透肠壁全层至肠外组织或器官而成。分内瘘和外瘘,前者可通向其他肠段、肠系膜、膀胱、输尿管、阴道、腹膜后等处;后者通向腹壁或肛周皮肤。肠段之间内瘘形成可致腹泻加重及营养不良。阴道的内瘘可见粪便与气体排出。

(6)体重下降:可有贫血、低蛋白血症和维生素缺乏等表现。主要为摄入食物被身体自身消耗掉,由于慢性腹泻、食欲缺乏及慢性消耗,伴有瘘管,营养不能被吸收等因素所致。

(7)并发症:肠梗阻最常见,其次是腹腔内脓肿,偶可并发急性穿孔或大量便血。直肠或结肠黏膜受累者可发生癌变。

2. 辅助检查

(1)血常规检查:周围血白细胞计数轻度增高见于活动期,但明显增高常提示合并感染。粪便隐血试验常呈阳性。血红蛋白低,贫血常见且常与疾病严重程度平行。

(2)实验室检查:活动期血沉加快、C反应蛋白升高;人血白蛋白常有降低。

(3)结肠镜检查:全结肠及回肠末段检查,病变呈节段性、非对称性分布,见阿弗他溃疡或纵行溃疡、鹅卵石样改变,肠腔狭窄或肠壁僵硬,炎性息肉,病变之间黏膜外观正常。

(4)影像学检查:小肠病变做胃肠钡剂造影,结肠病变做钡剂灌肠检查。X线表现为肠道炎性病变,可见黏膜皱襞粗乱、纵行性溃疡成裂沟、鹅卵石征、假息肉、多发性狭窄或肠壁僵硬、瘘管形成等 X 线征象,病变呈节段性分布。

腹部超声、CT、MRI 可显示肠壁增厚、腹腔或盆腔脓肿、包块等。

小肠病变的性质、部位和范围的确定上仍然是目前最为常用的方法。近年应用胶囊内镜、双气囊小肠镜等技术提高了对小肠病变诊断的准确性,有助于提高克罗恩病的诊断水平。

(5)组织活检:对诊断和鉴别诊断有重要价值。

(三)西医治疗

克罗恩病的治疗原则及药物应用与溃疡性结肠炎相似。氨基水杨酸类药物应视病变部位选择,对克罗恩病的疗效逊于对溃疡性结肠炎。

1. 活动期治疗

(1)氨基水杨酸制剂:柳氮磺吡啶仅适用于病变局限在结肠的轻、中度患者;美沙拉秦能在回肠末段、结肠定位释放,适用于轻度回结肠型及轻、中度结肠型患者。

(2)糖皮质激素:对控制病情活动有较好疗效,适用于各型中、重度患者,以及上述对氨基水杨酸制剂无效的轻至中度患者。应考虑加用免疫抑制药。

布地奈德全身不良反应较少,有条件可用于轻、中度小肠型或回结肠型患者。每次 3 毫克,每日 3 次,口服。

(3)免疫抑制药:硫唑嘌呤或巯嘌呤适用于对激素治疗无效或

对激素依赖的患者,加用这类药物后可逐渐减少激素用量乃至停用。剂量为硫唑嘌呤每日 1.5～2.5 毫克/千克体重或巯嘌呤每日 0.75～1.5 毫克/千克体重。该类药显效时间需 3～6 个月,维持用药可至 3 年或以上。

(4)抗生素:某些抗生素(如硝基咪唑类、喹诺酮类药物)应用于本病有一定疗效。甲硝唑每次 0.4～0.6 克,每日 3 次,口服,对肛周病变有效;环丙沙星每次 0.25 克,每日 2 次,口服,对瘘有效。上述药物长期应用不良反应多,故临床上一般与其他药物联合短期应用,以增强疗效。

(5)生物制剂:英夫利昔单抗是一种抗肿瘤坏死因子的人鼠嵌合体单克隆抗体,为促炎细胞因子的拮抗剂。试用剂量为 5 毫克/千克体重,静脉注射,每日 1 次,连用 2～3 周。临床试验证明,对传统治疗无效的活动性克罗恩病有效,重复治疗可取得长期缓解,近年已逐步在临床推广使用。其他一些新的生物制剂也已上市或在临床研究之中。

2. 缓解期治疗　用氨基水杨酸制剂或糖皮质激素取得缓解者,可用氨基水杨酸制剂维持缓解,剂量与诱导缓解的剂量相同。使用英夫利昔单抗取得缓解者,推荐继续定期使用以维持缓解。维持缓解治疗用药时间可至 3 年以上。

3. 手术治疗　因手术后复发率高,故手术适应证主要是针对并发症,包括完全性肠梗阻、瘘管与腹腔脓肿,急性穿孔或不能控制的大量出血者。术后复发的预防至今仍是难题。一般选用美沙拉秦;甲硝唑可能有效,但长期使用不良反应多;硫唑嘌呤或巯嘌呤在易于复发的高危患者可考虑使用,预防用药推荐在术后 2 周开始,持续时间不少于 3 年。

(四)中医治疗

1. 辨证论治

(1)湿热蕴结

主症:腹痛剧烈,腹痛拒按,右小腹部压痛明显,或可扪及肿块,发热不恶寒,自汗,大便秘结,小溲短赤,舌质红,苔黄糙,脉弦数。

治则:清热解毒,化瘀散结。

方药:化瘀清肠汤化裁。金银花 60 克,当归 9 克,枳实 9 克,生地黄榆 18 克,生薏苡仁 24 克,牡丹皮 9 克,败酱草 30 克,桃仁 12 克,大黄 9 克,蒲公英 15 克。

用法:每日 1 剂,每剂煎 2～3 次,每次 200～300 毫升,每日 2～3 次,温热服。

(2)脾虚湿困

主症:大便时溏时泻,完谷不化,纳差食少,腹痛喜按,形体消瘦,神疲乏力,面色萎黄,舌质淡胖,舌苔薄腻,脉细弱。

治则:健脾助运,化湿止泻。

方药:参苓白术散化裁。党参 12 克,白术 9 克,茯苓 9 克,山药 15 克,炒扁豆 12 克,陈皮 6 克,薏苡仁 15 克,桔梗 6 克,砂仁 6 克,桂枝 6 克。

用法:每日 1 剂,每剂煎 2～3 次,每次 200～300 毫升,每日 2～3 次,温热服。

(3)肝郁脾虚

主症:少腹或脐周胀痛,痛则欲便,便后痛减,大便稀溏,胸胁胀闷,嗳气纳呆,腹胀肠鸣,情绪不畅发病或加重,舌淡苔薄白,脉弦缓。

治则:疏肝理气,健脾化湿。

方药:痛泻要方化裁。焦白术 15 克,白芍 20 克,防风 9 克,陈皮 6 克,茯苓 12 克,乌药 9 克,木瓜 9 克,薏苡仁 5 克,枳壳 6 克,山药 12 克。

用法:每日 1 剂,每剂煎 2～3 次,每次 200～300 毫升,每日 2～3 次,温热服。

(4)气滞血瘀

主症:腹部积块固定不移,腹部胀痛或刺痛,大便溏泄,食欲缺乏,形体消瘦,倦怠无力,舌质紫暗或有瘀点,舌下络脉淡紫粗长,脉细涩。

治则:理气化瘀,通络消积。

方药:膈下逐瘀汤化裁。当归 12 克,川芎 6 克,赤芍 9 克,桃仁 9 克,红花 6 克,香附 9 克,乌药 9 克,延胡索 9 克,五灵脂 9 克,莪术 9 克。

用法:每日 1 剂,每剂煎 2～3 次,每次 200～300 毫升,每日 2～3 次,温热服。

2. 中成药

(1)补脾益肠丸每次 6～9 克,每日 3 次,口服。30 日为 1 个疗程,连服 2～3 个疗程。

(2)健脾理肠丸每次 4～6 丸,每日 3 次,饭后 1 小时温开水送服;腹泻症状控制后,每次减为 2～4 丸,20 日为 1 个疗程。

(3)结肠宁药膏 50～80 毫升,溶于 50～80 毫升温开水中,放置 37℃时保留灌肠,每日 1 次,4 周为 1 个疗程。

3. 验方

(1)附子薏苡败酱汤化裁:炮附子 9 克,薏苡仁 24 克,败酱草 18 克,延胡索 9 克,生地黄榆 12 克,当归 12 克。每日 1 剂,水煎服。适用于本病日久,腹部有包块,泄泻,腹痛者。

(2)活络效灵丹化裁:当归 15 克,丹参 15 克,制没药 9 克,炮穿山甲 6 克,土鳖虫 9 克,酒大黄 6 克,乌药 9 克。每日 1 剂,水煎服。适用于气滞血瘀型克罗恩病。

4. 针灸疗法

(1)体针:泄泻者,取脾俞、中脘、章门、天枢、足三里穴;腹痛者,取脾俞、胃俞、足三里、中脘、气海、关元穴;便血者,取足三里、三阴交、气海、关元、阴陵泉穴;伴出血性休克者,取人中、少商、合谷、涌泉、百合穴。毫针针刺,留针40分钟,每日1次。

(2)耳针:泄泻者,取耳穴大肠、小肠、胃、脾、交感、神门穴;腹痛者,取耳穴交感、神门、皮质下、胃、脾、小肠穴;便血者,取耳穴皮质下、心、肾上腺、肝、脾、胃、十二指肠、神门穴。

(3)灸法:取气海、关元、足三里穴。上半个月灸足三里穴,下半个月灸气海、关元穴。每穴灸3壮,长期施灸有良效。

5. 贴脐疗法 白术、厚朴、陈皮、甘草各32克,木香、槟榔各15克,桃仁、黄连、茯苓、党参、当归、生姜、发面团各15克。煎似牛胶,入黄丹收膏,用时贴脐上。

6. 推拿疗法 患者仰卧,先全腹部用提捏法操作数十遍,重点在关门、太乙、滑肉门、天枢、水道诸穴,反复提拿3～5遍。用摩法自上而下在腹部和腰背部对称操作,可稍用力,继用拇指推法自上而下在腹哀、关门穴经大横、天枢穴到外陵、归来穴止,反复施术。

7. 药膳食疗方

(1)山楂乌梅饮:山楂20克,乌梅30克。煮水2 000毫升(24小时饮用量),代茶饮。

(2)山楂姜汁饮:山楂10克,生姜20克。煮水1 000毫升,代茶饮。

(3)山药白扁豆粥:白扁豆50克,山药100克,新粳米100克。将米洗净放入锅内,加水煮粥至药烂米熟即可食用。每日1～2次,每次300克左右。

(4)枸杞粥:枸杞子25克,糯米80克。把枸杞子洗净,糯米淘

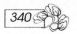

净。一同入锅内,加水先用武火煮沸后,用文火熬煮成粥即可。每日1~2次,每次300克左右。滋阴补肾,益中气。适用于克罗恩病。

(5)山楂当归炖排骨:排骨500克,山楂20克,当归10克,料酒、生姜、蒜、食盐各适量。先将排骨洗净,砍成3厘米长小块,用砂锅把排骨煮沸,打去血沫后,再放入山楂、当归、料酒、生姜、蒜、食盐大火煮后,改用小火煮至肉烂即可食用。适用于克罗恩病。

(6)黄芪银耳炖鸡:黄芪80克,银耳50克,母鸡(500克)1只,姜、食盐各适量。先将银耳用温水泡发,洗净;母鸡宰杀后去毛,除内脏,洗净;黄芪洗净,生姜拍破。把鸡、姜、黄芪、银耳、食盐一起入砂锅,加水先用武火煮沸,后移文后炖至鸡肉烂熟,捞去黄芪,出锅前加味精即可。每日1~2次,吃肉喝汤。初中益气,补精髓,益精血。适用于克罗恩病。

(7)蒲公英鸡肉片:蒲公英200克,鸡脯肉300克,鸡汤、猪油、香油、料酒、冰糖、生姜、水豆粉、胡椒粉、葱、食盐各适量。把鸡肉洗净,切成薄片;蒲公英洗净;生姜切丝;葱切段。将鸡肉片用鸡蛋清、胡椒粉、食盐调匀;将食盐、冰糖、鸡汤、水豆粉、香油兑成滋汁。锅中放猪油烧至七成热时,放入鸡肉片,抖散滑透,铲出沥油;锅内再留少许油,烧热时下姜、葱微炒,再倒入鸡片,加入料酒炝锅,再倒滋汁搅匀,放蒲公英,翻炒均匀,起锅即可。每日1~2次,每次食用100克左右。补中气,益精髓,补肝肾,祛风热。适用于克罗恩病。

(8)鸡冠花蛋汤:鸡蛋2个,白鸡冠花30克,山楂5克、白糖、食盐、味精各适量。将鸡冠花入锅,加水600毫升,煎煮至400毫升,去渣留汤;然后将鸡蛋打入碗内,反复拌匀,下入沸锅汤内,并铲动锅底以防粘锅。根据各自口味,喜甜者加白糖;喜咸者加食盐、味精等。每日1~2次,每次食用适量,吃蛋喝汤。滋阴养血,凉血止血。适用于克罗恩病。

(9)山楂狗肉汤:狗肉300克,山楂100克,桂皮、陈皮、草果、生姜、食盐各适量。将狗肉洗净,切成小块,山楂、桂皮、陈皮、草果、生姜切开,食盐一同入锅,加水用武火上煮沸后,改用文火炖至狗肉烂熟即可。每日1~2次,吃肉喝汤。温肾壮阳,健脾除湿。适用于克罗恩病。

(10)海参粥:海参10克,糯米80克,姜、葱、食盐各适量。将海参用水发好,洗净,切小条或丝;将糯米淘净;姜拍破;葱切段。将海参、糯米入锅内,加盐和水,先用武火煮沸后,改用文火煮至米烂粥成。每日1~2次,每次300克左右。滋阴补气,滋燥。适用于克罗恩病。

(11)沙参猪骨汤:猪脊骨500克,石斛、茯苓、南沙参各15克,菠菜100克,生姜、葱、食盐、味精各适量。将猪骨洗净,砍成小块,放入锅内,加水用武火煮沸,打掉浮沫;生姜拍破;菠菜洗净。将生姜、石斛、茯苓、南沙参用干净纱布包好,扎紧,一同放入汤内,改用文火熬煮骨肉分离,烂熟,捞去药包,汤中放入菠菜煮沸,加食盐搅匀;葱花、味精放在碗内即可。每日1~2次,每次食用300克左右。滋阴壮骨,生津补血。适用于克罗恩病。

(12)参术炖羊肝汤:羊肚500克,白术20克,党参25克,山药50克,姜丝、葱段、料酒、食盐、味精各适量。将羊肚洗净,入沸水中余一下,捞出刮去黑膜,洗净,切4厘米长,2厘米宽长条,与党参、白术、山药、姜丝、料酒、食盐一同下砂锅同煮,加水用武火煮沸后,改用文火熬煮至羊肚烂熟,出锅前放味精即可。每日1~2次,每次食用适量,汤肚同吃。补脾健胃,温中益气。适用于克罗恩病。

(13)双鲜饮:鲜藕节150克,胡萝卜50克。把藕节洗净,切薄片,胡萝卜洗净,切碎,同入锅中,加水在武火上煮沸后,改用文火熬20~30分钟,待凉即可。不拘时,当茶饮用,每日3~5次,每次30~100毫升。清热生津,凉血散瘀。适用于克罗恩病。

（14）鲜藕粥：新鲜老藕 500 克，大米 100 克，红糖适量。把藕洗净，切薄片，大米淘净。一同入锅，放水置火上熬煮至米烂、藕片烂熟，放入红糖搅拌均匀，煮熟成粥。每日 1～2 次，每次食用 300 克左右，宜常吃。健运脾胃，清热凉血，止血。适用于克罗恩病。

（15）荔枝粥：荔枝肉 50 克，新米 100 克，冰糖适量。新米淘净，入锅，加水武火上煮沸，移用文火煎煮至米将熟时，加入荔枝，续熬至米烂粥熟即可。每日 1～2 次，每次食用 300 克左右。补脾固肾，养肝血，扶虚。适用于克罗恩病。

（16）香砂藕粉：砂仁 2 克，藕粉 20 克，蜂蜜适量。把砂仁研细面，与藕粉拌均匀，将滚沸开水调熟变色，放入蜂蜜即可。每日 1～2 次，每次食用 300 克左右。清热生津，温胃理气，行滞宽中。适用于克罗恩病。

（17）大枣粥：大枣 20 个，新米 100 克，冰糖适量。把新米淘洗净，大枣洗净，一同入锅，加水武火煮沸，改用文火煎煮至米熟，加入冰糖（使其溶化），搅拌均匀即可。每日 1～2 次，每次食用 300 克左右，宜常食。补虚，健脾，益气养心。适用于克罗恩病。

（18）山药小豆粥：山药 60 克，赤小豆 40 克，白糖适量。将山药切片，再将赤小豆淘净入锅，加水用武火煮沸，煮至半熟时再放入山药，用文火继续煮至熟烂时加入适量白糖即可。每日 1～2 次，每次 300 克左右，可常食用。清热利湿，健脾益气。适用于克罗恩病。

（19）木耳粥：黑木耳 5 克，大枣 10 枚，大米 50 克，白糖适量。黑木耳用水发好，洗净，撕碎。将大米淘净，与大枣、木耳一同入锅内，加水先用武火煮沸后，改用文火煮至木耳烂熟，再放入白糖搅匀煮沸即可。每日 1 次，每次食用适量。健脾益气，滋阴清热。适用于克罗恩病。

（20）花生粥：花生米 50 克，新米 100 克，百合 10 克，白糖适量。新米淘洗净，与花生米、百合一同入锅，加水先用武火煮沸，改用文火熬煮至米烂成粥,放入白糖,搅拌均匀即可。每日1～2次,每次食用250克左右,宜常吃。养阴补中,清热润燥。适用于克罗恩病。

(21)人参糯米粥:人参6克,糯米100克。将人参切薄片,加水1 000毫升,用文火煎煮2小时后,把糯米淘净,放入人参汤中,继续煮至米熟成粥即可。佐餐食用,每日1～2次,宜常吃。安心神,补中益气,生津。适用于克罗恩病。

(22)三色蛋:鸡蛋3个,咸鸭蛋、松花蛋各2个,猪油、食盐、味精各适量。把鸡蛋入碗内,放食盐、味精拌匀待用;将咸鸭蛋煮熟,剥壳,洗净,切成小块;把松花蛋剥壳,洗净,切成小块。取一盘,抹少许猪油,放入鸡蛋液、咸鸭蛋、松花蛋上笼,用武火煮沸,移用文火蒸15分钟后,取出待凉切成瓣状。佐餐食用,每日1～2次,宜常吃。补益强壮,健体益智。适用于克罗恩病。

(23)火腿燕窝:火腿肉100克,干燕窝5克,水豆粉、姜、葱、食盐、鸡汤、鸡油、植物油、味精各适量。干燕窝用碱水发好,洗净,去杂质,放入沸水中氽一下,捞出放盘中;火腿肉洗净,切成丝。用油锅将火腿丝爆炒几下出锅,撒在燕窝盘上;再把鸡汤煮沸,加入姜丝、葱花、食盐、味精、水豆粉勾芡,浇在燕窝上,最后淋鸡油即可。佐餐食用,每日1～2次。滋阴益气,健脾化痰。适用于克罗恩病。

(24)黄花菜炒肉丝:鲜黄花菜200克,瘦牛肉200克,鸡蛋2个,植物油、清汤、姜丝、水豆粉、食盐、味精各适量。把黄花菜择洗净,用沸水氽一下,入凉水浸泡;将牛肉洗净,切成4厘米长丝,用水豆粉、食盐拌均匀;用一小碗加入清汤、食盐、水豆粉拌匀调成芡汁。锅烧热放入植物油烧七八成热时,倒入牛肉丝用手勺推炒滑透,捞出沥油;锅底留油烧热,投入姜丝、牛肉丝,挤干水分黄花菜,兑好芡汁,速炒几下,放入味精出锅即可。佐餐食用,每日1次,宜常吃。安中益气,补养脾胃。适用于克罗恩病。

(25)姜汁煨鸡:仔鸡1只,老姜300克,陈皮、葱、酱油、食盐各适量。把仔鸡宰杀,除毛,去内脏,洗净,放入砂罐内。老姜去皮,洗净,捣细,用纱布包扎袋口反复搓、揉挤出姜汁60毫升,放入鸡腹内,放陈皮、葱、酱油、食盐、水500毫升盖好盖,置炭火或草木灰余火内,约4小时取出即可。佐餐食用,每日1~2次。补中益气,生精益髓,温中散寒。适用于克罗恩病。

(五)生活调养

1. 饮食调养原则

(1)注意补充盐,以纠正水、电解质紊乱。

(2)由于腹泻及脂肪吸收不良,脂肪应限制在每日40克以下。膳食中应尽可能避免机械性刺激,采用少渣饮食,以使肠道得到适当休息。

(3)每日分4~6次进食(少量多餐),以减轻肠道负担。补充营养时,应循序渐进,切不可操之过急。必要时短期可使用要素膳或肠外营养。

(4)某些特定的食物可能诱发克罗恩病患者的症状加重,如小麦、玉米、土豆、柑橘、鸡蛋、油炸食品、酒精及辛辣食物都是常见的诱因。应少吃或不吃产气食物,如黄豆、葱头等。另外,应避免粗纤维食物,以免使肠道受机械性刺激而腹泻不止。

(5)注意少食生冷、硬、刺激性食物。

2. 生活调养原则

(1)必须戒烟,禁酒。强调营养支持,一般给高营养低渣饮食,适当给予叶酸、维生素 B_{12} 等多种微量维生素。重症患者酌用要素饮食或全胃肠外营养,除营养支持外还有助诱导缓解。腹痛、腹泻,必要时可酌情使用抗胆碱能药物或止泻药;合并感染者,静脉途径给予广谱抗生素。

(2)按时休息,防止熬夜,不能劳累。

二十三、肠易激综合征

肠易激综合征是一种以腹痛或腹部不适伴排便习惯改变为特征的功能性肠病,经检查排除可引起这些症状的器质性疾病。

(一)病　因

本病病因和发病机制尚不清楚。目前认为,肠道感染和精神心理障碍是肠易激综合征发病的重要因素。

1. 胃肠动力学异常　在生理状况下,结肠的基础电节律为慢波频率每分钟 6 次,而每分钟 3 次的慢波频率则与分节收缩有关。肠易激综合征以便秘、腹痛为主者,每分钟 3 次的慢波频率明显增加。

2. 内脏感觉异常　直肠气囊充气试验表明,肠易激综合征患者充气疼痛阈值明显低于对照组。回肠运动研究发现,回肠推进性蠕动增加可使 60%肠易激综合征患者产生腹痛,而在健康对照组仅为 17%。

3. 精神因素　心理应激对胃肠运动有明显影响。大量调查表明,肠易激综合征患者存在个性异常,焦虑、抑郁积分显著高于正常人,应激事件发生频率亦高于正常人。

4. 感染　研究提示,部分患者肠易激综合征症状发生于肠道感染治愈之后,其发病与感染的严重性及应用抗生素时间均有一定相关性。

（二）诊断要点

1. 临床表现 起病隐匿，症状反复发作或慢性迁延，病程可长达数年至数十年，但全身健康状况却不受影响。精神、饮食等因素常诱使症状复发或加重。最主要的临床表现是腹痛与排便习惯和粪便性状的改变。

（1）腹痛：几乎所有肠易激综合征患者都有不同程度的腹痛，部位不定，以下腹和左下腹多见。多于排便或排气后缓解。睡眠中痛醒者极少。

（2）腹泻：一般每日 3～5 次，少数严重发作期可达十数次。大便多呈稀糊状，也可为成形软便或稀水样。多带有黏液，部分患者粪质少而黏液量很多，但绝无脓血，排便不干扰睡眠。部分患者腹泻与便秘交替发生。

（3）便秘：排便困难，粪便干结、量少，呈羊粪状或细秆状，表面可附黏液。

（4）其他消化道症状：多伴腹胀感，可有排便不尽感、排便窘迫感。部分患者同时有消化不良症状。

（5）全身症状：相当部分患者可有失眠、焦虑、抑郁、头晕、头痛等精神症状。

（6）体征：无明显体征，可在相应部位有轻压痛，部分患者可触及腊肠样肠管，直肠指检可感到肛门痉挛、张力较高，可有触痛。

（7）分型：根据临床特点可分为腹泻型、便秘型和腹泻便秘交替型。

2. 辅助检查

（1）临床实验室检查无明显阳性发现。

（2）X 线钡剂灌肠检查无阳性发现，或有结肠激惹征象。

（3）结肠镜检查部分患者肠运动亢进，肠黏膜无异常，组织学检查正常。

3. 鉴别诊断

(1)胃肠神经官能症：本病多发生在女性，在检查时未发现明显胃肠道阳性体征。

(2)慢性附件炎：临床上无明显急性发作病史，主要有下腹部隐痛不适，无发热，无明显的卫生期改变。实验室检查有血常规改变。但在妇科检查时可有附件压痛。

(三)西药治疗

1. 选择性肠道钙通道阻滞药

(1)硝苯地平（心痛定）：每次 10～20 毫克，口服，每日 2～3 次。

(2)匹维溴铵（得舒特）：每次 50 毫克，口服，每日 2～3 次。孕妇、儿童以不用为妥。进餐时用水送服，勿掰碎、咀嚼或含化。

2. 5-羟色胺受体激动药　能激活可刺激肠蠕动反射及肠道腺体分泌，并抑制内脏高敏感性状态。替加色罗（泽马可）每次 6 毫克，口服，每日 3 次，6 周为 1 个疗程。口服给药时，约 2/3 以原形药物经粪便排泄，另 1/3 的代谢产物经尿液排泄。静脉给药时，半衰期为 11±5 小时。

3. 胃肠动力双向调节药　能全面治疗兼有高动力和低动力为特征的动力紊乱疾病肠易激综合征，以曲美布汀为代表。显著改善各种腹部不适症，无明显不良反应。曲美布汀每次 100～200 毫克，口服，每日 3 次。

4. 导泻药

(1)促动力药：以增强胃肠收缩力和加速胃肠运转及减少胃肠内容物通过时间。目前临床上常用的促动力药已发展到第三代。

①西沙必利。每次 5 毫克，每日 3 次，餐前 15 分钟及睡前

 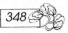

口服。

②莫沙必利。每次 5 毫克,口服,每日 3 次。

(2)高渗性泻药

①乳果糖。15～30 毫升,每日 2～3 次,睡前服。

②聚乙二醇。每次 1～2 包,每日 1～2 次,口服,不主张用刺激性泻药(如大黄、番泻叶等),因刺激肠道运动可加重便前腹痛,久用则肠道自主运动功能减弱,反而使便秘加重。高渗性泻药(如山梨醇、乳果糖)可加重腹胀。

5. 止泻药

(1)洛哌丁胺:成人每次 2 毫克,每日 3 次.空腹或餐前 30 分钟服用可提高疗效;此药不宜用于 5 岁以下的儿童。一旦发生便秘、腹胀,甚至不完全性肠梗阻,应立即停药。

(2)蒙脱石:每次 3 克,口服,每日 3 次。本品无任何禁忌证,老年人、新生儿、孕妇、肝肾功能不全者同样适用。

6. 抗抑郁药 严重心脏病、高血压、前列腺增生、青光眼患者慎用。

(1)阿米替林:每次 25 毫克,每日睡前服 1 次。

(2)盐酸氟西汀:每次 20 毫克,每日睡前服 1 次,1 个疗程 8周以上。

7. 微生态制剂 双歧三联活菌(培菲康)、丽珠肠乐、整肠生等。按说明书服用,大多要求不与抗生素合用。

(四)中医治疗

1. 辨证论治

(1)肝气乘脾

主症:腹胀腹痛,肠鸣泄泻,大便清稀,水气并下,泻后痛缓,或有后重,舌质淡,苔白薄,脉弦。

治则:抑肝扶脾,理气燥湿。

方药:痛泻要方化裁。炒白术 15 克,白芍 15 克,陈皮 9 克,防风 6 克,柴胡 9 克,厚朴 9 克,木香 6 克,苍术 12 克,川楝子 9 克,延胡索 12 克。

用法:每日 1 剂,每剂煎 2~3 次,每次 200~300 毫升,每日 2~3 次,温热服。

(2)肝郁化火

主症:顽固便秘,3~4 日一行,硬结难下,便如羊粪,小腹疼痛,泻秘交替,失眠梦多,烦闷头痛,嘈杂吞酸,舌质红,苔白而燥,脉弦滑。

治则:

方药:沙参麦冬汤化裁。沙参 30 克,麦冬 15 克,当归 9 克,生地黄 15 克,川楝子 9 克,玫瑰花 9 克,决明子 15 克,玄参 15 克,何首乌 12 克。

用法:每日 1 剂,每剂煎 2~3 次,每次 200~300 毫升,每日 2~3 次,温热服。

(3)脾胃虚弱

主症:大便溏泄,食油腻更甚,腹胀不适,纳差食少,面色萎黄,身倦肢困,舌质淡胖,苔薄白,脉细弱。

治则:健脾益胃,温中理气。

方药:理中汤化裁。党参 15 克,白术 15 克,干姜 9 克,桂枝 6 克,炒山药 15 克,半夏 9 克,砂仁 9 克,炒扁豆 12 克,炙甘草 6 克。

用法:每日 1 剂,每剂煎 2~3 次,每次 200~300 毫升,每日 2~3 次,温热服。

(4)寒湿困脾

主症:便溏或泻,粪质清稀,或下黏液,里急后重,或水泻,腹胀肠鸣,困倦乏力,四肢不温,舌质暗淡,苔薄白,脉沉细或濡滑。

治则:温中散寒,健脾燥湿。

方药:胃苓汤化裁。苍术 12 克,白术 12 克,厚朴 9 克,陈皮 9 克,茯苓 12 克,猪苓 9 克,桂枝 9 克,藿香 9 克,车前子 9 克。

用法:每日 1 剂,每剂煎 2～3 次,每次 200～300 毫升,每日 2～3 次,温热服。

2. 中成药

(1)良附丸每次 15 克,每日 2 次,口服。适用于脘腹寒痛。

(2)附子理中丸每次 5 克,每日 2 次,口服。适用于虚寒腹痛。

(3)香砂六君子丸每次 5 克,每日 2 次,口服。适用于脾胃虚弱所致腹泻。

(4)健脾丸每次 6 克,每日 2 次,口服。适用于脾胃虚弱、消化不良者。

3. 验方

(1)久泻断下汤:炙椿根皮、土茯苓、炙罂粟壳各 9 克,炮姜、黄芪各 6 克,石榴皮 4～6 克,防风、广木香、延胡索各 4 克。水煎服,每日 1 剂。适用于肠易激综合征,过敏性结肠炎,慢性特异性结肠炎,久泻不止等。

(2)益肠通便汤:黄芪 24 克,淫羊藿、赤芍、白芍各 15 克,桃仁、杏仁、生枇杷叶、香附、荷梗、酒黄芩各 10 克,鲜石斛、生瓦楞子、刀豆各 30 克,生姜 3 克,黄连 4.5 克,木瓜、保和丸(包煎)各 12 克。水煎服,每日 1 剂。适用于肠易激综合征,便秘或腹泻便秘交替症。

4. 针灸疗法

(1)体针:泄泻者,取足三里、天枢、三阴交穴。脾胃虚弱者,加脾俞、章门穴;脾肾阳虚者,加肾俞、关元穴;痞满者,加公孙穴;肝郁者,加肝俞、行间穴。实证用泻法,虚证用补法。

(2)耳针:取耳穴交感、神门、皮质下、小肠、大肠。每次选 2～3 穴,刺激强度以患者能耐受为宜,留针 20 分钟,每日或隔日 1 次。

（3）艾灸：取双侧申脉穴，以艾条施雀啄灸，局部有温热感而无灼痛为宜，每穴灸 10 分钟，每日 1 次。主治寒性腹泻。

5. 拔罐疗法 用中型火罐，于肚脐凹处（相当于神阙穴，包括天枢穴处），拔 1 罐，隔日 1 次，1～3 次即可减轻症状。主治脾胃虚寒引起的泄泻。

6. 脐疗

（1）硫黄、吴茱萸各等量。研细末，每次 3～5 克，水调，敷神阙穴，24 小时换药 1 次，皮肤过敏者隔日 1 次。适用于久泻腹痛症。

（2）大蒜 1～2 瓣，胡椒 10～15 粒。上药共捣如泥，敷于脐上，1 小时后取下。适用于寒性泄泻。

（3）白胡椒粉适量，置脐内（神阙穴）纱布覆盖，隔日更换 1 次。适用于虚寒腹泻症。

（4）公丁香、焦山楂各等量。上药研末，每次 3～5 克，置脐内，用纱布覆盖，24 小时更换 1 次。适用于肠易激综合征。

7. 药膳食疗方

（1）附片羊肉汤：羊肉 600 克，附片 20 克，生姜、胡椒、葱、食盐各适量。附片用纱布袋装好扎口。羊肉洗净，入水锅内，加水用武火煮至暗红色，捞出羊肉，待凉后，切小块，漂去血水。将羊肉、生姜、胡椒、附片包放入锅内，加水用武火煮沸 30 分钟后，再用文火炖至羊肉熟烂即可。每日 1～2 次，吃肉喝汤。补火助阳，温暖肝肾。适用于肠易激综合征。风热感冒、咳嗽禁食用；禁吃酸冷食物。

（2）黄芪麻黄鸡汤：麻黄鸡 1 只，黄芪 30 克，党参 30 克，大枣 15 枚，生姜、料酒、葱、食盐各适量。将麻黄鸡宰杀，去毛，除内脏，洗净；党参、黄芪用纱布包裹；生姜去皮拍破。将鸡和中药包、生姜、料酒一同入砂锅，加水先用武火煮沸，打去浮沫，移文火煮至鸡肉、猪肉烂熟，捞去中药即可。每日 1～2 次，吃肉喝汤。补中益气，填精髓，健脾开胃。适用于肠易激综合征。

（3）枸杞党参甲鱼汤：甲鱼1只，枸杞子60克，党参30克，生姜、料酒、葱、食盐、味精各适量。将甲鱼用沸水烫死，剖开去苦胆，砍成小块。与枸杞子、党参、生姜（拍破）、料酒、葱、食盐一同入土砂锅，加水用武火煮沸后，移文火煎煮至甲鱼肉烂即可，食用前放味精适量。每日1～2次，吃肉喝汤。滋阴补肾，健脾益气。适用于肠易激综合征。

（4）山楂元宵：糯米面500克，鲜山楂300克，核桃仁50克，芝麻50克，红丝30克，桂花卤10克，细砂糖100克，植物油、香油、玫瑰香精各适量。山楂洗净，煮烂，待凉后去皮、去核，制成山楂泥待用；核桃仁碾碎，与山楂泥混合成面团待用。将细核桃仁末、芝麻、红丝、桂花卤、细砂糖、玫瑰香精、香油一起放盘中充分混合；将糯米面和成面团，并分成5克重搓圆，拍扁，将核桃仁等馅一撮放在5克的拍扁面饼中，面饼将馅包裹搓成丸，待煮。锅内放水用武火煮沸，再将元宵放入沸水中煮至元宵浮起，再加冷水，反复操作3次，待水沸捞起即可食用。每日1～2次，每次8～10粒。补肾润燥，活血化瘀。适用于肠易激综合征。

（5）姜汁煨鸡：仔鸡1只，老姜300克，陈皮、山楂、葱、酱油、食盐各适量。把仔鸡宰杀，除毛，去内脏，洗净后，放入砂罐内；老姜去皮，洗净，捣细，用纱布包扎袋口，反复搓、揉挤出姜汁60毫升，放入鸡腹内，放陈皮、葱、酱油、食盐、水500毫升盖好盖，置炭火或草木灰余火内约4小时余取出即可。每日1～2次，每次食用100克左右。补中益气，生精益髓，温中散寒。适用于肠易激综合征。

（6）山楂党参羊肉汤：羊肉600克，山楂20克，党参20克，生姜、胡椒、葱、食盐各适量。山楂、党参用纱布袋装好扎口；羊肉洗净，入水锅内，加水用武火煮沸，煮至旺红色，捞出羊肉，待凉后，切小块，漂去血水。将羊肉、生姜、胡椒、山楂、党参包放入锅内，加水用武火煮沸30分钟后，再用文火炖至羊肉熟烂时捞出中药，即可食用。每日1～2次，每次食用200克左右，吃肉喝汤。补火助阳，温暖肝肾。适用于肠易激综合征。风热感冒,咳嗽禁食用;禁吃酸冷食。

(7)山药羊肉汤:羊肉200克,淮山药80克,生姜6克,葱、胡椒、料酒、食盐、味精各适量。将羊肉洗净,入沸水锅内氽去血水;生姜、葱拍破。羊肉放入锅中,加水投入生姜、葱、胡椒、料酒、食盐,武火上煮沸后,改用文火炖至酥烂,捞出羊肉晾凉,切薄片,装碗中;将原汤中姜、葱除去,山药一同倒入羊肉碗中即可。每日1~2次,每次食用连汤带肉300克左右。温补脾肾。适用于肠易激综合征。

(8)党参狗肉汤:狗肉500克,党参15克,生姜、料酒、食盐、味精各适量。将狗肉洗净,切块;党参洗净一同入砂锅,加生姜(拍破)、料酒、食盐及清水用武火煮沸后,改用文火煮至狗肉烂熟即可。每日1~2次,喝汤吃肉。温肾阳,补中气,健脾胃。适用于肠易激综合征。因发热,风热感冒者禁食。

(9)山药炖鹅肉:鹅肉500克,猪瘦肉200克,山药100克,沙参30克,玉竹20克,姜、葱、食盐各适量。将鹅肉、猪肉洗净,切小块;山药去皮,洗净,切小块;沙参、玉竹洗净,切段;姜拍破。将猪肉、鹅肉、山药、沙参、玉竹、姜、食盐均一同下锅,加水先用武火煮沸后,移文火炖至鹅肉、猪肉烂熟即可。每日1~2次,喝汤吃肉。补虚益气,生津和胃。适用于肠易激综合征。

(10)天麻鱼头:鲜鲢鱼头500克,天麻25克,川芎、茯苓各10克,料酒、水豆粉、植物油、酱油、生姜、葱、食盐、白糖、胡椒粉、味精各适量。将鱼头去鳃,洗净,天麻轧碎,川芎洗净,生姜拍破,葱洗净,切段。鱼头诸药及调料加水先用武火煮沸后,改用文火炖熟,再放入味精、水豆粉、葱即可。佐餐食用,每日1~2次,宜常吃。平肝息风,活血补虚。适用于肠易激综合征。

(11)黄山炖乌鸡:乌鸡1只,黄芪80克,山楂20克,陈皮5克,草果2个,姜、料酒、胡椒、葱、食盐等各适量。将鸡宰杀后,除毛,去内脏,切块。将黄芪、陈皮、草果拍破,姜、胡椒用纱布包好,与鸡块同入锅,加水2500毫升,放入葱、食盐,先用武火煮沸后,既用文火煮至鸡块烂熟,捞出纱布包即可食用。每日1~2次,喝汤吃肉,宜常吃。补气血,益精髓,腱脾开胃。适用于肠易激综合征。

(12)红高粱粥:红高粱50克,大枣10枚,红糖10克。把红高粱淘洗净,与大枣一同入锅,加水先置武火上煮沸后,改用文火熬煮成粥,粥熟时加入红糖搅匀即可。每日1~2次,每次食用300克左右,宜常吃。健运脾胃,益气养血。适用于肠易激综合征。

(13)芹菜炒香菇:芹菜300克,水发香菇50克,植物油、醋、食盐、味精、豆粉均适量。芹菜去根、枯黄叶,洗净,拍破,切2.5~3厘米长节,用食盐拌匀,约10分钟后,再用清水洗后沥干;水发香菇洗净,切片;把醋、豆粉、味精混合装在碗中,加水50毫升,兑成滋汁。锅置武火上烧热,倒入植物油烧至七八成热时,下入芹菜煸炒2~3分钟,投入香菇片迅速翻炒均匀,淋入滋汁,连炒后即刻起锅。佐餐食用,每日1~2餐,每次适量。清热利湿,平肝,化痰和胃。适用于肠易激综合征。

(14)素炒小白菜:鲜小白菜300克,植物油、葱、食盐、味精各适量。把鲜小白菜洗净,切段。将锅置武火上,倒入适量植物油烧至七八成热时,倒入鲜小白菜翻炒,放葱、食盐拌炒2~3分钟,关火,放入适量味精即可。佐餐食用,每日1~2次,宜常吃。利水消肿,适用于肠易激综合征。

(15)厚皮菜酥肉:厚皮菜100克,鸡蛋2个,植物油、香油、水豆粉、胡椒粉、食盐、味精各适量。把厚皮菜洗净,切成块,放入沸水中汆一下,捞出沥干水分,将每一块菜的两面都抹上蛋清豆粉,然后在油锅中炸成黄色,再把炸好的厚皮菜切成3厘米的条子,将菜条子依次摆在碗内,加入煮沸的清汤、胡椒粉、香油、食盐、味精即可。本菜可供佐餐食用,每日1~2次,宜常吃。养阴润燥,清热解毒,活血化瘀。适用于肠易激综合征。

(16)椒盐火腿片:火腿瘦肉300克,姜、葱、蒜苗、椒盐各适量。将火腿肉切薄片,置盘中;姜切片;葱切段;蒜苗切段,均放在火腿肉片上。将盘上蒸笼,用武火将火腿肉蒸烂熟,撒上炒熟、研碎的花椒、椒盐即可。佐餐食用,每日1～2次。补益气血,健脾开胃。适用于肠易激综合征。

(17)笋烧海参:水发海参250克,竹笋100克,猪肉汤、酱油、冰糖、食盐、料酒、水豆粉、味精各适量。海参洗净,切长条;竹笋洗净,切薄片。一同放入锅中,加猪肉汤,将锅置武火上煮沸后,改用文火炖熟,在快熟之前加食盐、冰糖、酱油、料酒、水豆粉、味精等,待汤汁透明,竹笋烂熟即可。佐餐食用,每日1～2次。清热化痰,滋阴益气,腱脾开胃。适用于肠易激综合征。

(18)鲜酿黄瓜:嫩黄瓜500克,猪肉100克,鸡脯肉100克,鸡蛋1个,金钩10克,胡椒粉、水豆粉、姜、葱、猪油、料酒、食盐、味精各适量。把猪肉、鸡肉各洗净,剁细;金钩用温水发好,剁细,用鸡蛋清调散;黄瓜切去两头,用竹筷捅去内瓤,抹上干豆粉;将剁细的猪肉、鸡肉、金钩、姜、料酒、胡椒粉、味精一起调味拌匀,放入盘内摆好。锅内下汤,放食盐、胡椒粉、味精煮沸,水豆粉收汁,放点鸡油,起锅淋于黄瓜节上即可。佐餐食用,每日1～2次,宜常吃。补脏育阴,清热解毒,利湿。适用于肠易激综合征。

(五)生活调养

1. 饮食调养原则

(1)增加饮食中高纤维素食物(如糙米、粗粮、豆类及蔬菜),有助于预防便秘与水样腹泻。

(2)吃低脂食物,特别是少吃油炸食品和红色肉食(猪、羊、牛肉),对改善症状有帮助。

（3）吃易消化的食物,如米饭、蒸过的蔬菜、麦片、烤土豆,蒸过或烤制的鱼及其他易消化的食物。

（4）少量多餐,尽量在温馨的环境中进餐,并尽量细嚼慢咽。

（5）少饮或不饮酒、咖啡、茶及某些饮料,不食辛辣食物。避免食用玉米、小麦、含食品添加剂谷氨酸钠的食物及人工甜味剂,如山梨醇等。避免食用水果、果汁、糖果、糕点、巧克力等。

2. 生活调养原则

（1）保持健康生活方式,按时用餐,定时定量,禁熬夜,戒烟,饥饱不均。

（2）劳逸有度,调整生活节律,保证充足的睡眠,维持心情愉快,避免精神紧张,过度劳累。本病一般不需卧床休息。

（3）积极参加文娱活动,加强体育锻炼,增强体质,并在全面锻炼的基础上着重练习腹肌和腰部的动作。

（4）注意气候变化,要根据天气变化及冷暖而增减衣物。腹部受到寒冷的突然刺激,可引起胃肠道运动功能紊乱,重者可产生恶心、呕吐、腹泻等急性胃肠炎的现象,还可诱发、加重肠易激综合征的病情。

二十四、便　秘

食物残渣在肠道内停留 24～48 小时之久,称宿便或称便秘。但各人的排便习惯不同,亦有 3～4 日 1 次者,故应与自身排便习惯比较后才能确定。本病多见于妊娠妇女及中老年人。

（一）病　因

引起便秘的原因很多,主要可分为结肠便秘和直肠便秘两类:前者是指食物残渣在结肠内运行过于迟缓而引起的。后者是指食物残渣在结肠的运行正常并及时到达直肠,但在直肠滞留过久,故又称为排便困难;或是局部病变,如痔疮、肛裂等,使正常便意受到抑制,出现便秘。

中老年人,尤其老年女性久坐少活动者,胃肠道肌肉相对萎缩,饮食量逐渐减少,加上活动量少,胃肠的运动也弱,时间久了便秘也就形成。

（二）诊断要点

1. 临床表现　习惯性便秘可以发生于任何年龄,但以中老年人常见,尤以中年或中年以上经产妇为多见。多数患者的唯一主诉是长期大便干结,排便费力。因用力排便,多可引起肛门疼痛、肛裂、出血,甚至诱发痔疮等。患者常伴有食欲缺乏、口苦、舌苔厚腻等全身症状。

2. 辅助检查

（1）直肠指检：能够发现直肠癌症、坚硬肿块填塞、外来压迫等；对排便困难的老、弱患者，能发现肛门括约肌松弛，直肠腔扩大并充满粪团。

（2）肛门镜和直肠镜、乙状结肠镜检查：肛门镜、直肠镜镜检，可查及内痔、直肠内脱垂（肛镜前方视野堵塞，不能观察到直肠壶腹）等情况。结肠镜检，有助于结肠冗长、巨结肠、肠易激综合征等的诊断。

（3）X 线检查对结肠癌、直肠癌、狭窄、憩室等器质性病变有特殊的诊断价值。钡剂排空延迟超过 27 小时者，提示便秘。

（三）西医治疗

1. 容积性泻药

（1）硫酸镁：口服不被肠道吸收，宜在清晨空腹服用，每次 5～20 克，并同时饮较多的水。由于硫酸镁对小肠、大肠均有渗透作用，可在 2～8 小时排出不成形大便。适用于便秘兼有痔疮的患者。

（2）琼脂：为亲水胶体，可吸水膨胀，有利于粪便排出。每次 15～30 毫升，口服，每日 1 次。

（3）山梨醇：50％～60％的山梨醇具有高渗性导泻作用。每次 10～20 毫升，口服，每日 2～3 次。

（4）半乳糖果糖苷：60％的半乳糖果糖苷多用于肝性脑病，有高渗性导泻作用。每次 10～30 毫升，口服，每日 2 次。

（5）吡沙可啶片：为接触性缓泻药。每次 5～10 毫克，口服，每日 1 次，大便通畅后即停药。

2. 刺激性泻药

（1）蓖麻油：增加小肠推动力。口服，每次 10～30 毫升，常用于纤维结肠镜检查前的肠道清洁。

(2)酚酞:水溶性低,在小肠内受胆盐作用而缓解,作用于大肠。每次 0.1～0.2 克,口服,6～8 小时起作用。

(3)开塞露:刺激直肠牵张感受器,引起肠蠕动反射。每次 1～2 支,纳肛。1 小时起作用,不引起腹泻。

(4)液状石蜡:每次 30 毫升,口服。久服影响胡萝卜素及维生素 A、维生素 D 的吸收。肛门括约肌松弛者不宜用。

(四)中医治疗

1. 辨证论治

(1)胃肠积热

主症:脘腹胀满,大便燥结,小便短赤,面红身热,口渴多饮,心烦不宁,舌质红,苔黄燥,脉洪数。

治则:清热泻火,养阴通便。

方药:白虎承气汤化裁。生石膏 30 克,知母 12 克,大黄 9 克,芒硝(冲)12 克,生地黄 15 克,玄参 15 克,枳实 9 克,麦冬 12 克,火麻仁 12 克。

用法:每日 1 剂,每剂煎 2～3 次,每次 200～300 毫升,每日 2～3 次,温热服。

(2)肝郁肠滞

主症:大便秘涩,数日一行,情志抑郁,嗳气频作,脘腹胀满,走窜不定,舌质红,苔黄腻,脉弦滑。

治则:疏肝解郁,理气导滞。

方药:六磨饮子化裁。柴胡 12 克,郁金 9 克,木香 9 克,乌药 9 克,沉香 6 克,槟榔 9 克,枳实 9 克,白芍 9 克,大黄 9 克,厚朴 9 克。

用法:每日 1 剂,每剂煎 2～3 次,每次 200～300 毫升,每日

2～3 次,温热服。

（3）气血亏虚

主症:大便秘结,状如羊屎,数日一行,无力排出,面色无华,神疲气短,头晕目眩,心悸失眠,舌质淡,苔薄白,脉细涩。

治则:益气养血,润肠通便。

方药:归芪润肠汤。当归 15 克,黄芪 15 克,生地黄 15 克,何首乌 15 克,火麻仁 12 克,桃仁 9 克,枳壳 9 克,紫菀 9 克,升麻 6 克,白蜜(冲)15 克,陈皮 9 克。

用法:每日 1 剂,每剂煎 2～3 次,每次 200～300 毫升,每日 2～3 次,温热服。

2. 中成药

（1）清泻类中成药

①大黄清胃丸每次 10 克,每日 2 次。清热泻下。适用于热毒内盛、胃火上攻之便秘。

②更衣丸每次 3 克,每日 1～2 次。泻火通便。适用于心肝火盛之便秘。

③当归龙荟丸每次 6～9 克,每日 2 次。清肝利胆,泻火通便。适用于肝胆实火之便秘。

④牛黄解毒片每次 3 克,每日 2～3 次。清热解毒,泻火通便。适用于热毒炽盛之便秘。

⑤调胃承气片每次 3.3～4.4 克,每日 2～3 次,温开水送服。缓下热结。适用于燥热初结肠胃之便秘。

⑥通便灵胶囊每次 1 克,每日 1～2 次。清热通便,清肝宁心。适用于心肝火盛之便秘。

（2）导滞类中成药

①四消丸每次 9 克,每日 3 次,空腹温开水送下。攻下化滞。适用于气滞积停之便秘。

②木香顺气丸每次 6～9 克,每日 2～3 次,口服。行气导滞,

燥湿健脾。适用于气郁或食积之便秘。

③枳实导滞丸每次 9 克,每日 2 次,口服。消导积滞,清热利湿。适用于食滞或湿热蕴结之便秘。

④九制大黄丸每次 2~3 克,每日 2 次,口服。泻热通便,荡涤胃肠。适用于饮食积滞引起的便秘。

(3)润通类中成药

①麻仁丸每次 6~9 克,每日 2 次,口服。孕妇忌服。润肠通便。适用于老年肠燥便秘和习惯性便秘。

②麻仁润肠丸每次 6 克,每日 3 次,温开水送服。孕妇慎服。润肠通便。适用于老年便秘、习惯性便秘和痔疮便秘。

③五仁润肠丸每次 9 克,每日 2 次,温开水送下。滋阴养血,润肠通便。适用于老年体弱,久病,术后或热病后阴液未复而致的便秘。

④通便润燥丸每次 9~18 克,每日 2 次,温开水送服。滋阴润燥,通泻腑实。适用于老年习惯性便秘,外科术后便秘。

(4)滋补类中成药

①四君子丸每次 6 克,每日 3 次,口服。益气补中,健脾养胃。适用于老年气虚便秘。

②补中益气丸每次 6 克,每日 3 次,口服。益气升阳,调补脾胃。适用于老年气虚便秘。

③半硫丸每次 1.5~3 克,每日 1~2 次,口服。温肾逐寒,通阳泄浊。适用于老年阴虚便秘。

④桑葚膏每次 15~30 克,每日 2 次,口服。滋阴补血,润肠通便。适用于老年阴血不足之便秘。

3. 验方

(1)苍术、白术各 30 克,枳壳 10 克,肉苁蓉 20 克。水煎 2 次,于睡前 1 次温服。适用于习惯性便秘(虚秘)。

(2)生何首乌 15 克,玉竹 9 克,大腹皮 12 克,青皮、陈皮各 6

克,生枳壳、乌药、青橘叶、火麻仁各 9 克。每日 1 剂,水煎服。适用于习惯性便秘。

（3）生何首乌、火麻仁各 15 克,当归、赤芍各 9 克。每日 1 剂,水煎服。适用于血虚肠燥便秘。

（4）乌药 15 克,肉苁蓉 30～50 克。每日 1 剂,水煎服。适用于虚秘。

（5）炒决明子 60 克,每日 1 剂,水煎分次服。适用于习惯性便秘。

4.　其他治疗措施

（1）针灸疗法:患者俯卧,腓肠肌放松,皮肤常规消毒后,用 2 寸毫针直刺承山穴 1.5 寸,患者有针感后,行中等刺激（先捻转 10 次,再提插 10 次）,不留针。每日 1 次,连治 10 次。主治习惯性便秘。

（2）穴位按压疗法:排便时全身放松,用左手中指按压左通便穴（腹部平脐旁开 3 寸处）,稍用力,以能耐受为度,一般 1～3 分钟即可排出大便。适用于各种原因引起的大便秘结。

（3）耳穴贴压疗法:取耳穴便秘点、直肠下段、大肠为主穴,配穴按中医辨证取 2～3 穴。找出穴位敏感点后将王不留行籽用胶布砧于耳穴上,每日早晨及晚睡前各按压 15 分钟,3 日后换贴另一耳,5 次为 1 个疗程。

（4）穴位注射疗法:取双侧神门、咳肛穴（在尺泽穴下 2～5 厘米处,压之酸胀、疼痛）,用生理盐水穴位注射,咳肛穴每穴 2～4 毫升,神门穴每穴 1～2 毫升,2～3 日注射 1 次。

（5）拔罐疗法:取神阙、气海、大巨、足三里穴,采用单纯罐法、留针罐法或艾条拔罐法,留罐 10～20 分钟（留针或艾灸时最长至 30 分钟）,每日 1 次。主治虚秘（虚性便秘）或冷秘（寒性便秘）。

（6）敷脐疗法

①葱白（连须洗净）50 克,生姜 30 克,食盐 15 克,淡豆豉 6

克。捣烂制成药饼,将其放火上烘热,敷于脐上,用绷带固定,冷后烘热再敷之,一般12～24小时气通自愈。主治老年大便秘结而精神不振。

②白术、黄芪各5克,葱白、生姜、蜂蜜各适量。将白术、黄芪研为细粉,与葱、姜共捣如泥,再加蜂蜜调匀,制成5分硬币大小药饼,敷脐,外用胶布封固。每日1次,用热水袋热敷15～30分钟。主治老年气虚便秘。

(7)熨烫疗法:枳实、食盐各30克,麸皮250克。上药混合后放入锅内炒热,用布裹成熨袋,趁热熨烫脐腹,冷后再炒热,再如法熨之。主治老年气滞便秘。

(8)药物纳肛疗法

①将蜂蜜置锅内熬之,入皂角末,捻作锭子,纳肛。主治老年人大便秘结而不宜内服用药者。

②将老姜削成手指样大小长短,用数层纸包裹,放入炭火中煨热,去纸,涂上香油,纳肛。主治老年寒性便秘。

③乌梅10枚,去核,捣成泥,捏如枣大,纳肛。主治老年津亏气滞便秘。

④猪胆汁8毫升,装入开塞露塑料壶,插入肛中,轻轻挤入,通便停用。主治老年热性便秘。

(9)熏洗疗法

①竹叶1捆,洗净,放锅内,加水3 000～5 000毫升,大火煮沸20～30分钟,趁热把汤带竹叶一起倒入桶内,撒入绿矾500克,坐熏,每日1次。主治老年热性便秘。

②皂角60克,用一只无底小圆桶,内装炭火(不是正燃烧着的火),将皂角放炭去火上烧,患者坐圆桶上,肛门对准烟气熏约10分钟,大便即通。主治老年大便不通。

③生姜、艾叶各50克,加水煎煮10分钟,取药液1 000毫升,然后放入食盐30克,待水温后擦洗小腹部,每次20分钟,以皮肤

擦红为佳,每日 2 次。主治老年习惯性便秘。

（10）塞鼻疗法:香油 50 毫升,紫草 5 克。先将香油加热至表面起烟,加入紫草,候温过滤,将红色药油贮瓶备用。用时取棉球蘸药塞入一侧鼻孔,1 小时后取出。同法再塞入另一侧鼻孔,每日每鼻孔各塞 2 次。主治老年顽固性便秘。

（11）按摩疗法

①先用中指以每分钟 60 次的频率点脐部,然后再按脐部 5 分钟。适用于老年气滞便秘。

②患者仰卧,术者用五指握住患者大腿根部内侧肌群（内收肌群处）,有节奏地快速用力搓捏,每侧 3～5 次,搓捏力量需达到患者难以忍受的程度为佳。适用于无力性便秘。

③采用仰卧位,每日晨起床前及卧床后,以自己的右手压在左手上面,按照大肠的走行方向,从右下腹部开始,稍加压力慢慢向上按摩推移,至右肋缘下再向下至左下腹部推移,如此反复,坚持 5 分钟。适用于痉挛性便秘。

④术者沿左髂骨缘内侧触摸,可触及一条索状物,即乙状结肠,如有粪便积存则更易摸到。再沿乙状结肠的长轴由上向下轻轻按摩,10 多分钟后即可产生便意。

（12）体操疗法

①增强胃肠功能的体操。保持静卧的姿势,在腰下垫一个高枕头,挺起腰部使身体像弓一样;去掉枕头,放松。这样反复做 3 次,每天早、晚坚持做,可放松紧张的腰部肌肉,在不知不觉中胃肠功能也变得强健了。

②促进排便的体操。仰卧位,用双手支撑腰部,如蹬自行车样摆动双足,左右足各蹬 10～30 下;正坐在床沿,一条腿向前伸,双手向后撑于床上,稍稍向后仰,成仰头姿势,保持此姿势,双腿变换进行。这种方法如在临睡前进行,可促进次日早晨的排便。

5. 药膳食疗方

（1）蜂蜜饮：蜂蜜 30 克，用温开水冲，每日 1 次。

（2）大黄饮：大黄 5 克，研细，用沸水 200 毫升冲，并盖盖闷3～5 分钟，待凉后即可饮用，每日 1 次。

（3）番泻叶饮：番泻叶 5 克，研细，用沸水 200 毫升冲，并盖盖闷 3～5 分钟，待凉后即可饮用，每日 1 次。

（4）五仁粳米粥：将芝麻、松子仁、柏子仁、胡桃仁、甜杏仁各 10 克，粳米 100 克。加水煮粥，食用时加少许白糖，每日早晚各 1 次。适用于中老年人气血两虚引起的习惯性便秘。

（5）紫苏粳粥：紫苏子 10～15 克，麻子仁 10～15 克，粳米 100 克。特紫苏子、麻子仁捣烂如泥，加水研磨，滤汁弃渣，取汁与淘净粳米共煮成粥。早、晚佐餐食用。适可用于年老体弱、病后、产后体质虚弱者的便秘。

（6）肉苁蓉内粥：肉苁蓉 10～15 克，精羊肉 100 克，粳米 100 克，生姜 3 片，葱白 2 根，食盐适量。将肉苁蓉和羊肉洗净，切碎。先煎肉苁蓉，去渣取汁，入羊肉末和洗净的粳米，煮沸成粥，加入食盐、生姜、葱白等共煮 1～2 沸即可。佐餐食用。补肾助阳，健脾养胃，润肠通便。

（7）黄鳝蒸鸡脯：黄鳝 100 克，鸡脯肉 100 克，生地黄 15 克，麦冬 12 克，生姜、葱、食盐、味精各适量。黄鳝剖开去内脏、去头、脊骨、尾，切块；鸡脯肉洗净，切薄片，用水豆粉、食盐捏均匀，并与黄鳝块、姜片、葱段拌匀放碗中，隔水蒸，出锅之前放味精，再蒸 2～3 分钟即可。供佐餐食用，每日 1～2 次。补气血，强筋骨。适用于便秘。

（8）乌鱼炖大蒜：乌鱼 500 克，大蒜 150 克，玄参 15 克，积实 10 克，姜、葱、草果、料酒、醋、食盐、味精各适量。乌鱼去鳃、内脏，洗净，大蒜剥去皮，一起放入砂锅内，加入姜、葱、草果、料酒、醋、食盐，先用武火煮沸后，再用文火煮 30 分钟，食用前放味精即可。每日1～2次,每次用量适量,汤肉一同食用。健胃消食,消肿利水。适用于便秘。

(9)厚朴砂仁鲫鱼:鲫鱼500克,厚朴9克,砂仁5克,白芍9克,植物油、胡椒粉、干辣椒、陈皮各3克,姜、葱、食盐、味精各适量。把鲫鱼去鳃、鳞,剖腹去内脏,洗净;胡椒、干辣椒、陈皮、砂仁、姜片、葱段、食盐等拌匀,装入鱼腹内。锅烧热,倒入植物油烧七八成热时,把鱼下锅炸至两面黄色捞出;锅内留油少许,再烧热下姜片、葱段煸香,倒入清汤适量,将鱼放入用武火煮沸,再用文火煮30分钟,起锅前放味精即可。佐餐食用,每日1～2次,宜常吃。健脾开胃,温中化湿。适用于便秘。

(10)泡椒青鱼片:青鱼800克,泡椒100克,麦冬12克,火麻仁12克,芹菜50克,猪油、胡椒粉、姜丝、葱段、料酒、食盐各适量。青鱼(草鱼)去鳞、鳃,剖开去内脏,洗净,由头部开始取背腹鱼肉片,用食盐浸渍;泡椒切丝,芹菜去根、枯叶,洗净,切段。锅烧热放入猪油,油烧至七八成热时,放几粒花椒后,放入清汤约1 000毫升,泡椒煮沸后放鱼片、芹菜段、胡椒粉、姜、葱、料酒再煮10分钟,出锅前放味精即可。每日1～2次,每次食用适量,吃肉喝汤。健脾开胃,利湿消肿。适用于见便秘。

(11)苁蓉炖猪肉:猪肉100克,肉苁蓉10克,决明子10克,植物油、生姜、葱、料酒、食盐各适量。半猪肉洗净,切成小块。锅内放植物油烧热,将姜、葱、料酒、煸香后放入猪肉翻炒待用;肉苁蓉切碎,与决明子、姜、葱一同入锅,加水用武火煮沸,将猪肉放入锅内,改用文火熬煮20分钟,猪肉烂熟即可出锅。佐餐食用,每日1～2次,可常吃。补肾助阳,补虚益气,腱脾开胃。适用于便秘。

(12)黄精煨肘子:猪肘子1个,黄精10克,党参5克,大枣10枚,生姜10克,食盐、味精、酱油各适量。把猪肘子洗净;黄精洗净,切片;党参洗净,切节,把黄精、党参用纱布袋装好扎口;生姜去皮,洗净,拍破。将猪肘、中药、生姜、大枣、食盐一同放入砂锅内,加水用武火煮沸,后移文火上煨至猪肘完全烂熟,放酱油、味精即可。佐餐食用,每日1~2次。滋阴润燥,健脾益气。适用于便秘。

(13)山药炖猪大肠:猪大肠300克,山药200克,枸杞子20克,生姜、料酒、葱、食盐、酱油各适量。将猪大肠洗净,切3厘米×3厘米小斜块;山药去皮,洗净,切块,先用清水煮沸余2~3分钟捞出备用;生姜去皮,洗净,拍破。将猪大肠、枸杞子、生姜、食盐一同入锅,加水用武火煮沸后,改用文火煮沸30分钟加山药、料酒、葱、食盐、酱油等,再用文煮沸30分钟即可。每日1~2次,每次食用适量,山药、枸杞子均可食用。养阴生津,健脾固肾。适用于便秘,糖尿病。

(14)茼蒿炒萝卜:白萝卜200克,茼蒿100克,植物油、花椒、食盐、味精各适量。白萝卜去须根,洗净切丝;茼蒿择净、洗干净,切成段。先将锅烧热,放植物油烧七八成热时,放几粒花椒后,倒入萝卜丝煸炒,适量放入棒骨汤,翻炒七成熟,加入茼蒿、食盐、味精翻炒均匀,加点香油出锅即可。佐餐食用,每日1~2次,宜常吃。养脾益肺,化痰下气,宽中。适用于便秘和肥胖者降脂减肥。

(15)素炒鲜韭菜:鲜韭菜300克,红干辣椒、食盐、植物油、味精各适量。鲜韭黄择好,洗净,切4厘米长段;红干辣椒切段。锅烧热下植物油烧至七八成热时,下花椒几粒、干辣椒,放入韭菜快速翻炒,放食盐翻炒均匀,出锅前放味精即可。佐餐食用,每日1~2次,宜常吃。温助肾阳,补肾益精。适用于便秘。

(16)凉拌菠菜:新鲜菠菜300克,醋、香油、蒜泥、食盐、味精各适量。将菠菜择好,洗净,切段(5厘米长),入沸水中爆烫2~3分钟,捞出沥干水分,拌入醋、蒜泥、香油、食盐、味精,即可食用。佐餐食用,每日1~2次,宜常吃。滋阴清热,润肠。适用于便秘。有痛风病史者禁食菠菜等。

(17)芹菜炒腰花:芹菜100克,猪腰200克,植物油200克,红干辣椒2个,姜丝、食盐、味精各适量。芹菜择去枯黄叶、茎,切3

厘米长段；猪腰纵形剖开，剔去筋膜，洗净，切成长条腰花；红干辣椒切丝。锅烧热，倒入植物油烧至七八成热时，先放姜丝、干辣椒丝、猪腰花翻炒，再放芹菜翻炒，放食盐，待菜汁出来后，放味精拌匀即可。佐餐食用，每日 1～2 次，宜常吃。补肾填精，清热利湿。适用于便秘。

（18）烧五香鹅：肥鹅 500 克，吴茱萸 3 克，肉豆蔻 3 克，肉桂 2克，干姜 5 克，丁香 1 克，酱油、味精、料酒、白糖、食盐各适量。将鹅肉洗净，切块，吴茱萸、肉豆蔻、肉桂、干姜、丁香一同研细末，与酱油、料酒、白糖、食盐一起与鹅肉搅拌均匀，并浸泡 4 小时；将鹅肉块放入烤箱内文火烤 15 分钟，翻面再烤 15 分钟，直至烤熟即可。佐餐食用，每日 1 次。温阳气，益气血，健脾胃，止呕吐。适用于便秘。

（五）生活调养

1．饮食调养原则

（1）坚持良好的生活和饮食习惯，改变不良饮食习惯。

（2）通过饮食调节预防便秘，要做到"四多二少"的原则。四多，即多食纤维素含量高的食品，多食有机酸的食品，多食能产气的食品，多饮水。二少，即少食高精米、精面食品，少食辛辣刺激性食品。

（3）饮食种类要广、要多，如粗纤维竹笋、菌类、黑木耳、野菜类、海产植物类、豆类食物有助于肠蠕动。

（4）添加含纤维素食物，如青菜、豆芽、竹笋、水果、五谷杂粮等，含有一定数量的纤维素，能使粪便体积增大，含水量多，毒素被相对稀释，这样既可减少毒素对肠壁的刺激作用，又能预防大肠癌的发生。有关专家建议，每日吃青菜 250～500 克，有条件的每日吃适量香蕉、梨或苹果，均有很好的防治便秘作用。食物中的糠麸对预防和治疗便秘也有明显效果,便秘者每日煮饭做粥,可加用2～3汤匙糠麸。

(5)食用油类以多吃豆油、菜籽油、香油为宜,因为这些不仅可直接润滑肠道,其分解所产生的脂肪酸还能刺激肠蠕动。动物油会使粪便中胆盐产生过多而可能诱发结肠癌,故不宜多食。

(6)摄入可刺激肠蠕动加速粪便排出食物,可多吃些洋葱、豆类、蜂蜜、菜花、葱、菠菜、红薯、酸奶等能够"产气"的食物。尤其是红薯,是一种治疗便秘的双效食品,既含大量纤维素,又能在肠道内产气,能迅速改善便秘症状。

(7)便秘患者应忌食辛辣刺激性食品,大量饮酒,可抑制胃酸的分泌,易导致胃肠功能失调加重便秘。包括少饮酒、少喝浓茶。茶叶,不论是红茶还是绿茶都含有大量的鞣酸,它能收敛止泻,可使大便秘结,更加难排。

(8)根据不同的便秘患者采取相应的饮食调养原则。

①痉挛性便秘。先食低渣半流质饮食,禁食蔬菜及水果,然后改为低渣软食。进食洋粉制品,如洋粉果汁或凉拌洋粉等。洋粉在肠道吸收水分,使粪便软润,有利于排泄。饮水及饮料可保持肠道粪便中水分,以利通便,如早晨饮蜂蜜水等。

②梗阻性便秘。若为器质性病变引起的便秘,应首先治疗原发病,去除病因。若为不完全性梗阻,可考虑给予清流质饮食,最低限度保持食物残渣。酸牛奶有增强消化和通便功能,可常食用。

③无力性便秘。经常食用富含粗纤维的蔬菜、水果及粗粮,如菠菜、苋菜、胡萝卜、土豆、黑面包、燕麦片、梨、香蕉、李子、葡萄等,以刺激肠道,促进胃肠蠕动,增强排便功能。多食用富含B族维生素丰富的食物,如黑木耳、粗粮、酵母、麦麸、豆类及豆制品等,可促进消化液分泌,维持和促进肠道蠕动,有利于排便。多食易产气食物,如洋葱、生葱、萝卜、蒜苗、红薯、竹笋、韭菜、蜂蜜、乳糖、干豆等,以促进肠蠕动,有利于排便。多饮水及饮料,使肠道保持足够

 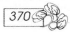

的水分,有利于粪便排出。每日起床空腹喝些温水可缓解便秘。适当增加高脂肪食物,如植物油能直接润肠,且分解产物脂肪酸有刺激肠蠕动作用。便秘患者忌蛋白质过多的食物。忌烟、酒、浓茶、咖啡、咖喱等刺激性食品。少吃或不吃大蒜、羊肉、狗肉、香菜、芹菜等温热之品。

2. 生活调养原则　每日早晨起床后,饮用温白开水(温度以不烫为准),根据个人体质,一般中老年人饮水量在 500～1 000 毫升,可以刺激胃肠神经反射,促进肠蠕动,且水分也具有软化粪便、润滑肠壁的功效。

二十五、结 肠 癌

结肠癌占胃肠道肿瘤的第二位。好发部位为直肠及直肠与乙状结肠交界处,占60%。随着人民生活水平的提高,饮食结构的改变,其发病率呈逐年上升趋势。

(一)病 因

从流行病学的观点看,结肠癌的发病与环境、生活习惯,尤其是饮食方式有关。慢性结肠炎症,如溃疡性结肠炎的肠癌发生率高于一般人群,炎症的增生性病变的发展过程中,常可形成息肉,进一步发展为肠癌。在我国,血吸虫病并发结肠癌的病例并不少见。结肠癌很可能与遗传因素有关。据研究,结肠癌在高脂肪饮食者中发病率较高。

(二)诊断要点

1. 临床表现

(1)早期症状:最早期可有腹胀不适、消化不良样症状,而后出现排便习惯改变,如便秘次数增多,腹泻或便秘,便前腹痛。稍后即可有黏液便或黏液脓血便。

(2)中毒症状:由于肿瘤溃烂失血和毒素吸收,常可导致患者出现贫血、低热、乏力、消瘦、水肿等症状,尤以贫血、消瘦为著。

(3)肠梗阻表现:为不全性或完全性低位肠梗阻症状,如腹胀,腹痛（胀痛或绞痛），便秘或便闭。体检可见腹隆、肠型，局部有压痛，并可闻及亢进的肠鸣音。

（4）腹部包块：为瘤体或与网膜、周围组织浸润粘连的肿块，质硬，形状不规则，有的可随肠管有一定的活动度，晚期肿瘤浸润较甚，肿块可固定。

（5）晚期表现：有黄疸、腹腔积液、水肿等肝转移征象及恶病质，直肠前凹肿块，锁骨上淋巴结肿大等肿瘤远处扩散转移的表现。

2. 辅助检查

（1）实验室检查：大便常规检验可见有鲜血。结肠息肉在无炎症时，无任何痛苦，血常规项目检验均正常。

（2）B超检查：观察包块大小与其他周围脏器的关系。

（3）CT检查：注意观察包块大小、浸润程度、有无转移等。

（4）肛管指诊和直肠镜检：检查有无直肠息肉、直肠癌、内痔或其他病变，以资鉴别。

（5）乙状结肠镜和纤维结肠镜检查：镜检时不仅可以发现癌肿，还可观察其大小、位置及局部浸润范围。通过乙状结肠镜可以采取组织做病理检查。纤维结肠镜检查可提供更高的诊断率。

（6）X线检查

①腹部平片检查。适用于伴发急性肠梗阻的病例，可见梗阻部位上方的结肠有充气胀大现象。

②钡剂灌肠检查。可见癌部位的肠壁僵硬、扩张性差，蠕动至病灶处减弱或消失，结肠袋形态不规则或消失，肠腔狭窄，黏膜皱襞紊乱、破坏或消失，充盈缺损等。钡剂空气双重对比造影更有助于诊断结肠内带蒂的肿瘤。

（三）西医治疗

1. 手术治疗　结肠癌根治性切除后5年生存率为50％左右。术后复发和转移是其死亡的重要原因。公认的治疗结肠癌的方法是以手术为主，并辅以化疗、免疫治疗、中药及其他支持疗法的综合治疗。手术治疗的原则是：尽可能根治。尽量保护盆腔自主神经，保存患者的性功能、排尿功能和排便功能，提高生存质量。

2. 化疗　约50％结肠癌患者在术后出现转移和复发，除部分早期患者外，晚期和手术切除后的患者均需接受化疗。化疗在结肠癌综合治疗中是外科治疗后又一重要治疗措施，包括新辅助化疗、术后化疗、完全化疗。化疗方案有FOLFOX、FOLFIRI方案等。可联合生物靶向治疗、免疫治疗等。

3. 放疗　大多数局部复发而发生在盆腔内，肿瘤侵入直肠周围软组织是手术无法彻底切除的。因此，盆腔放疗是清除这些癌细胞沉积的唯一可供选用的有效方法。但放疗仅适用于结肠癌患者的术中进行。

4. 药物治疗　目前用于结肠癌预防的药物主要有：抗氧化剂，其作用机制为保护DNA免受自由基的损伤，平时要注意营养的摄入，包括维生素C、维生素E、β-胡萝卜素、叶酸等。

5. 对症治疗　以支持疗法为主，补充营养，增强患者的抵抗力，同时要调整患者的心理因素。

（四）中医治疗

1. 辨证施治　本病的辩证要点主要是辩证腹痛、腹泻、腹结以及便形、便血区别其虚实。

（1）湿热蕴结型

主症：腹部阵痛，便中带血或黏液脓血，里急后重，或大便干稀不均，肛门灼热，或有发热、恶心、胸闷、口干、尿黄等，舌质红，苔黄腻，脉滑数。

治则：清热利湿，化瘀解毒。

方药：槐角丸（或用白头翁汤加减）。槐角丸（槐角，地榆，侧柏叶，黄芩，黄连，黄柏，荆芥，防风，枳壳，当归尾）；白头翁汤加减（白头翁30克，秦皮15克，黄连3克，黄柏9克，红藤15克，败酱草15克，苦参15克，马齿苋15克，白槿花12克，藤梨根30克）。

加减：腹痛较著者，可加香附、郁金，以行气活血定痛；大便脓血黏液，泻下臭秽，为热毒炽盛，加白头翁、败酱、马齿苋，以清热解毒散血消肿。

用法：每日1剂，水煎2～3次，每次200～300毫升，每日2～3次，温热服用。

（2）瘀毒内阻型

主症：腹部拒按，或腹内结块，里急后重，大便脓血，色紫暗，量多，烦热口渴，面色晦暗或有肌肤甲错，舌质紫暗，或有瘀斑，脉涩。

治则：活血化瘀，清热解毒。

方药：膈下逐瘀汤加减。桃仁9克，红花9克，赤芍9克，当归9克，川芎6克，五灵脂9克，香附9克，延胡索15克，莪术15克，甲珠9克，土茯苓30克。

用法：每日1剂，水煎2～3次，每次200～300毫升，每日2～3次，温热服用。

（3）脾肾阳虚型

主症：腹痛喜温喜按，或腹内结块，下利清谷，或五更泄泻，或见大便带血，面色苍白，少气无力，畏寒肢冷，腰膝冷，舌苔薄白，舌质淡胖有齿痕，脉沉细弱。

治则：温补脾肾。

方药:附子理中汤。

加减:如下利清谷,腰酸膝冷之症突出,可配四神丸以温补脾肾,涩肠止泻。四神丸中的补骨脂、肉豆冠温脾肾而涩肠止泻;吴茱萸暖脾散寒除湿;五味子酸甘温涩。

用法:每日1剂,水煎2～3次,每次200～300毫升,每日2～3次,温热服用。

(4)气血两虚

主症:腹痛绵绵,或腹内结块,肛门重坠,大便带血,泄泻,面色苍白,唇甲不华,神疲肢倦,心悸气短,头晕目眩,形瘦纳少,苔薄白,舌质淡,脉沉细无力。

治则:补气养血。

方药:八珍汤。

加减:便血不止者,加三七、茜草、仙鹤草,化瘀止血;泄泻者,加肉豆冠、赤石脂,以收敛固涩;心悸失眠者,加酸枣仁、远志,以养心安神。

用法:每日1剂,每剂煎2～3次,每次200～300毫升,每日2～3次,温热服用。

(5)肝肾阴虚

主症:腹痛隐隐,或腹内结块,便秘,大便带血,腰膝酸软,头晕耳鸣,视物昏花,五心烦热,口咽干燥,盗汗,遗精,月经不调,形瘦纳差,舌质少苔,脉弦细数。

治则:滋肾养肝。

方药:知柏地黄丸。

加减:便秘者,加柏子仁、火麻仁,润肠通便;大便带血者,加三七、茜草、仙鹤草,化瘀止血;遗精者,加芡实、金樱子,益肾固精;月经不调者,加香附、当归,益气活血调经。

用法:每日1剂,每剂煎2～3次,每次200～300毫升,每日2～3次,温热服用。

中成药:可用中成药华蟾素注射液静脉滴注,可单用,也可与化疗同用。

2. 针刺 选穴脾俞、肾俞、大肠俞、天枢、关元、三阴交、足三里、血海等穴。

3. 艾灸 选穴在针刺的穴位上进行艾灸,每日 1 次,每次 20 分钟。15 天为 1 个疗程。

4. 药膳食疗方

(1)薏苡山药糯米粥:薏苡仁 20 克,山药 100 克,大枣 20 克,糯米 100 克,蜂蜜适量。将山药去皮,洗净,切块,打成粉或糊。薏苡仁洗净,下锅,加水 2 000 毫升,用武火煮沸,改用文火煮至薏苡仁开花时,再将糯米、大枣下锅,煮至米烂,将山药粉边下边搅,煮至粥熟,放入适量蜂蜜即可。半流食,每日 1~2 次,宜常吃。补中益气,滋肝养肾,养心健脾。适用于结肠癌。

(2)地黄鸡:母鸡(500 克)1 只,生地黄、熟地黄各 50 克,龙眼肉、饴糖各 50 克,大枣 10 枚,高汤、姜、料酒、食盐各适量。把母鸡宰杀,除毛,去内脏,入沸水中煮片刻,捞出;生地黄、熟地黄洗净;姜切成薄片;龙眼肉撕碎,与生地黄、熟地黄拌匀,再掺饴糖,一起纳入鸡腹中。把鸡摆入土罐内,再加入大枣、姜、料酒、高汤,封口,将土罐置于炭火或草木灰旁进行煨炖至鸡肉烂熟,出锅后依各人口味,加食盐或放冰糖即可。每日 1~2 次,吃肉喝汤。滋阴清热,健脾益气,养心血,益精髓。适用于结肠癌。

(3)灵芝排骨:猪排骨 1 000 克,丹参 10 克,灵芝 100 克,姜、葱、花椒、料酒、香油、卤汁、食盐、味精各适量。丹参、灵芝切片,加水熬 2 次,取药汁 2 000 毫升。把猪排骨洗净,砍成 4 厘米×4 厘米的块,用沸水氽 2~3 分钟,洗净血水,放入锅内,倒入药汁,并放姜(拍破)、料酒、花椒,置武火上煮沸,打去浮沫,煮至七八成熟捞出待凉,放入卤汁锅内煮沸后,改用文火卤排骨至熟。再在锅中用少许卤汁加食盐,用文火收成浓汁,烹入料酒,涂在排骨上,再抹上香油即可。每日1～2次,吃肉喝汤。补精益髓,强筋壮骨,舒经利温。适用于结肠癌。

(4)黄芪山楂炖鸡:母鸡1只(500克),黄芪80克,山楂50克,姜、料酒、食盐、味精各适量。先将银耳用温水泡发,洗净;母鸡宰杀,去毛,除内脏,洗净;黄芪洗净;生姜拍破。把鸡、姜、黄芪、山楂、食盐一起入砂锅,加水先用武火煮沸后,移文后炖至鸡肉烂熟,捞去黄芪,出锅前加味精即可。每日1～2次,每次食用200克左右,吃肉喝汤。补中益气,补精髓,益精血。适用于结肠癌和手术后。

(5)参芪甲鱼汤:甲鱼500克,黄芪、党参、山楂各30克,姜丝、食盐、味精各适量。将甲鱼洗净,用竹签将甲鱼头引出,将头宰去,把外壳扒开,取肉切成块。锅内加入甲鱼肉、黄芪、党参、山楂及水,用武火煮沸,改用文火熬煮30分钟后,捞出中药,留甲鱼肉于锅内,加姜丝、食盐,再煮甲鱼肉烂熟,放味精即可。佐餐食用,可分为1～2次食用完。滋阴退热,补中益气健脾。适用于结肠癌。

(6)沙参羊骨汤:羊脊骨500克,石斛、茯苓、丹参各15克,料酒、生姜、葱、食盐、味精各适量。将羊骨洗净,砍成小块,放入锅内,加水用武火煮沸,打掉浮沫;生姜、石斛、茯苓、丹参用干净纱布包好,扎紧口,一同放入汤内,改用文火熬煮骨肉分离,捞去药包,加食盐搅匀,葱花、味精放在碗内即可。佐餐食用,每日1～2次。滋阴壮骨,生津补血。适用于结肠癌。

(7)山药藕粉羹:山药100克,藕粉50克,蜂蜜适量。把山药去皮,洗净,切段,蒸熟,用汤匙压成泥。藕粉用水和山药泥调成糊状,再上蒸笼蒸熟,放入蜂蜜即可。每日1～2次,每次食用300克左右。清热生津,温胃理气,行滞宽中。适用于结肠癌。

(8)大枣小米粥:大枣20个,新小米100克,冰糖适量。把新小米淘洗净,大枣洗净,一同入锅,加水用武火煮沸,改用文火煎煮至小米熟,加入冰糖(使其溶化),搅拌均匀即可。本粥可供早餐食用或做半流食,每日 1～2 次,每次食用 300 克左右,宜常食。补虚健脾,益气养心。适用于结肠癌。

(9)山药绿豆饮:山药 60 克,绿豆 40 克,白糖适量。将山药切片,再将绿豆淘净入锅,加水用武火煮沸,煮至半熟时再放入山药,用文火继续煮至熟烂时,加入适量白糖即可。每日 1～2 次,每次 300 毫升左右,可常食用。清热利湿,健脾益胃。适用于结肠癌。

(10)紫菜肉圆子:紫菜 20 克,鸡蛋 3 个,牡蛎粉 10 克,浙贝母粉 5 克,猪瘦肉 200 克,鲜橘皮 5 克,植物油、姜、葱、食盐各适量。把鸡蛋打在碗内,调匀;猪肉剁成细肉末,与牡蛎粉、浙贝母粉用水调匀,拌入橘皮末、姜末、葱末、食盐、味精成馅,并捏成圆子。锅内下油,烧七八成热后,将做好的肉丸放入油锅内炸成黄色为即可出锅,摆在盘中,上笼蒸至肉熟,出笼后即可食用。佐餐食用,每日 1～2 次,宜常吃。育阴平肝,清热化痰,健脾开胃,软坚散结。适用于结肠癌。

(11)羊杂焖萝卜:羊杂 500 克,胡萝卜 200 克,生姜、植物油、胡椒、花椒、醋、食盐各适量。将羊杂洗净,切小(段)块;胡萝卜去叶、尾须,洗净,切小块;生姜去皮,拍破。锅倒入植物油烧至七八成热时,放入花椒、胡椒、生姜、羊杂翻炒均匀,变色后倒入几滴醋,起锅,倒入砂锅,放清汤、食盐用武火煮沸后,移至文火焖煮至羊肉烂熟即可。佐餐食用,每日 1～2 次。温中健脾,益气,行气消积。适用于结肠癌。

(12)什锦海参:水发海参 300 克,鸡肉片、火腿片、鲜笋片各 50 克,香菇 20 克,植物油、水豆粉、料酒、食盐、味精各适量。锅内加水煮沸,放入洗净海参、料酒、食盐,煮沸 3 分钟捞出;用水豆粉把鸡肉、火腿片拌匀。锅内放植物油烧七八成热,下火腿、鸡肉翻炒,略变色出锅,把鲜笋、香菇片、食盐等放入海参汤里内烩,最后放入炒好的火腿、鸡肉翻炒出锅。佐餐食用,每日 1～2 次,宜常吃。补肾壮阳,健脾益胃。适用于结肠癌。

（13）菊花鸡肉片：鸡脯肉 300 克，鲜菊花瓣 60 克，鸡蛋 1 个，鸡汤、猪油、香油、料酒、冰糖、生姜、水豆粉、胡椒粉、葱、食盐各适量。把鸡肉洗净，切成薄片；菊花瓣洗净；生姜切丝；葱切段。将鸡肉片用鸡蛋清、胡椒粉、食盐调匀；把食盐、冰糖、鸡汤、水豆粉、香油兑成滋汁。锅中放猪油烧至七成热时，放入鸡肉片抖散滑透，铲出沥油；锅内留少许油，烧热时下姜、葱微炒煸香，再倒入鸡片，加入料酒炝锅，再倒滋汁搅匀，放菊花瓣、味精翻炒均匀起锅即可。佐餐食用，每日 1～2 次。补中气，益精髓，补肝肾，祛风热。适用于结肠癌。

（14）黄芪银耳炖鸡：黄花菜 100 克，银耳 50 克，母鸡 1 只（500克左右），姜、食盐、味精各适量。先将黄菜和银耳各用温水泡发，洗净；母鸡宰杀后去毛，除内脏，洗净；黄花菜洗净；生姜拍破。把鸡、姜、黄花菜、银耳、食盐一起入砂锅，加水 1 000 毫升，先用武火煮沸后，移文后炖至鸡肉烂熟，出锅前加味精即可。本菜可供佐餐食用。每日 1～2 次，每次食用 200 克左右，吃肉喝汤。补中益气，补精髓，益精血。适用于结肠癌。

（五）生活调养

1. 饮食调养原则

（1）手术后的饮食要以软食为主，同时营养以高蛋白、多种维生素和适量纤维等。应注意多吃膳食纤维丰富的食物，如芹菜、韭菜、白菜、萝卜等绿叶蔬菜，膳食纤维丰富的蔬菜可刺激肠蠕动，增加排便次数，从粪便中带走致癌的有毒物质。

（2）少量多餐，增进食欲，保证营养。

（3）经常吃碱性食物以防止酸性废物的累积。因为酸性化体液环境，是正常细胞突变的肥沃土壤。

（4）养成良好的生活习惯，戒烟限酒。烟和酒是极酸的酸性物质,长期吸烟喝酒的人,极易导致酸性体质。不要过多地吃咸或刺激性食物,不吃过热、过冷、过期及变质的食物。

2. 生活调养原则

(1)改变不良的生活习惯,减少或不熬夜,保持正常生活规律,每天排便 1 次,注意多饮水,少饮碳酸之类饮料。

(2)积极配合医生的治疗,同时要有信心,加强营养等。

(3)选择适合自己的锻炼方式,增强体质,提高免疫力,自我放松,缓解压力,保持良好的心态。

(4)对结肠癌的高危人群,如 40 岁以上男性,家族性多发性肠息肉患者,溃疡性结肠炎患者,慢性血吸虫病患者及有结肠癌家族史的人,应做到定期检查,警惕结肠癌的信号及早期症状,如大便习惯改变,腹泻、便秘交替,大便带血或黑粪,大便形状变扁、变细等。

(5)积极预防各种息肉、慢性肠炎(包括溃疡性结肠炎)、血吸虫病、慢性痢疾等,对于肠道息肉要定时观察(按时复查)及早处理。

(6)用良好的心态应对压力,劳逸结合,不要过度疲劳。坚持体育锻炼,增强体质,多在阳光下运动,多出汗可将体内酸性物质随汗液排出体外,避免形成酸性体质。

二十六、肛门直肠瘘

肛门直肠瘘俗称肛瘘，为肛门或直肠周围组织感染化脓向外破溃形成瘘管，瘘管两端分别开口于肛门内和肛门附近的皮肤。多发于中老年男性。

（一）病　因

肛瘘是肛管、直肠周围脓肿发展而成，脓肿破溃或手术切开后，脓腔口形成狭窄的瘘管，瘘管壁为肉芽组织和纤维组织。炎症持续存在，经久不愈而形成瘘管。此外，结核及克罗恩病亦可伴发肛瘘。直肠肛管癌波及深部并发肛门直肠瘘。糖尿病、白血病、再生障碍性贫血等因机体抵抗力降低，常由血行感染引起。淋巴肉芽肿、直肠及乙状结肠憩室炎也可引起肛门直肠脓肿及肛瘘。

（二）诊断要点

1. 临床表现

（1）流脓：肛瘘外口流脓、味臭、色黄，常沾污衣裤，当引流不畅，脓液积存于瘘管腔内可引起局部胀痛。脓液多少与瘘管长短、多少有关。较大的高位肛瘘，因瘘管位于括约肌外，不受括约肌控制，常有粪便及气体排出。

（2）疼痛：瘘管通畅无炎症时常不感疼痛，只感觉局部发胀和不适，行走时加重。当瘘管感染或脓液排出不畅而肿胀发炎时，可引起疼痛。内瘘时常感到直肠下部和肛门部灼热不适，排便时感到疼痛。

（3）瘙痒：外口脓液刺激常致肛门皮肤瘙痒成湿疹、皮炎。周围潮湿不适，皮肤变色及纤维组织增生。

（4）排便不畅：复杂性肛瘘口经久不愈，可引起肛门直肠周围形成大的纤维化瘢痕或环状条索，影响肛门的扩张和闭合，排大便时感到困难，有便意不尽的感觉。

（5）全身表现：病程长的患者常有贫血、精神萎靡。急性期和复杂肛瘘反复发作者可有发热等。

2. 辅助检查　本病在发作时肛门部出现红、肿、热、痛明显，血常规检验时白细胞数可升高。

3. 诊断　主要询问病史和体检时，肛门周围曾有脓肿病史，每天内裤有少许脏物，在肛周口处或肛门附近发现有一个或数个小突起，皮肤色素沉着，如用肛指检查时可探及肛周有条索状物，同时沿条索状物挤压时，肛门口处可挤压少许分泌物，即可确诊。

但要通过甲紫类药物沿条索物来染色，以了解瘘管有几个管道与走向。

（三）西医治疗

1. 急性感染期治疗　主要给予消炎止痛，应用抗生素，局部坐浴，清洁感染面等方法。

2. 手术治疗　手术时要找到原发的内口，并把感染的肛窦、肛门腺及其导管切除干净，这是治疗肛瘘的关键。要把瘘管的管道、支管、无效腔等清除干净，以免术后复发。肛瘘手术时，应明确诊断，查明内口及瘘管走向，保留肛管直肠环，以维持正常的肛门括约肌功能。

3. 肛瘘的保守疗法　一般用于择期手术患者，目的是为了减轻症状和减少发作。

（1）调理排便，保持大便通畅，防止腹泻或便秘，以减少粪便对肛瘘内口的刺激。

（2）清洁肛门，每日用温盐水或高锰酸钾溶液坐浴，且要勤换内裤。

（3）可适当使用抗生素口服，以控制炎症；也可适当使用药膏等局部涂抹，或中药内服、外用。

4. 冷冻治疗 在麻醉下先用刮匙从外口适当搔刮瘘管，再用探针探入，确定瘘管的方向和走行，拔出探针，选择相似形状的冷冻探头（弯曲程度不同的紫铜管，直径 2 毫米左右）做接触法冷冻，持续冷冻 3 分钟，使整个管道成白色冰棒，待自然复温后拔出探头，外涂消炎止痛软膏，术后坐浴、换药。

5. 电疗仪治疗 运用现代肛瘘电疗仪的高温物理技术治疗，利用电弧放电产生高温，对局部组织进行烧灼，以切开肛瘘达到治疗目的。适用于低位肛瘘的治疗。麻醉下用探针搞清瘘管内外口及走行，用电疗仪沿探针依次切开肛瘘管壁，暴露创面，外敷烫伤膏。

（四）中医治疗

1. 辨证施治

（1）对肛瘘日久，反复发作，引起虚弱、贫血、食欲缺乏等症状者，宜根据临床常见证型，遣方用药。

①若属阴虚热蒸，症见肛门肿痛，下坠，漏下脓液清稀色白，量多如豆腐，淋漓不断，大便秘结或溏泻，午后潮热，食少乏味，盗汗失眠，舌红少津，脉细数，兼见贫血、消瘦、乏力等。治宜滋阴清热，败毒散结。方用青蒿鳖甲汤、象牙闭管丸。

②若气血双亏，兼局部气滞血瘀，症见肛门肿痛，隆起，漏下脓

血污水,淋漓不断,大便排出困难,消瘦,乏力,食少,脉虚者。治宜气血双补,兼活血化瘀,败毒散结。方用十全大补汤加鸡血藤、当归、赤小豆、丹参、蒲黄、元胡、地榆等。

③日久脾肾双亏者,宜用益脾补肾之剂,如归脾丸合六味地黄丸等。

(2)肛瘘流脓,肛门发痒,引起湿疹者,多为湿热蕴结,以肛门肿痛、坠胀、漏下、脓液黄白稠厚、量多味臭、大便不畅、小便短赤、舌苔黄腻、脉洪大而滑为其主症。治宜清热败毒,除湿散结.方用黄连除湿汤。脓减少后可服用胡连追毒丸、黄连闭管丸。外用却毒汤坐浴,敷青黛散。

(3)肛瘘术后伤口愈合缓慢,久不封口,宜内服补中益气汤、人参养荣汤。外用生肌玉红膏,珍珠散。内补外收,促进愈合。

2. 脱管疗法 宋·《太平圣惠方》中即有将砒溶于黄腊,捻为一条,纳痔瘘疮窍之记载。明·《医学入门》《外科正宗》等也均有介绍。一种是将药看疮大小深浅做成捧或条,插入窍内;另一种是药放在纸中,插入瘘管,可蚀去恶肉,然后用生肌散等收口。

3. 挂线疗法 肛瘘的挂线疗法是我国中医独特的治疗方法。首载于明·《古今医统》引《永类钤方》之挂线术。近年来,在继承挂线疗法的基础上,吸收了现代医学的解剖知识,又形成了中西医结合的切开挂线法。

4. 针灸疗法

(1)针刺:针刺足三里、三阴交、长强、太冲、大肠俞等,可减轻肛瘘发作时的肛门肿痛、发热和排便困难等症状。

(2)艾灸:用水调附子末,做成药饼,厚如铜钱,或用附片,置肛瘘外口,以艾炷灸3~5壮,可散结去寒,减轻肿痛、发痒。

5. 养生功疗法 近年来,有不少关于采用养生功加提肛、颠肛治愈肛瘘的报道。常用功法有"小周天"等,每次15分钟,吸气时提肛,呼气时松肛。平时不论坐、卧、行、立,随时进行提肛,次数不限,自然呼吸,意守肛门。

(1)抖肛法:可于睡前、醒后在床上练习。取侧卧位。全身放松,入静,意守肛门。双腿微屈,大腿与小腿约成45°。手掌及指紧靠臀部上侧,离肛门寸许。手指贴肉,轻轻上下拍打颤动,或抖动,由慢到快,逐步增加到每分钟20~30次。约15分钟后,翻身换手,依上式再练。每日1~2次。

(2)提肛法:在静坐或站立时,做肛门紧缩动作,快慢随意,每日早晚各1次,每次5~10分钟。对肛门局部有改善血液循环、增强肛门括约肌功能等作用。对防治痔疮、肛瘘、前列腺肥大均有很好疗效。

6. 药膳食疗方

(1)黄鳝汤:黄鳝1条,猪瘦肉100克,黄芪25克,食盐、白糖、料酒、植物油各适量。黄鳝收拾干净,切条;猪肉切丝。将黄鳝、猪肉炒熟,加食盐、白糖、料酒及适量水煮汤,去黄芪后食用。适用于体虚型肛瘘。

(2)黄芪炖大肠:黄芪30克,猪大肠300克,料酒、姜、花椒、葱、碱面、食盐适量。新鲜猪大肠反复用葱叶、碱面和沸水清洗,并切片备用。将黄芪洗净,用纱布包好,与猪大肠一起放入冷水中煮,加食盐、料酒,使大肠煮烂,弃药渣后食用。适用于肛瘘。

(3)参芪龟肉汤:乌龟500克,党参、黄芪各30克,姜丝、食盐、味精各适量。将乌龟洗净,用竹签将龟头引出,固定头部,将头吹去,取内脏、肉。锅内放水,加黄芪、党参,用武火煮沸,改用文火熬煮30分钟后,捞出中药,将龟肉放入,加姜丝、食盐,再煮龟肉烂熟,放味精即可。佐餐食用。龟肉为一日用量,可分为1~2次食用完。滋阴退热,补中益气健脾。适用于肛瘘。

(4)沙参牛肉汤:牛肉500克,石斛、茯苓、南沙参各15克,菠菜100克,生姜、葱、食盐各适量。将牛肉洗净,砍成小块,放入锅内,加水用武火煮沸,打掉浮沫;生姜拍破;石斛、茯苓、南沙参用干净纱布包好，扎紧口，一同放入汤内，改用文火熬煮牛肉烂熟，捞去药包。菠菜洗净，放入汤中煮沸，加食盐搅匀，葱花放在碗内即可。佐餐食用，每日1～2次。滋阴壮骨，生津补血。适用于肛瘘。

（5）参术炖羊肉汤：羊500克，白术20克，党参25克，山药50克，姜丝、葱段、料酒、食盐各适量。将羊肚洗净，入沸水中汆一下，捞出刮去黑膜，洗净，切4厘米长，2厘米宽长条，与党参、白术、山药、姜丝、料酒、食盐一同下砂锅，加水先用武火煮沸后，改用文火熬煮至羊肚烂熟，出锅前放味精即可。每日1～2次，每次食用适量，汤肚同吃。补脾健胃，温中益气。适用于肛瘘。

（6）灵芝烧肉：五花肉200克，灵芝、香菇各50克，枸杞子10克，麦冬10克，栀子2克，料酒、酱油、清汤、白糖、食盐、味精各适量。灵芝先用温水浸泡2小时；香菇水泡发，切片。把五花肉、灵芝、香菇、枸杞子、麦冬、栀子，稍炒后放入灵芝水、料酒、酱油、白糖、食盐用武火煮沸，移文火焖煮至汁干即可。每日1～2次，每次食用150克左右，宜常吃。补肾滋阴，清热化痰，平肝祛风。适用于肛瘘。

（7）小豆粥：赤小豆50，绿豆50克，小米100克。赤小豆、绿豆、小米先洗净，用清水浸泡2小时左右。锅内加水先用大火煮沸后，再用小火煮至豆烂米熟即可食用。适用于肛瘘。

（8）鸡蛋竹荪汤：竹荪100克，银耳10克，鸡蛋1个，葱花、食盐、味精各适量。把竹荪用温水发泡后，用清水洗净；银耳用温水发泡，洗净，去蒂；鸡蛋打碎调匀。锅内加清水用武火煮沸后，倒入鸡蛋糊，再加入竹荪、银耳，用文火煮10分钟后，加食盐、味精、葱花起锅即可。每日1～2次，吃菜喝汤。滋阴润燥，清热消痰，腱脾开胃。适用于肛瘘。

（9）肚条炖汤：猪肚500克，五香皮10克，生姜10克，料酒、葱、草果、食盐、味精各适量。将猪肚用葱叶、食盐或碱面反复揉洗干净，再用沸水烫2～3分钟，捞出，将胃内黑膜撕掉，切成5厘米长,1厘米宽长条,与生姜(去皮,洗净,拍破)、五香皮、葱、草果、料酒、食盐一同入砂锅,加水先用武火煮沸后,改用文火炖至猪肚条烂熟,放味精即可。每日1～2次,吃肚喝汤。健脾胃,温中理气,益气血。适用于肛瘘。

(五)生活调养

1. 饮食调养原则

(1)肛瘘发炎时,应忌油腻荤腥食物,以免助长病势。病久体弱时,应少食多餐,减轻肠胃的负担。平素有嗜烟、嗜酒、嗜茶习惯者,应努力纠正,以免内生湿热,加重病情。

(2)建立正常的饮食习惯,油腻饮食不宜多吃。应多吃清淡含丰富维生素的食物。

(3)服用药物治疗肛瘘时,一些药物须要忌某些饮食,如服清热解毒之剂,应忌鱼、虾、羊肉、香菜、韭菜等;服气血双补之剂,应忌萝卜、桃子、李子等,否则会影响疗效。

(4)禁烟、酒,因烟酒很容易引起腊肠疾病。肛瘘患者应禁忌烟、酒,以及辣椒、生姜、大蒜、肉桂等,这些均属辛燥之品,可刺激局部发炎,加重肛瘘病情。

(5)肛瘘发炎时,可用黄柏15克,蒲公英10克,朴硝30克,紫花地丁15克煎汤外洗,也可用却毒汤熏洗,对缓解症状均有佳效。

(6)饮食不可过于精细,多食含纤维较多的蔬菜。

2. 生活调养原则

(1)及时治疗肛窦炎、肛乳头炎,以免发生肛管直肠周围脓肿及肛瘘。

(2)防治便秘和腹泻,对预防肛管直肠周围脓肿有重要意义,因为大便干结容易擦伤肛窦,再加上细菌侵入而感染。腹泻者多半有直肠炎和肛窦炎的存在,可使炎症进一步发展。

（3）积极治疗，以防止可能会引起肛管直肠周围脓肿的全身性疾病，如溃疡性结肠炎等。

（4）养成良好的排便习惯，每日排便后坐浴保持肛门清洁，对预防感染有积极作用。

（5）经常保持肛门清洁、卫生，有条件者大便后局部清洗。

3. 生活指导

（1）术后嘱患者控制大便在2～3日排出（以防出血和污染伤口）。首次排便应以开塞露或液状石蜡注入肛内以协助排便。

（2）积极去除各种诱发因素，如咳嗽、久坐久站、腹泻、长期咳嗽、肠炎等疾病，婴幼儿尤要注意。

（3）平时要注意增加营养，生活规律化，切勿长时间地蹲坐便盆，养成定时排便的习惯，防止大便干燥，便后和睡前可以用热水坐浴，刺激肛门括约肌的收缩，对预防直肠脱垂有积极作用。同时注意个人卫生，常换内裤。

（4）有习惯性便秘或排便困难的患者，除了要多食含纤维素的食物外，排便时不要用力过猛。

（5）妇女分娩和产后要充分休息，以保护肛门括约肌的正常功能。如有子宫下垂和内脏下垂者应及时治疗。

（6）经常做肛门操，促进肛提肌群运动，有增强肛门括约肌功能的效果，对预防本病有一定作用。

①指扩运动：右手食指涂适量润滑剂，先在肛门口按揉1分钟，然后缓缓伸入肛门达2个指节，向前后左右4个方向扩肛3分钟，要均匀用力，切忌使用不适当的暴力，可在便后及睡前各进行一次。特别适用于肛门术后患者，以及有肛管环形狭窄和晚期肛裂患者。

②仰卧屈膝运动：仰卧屈膝，抬头，右手伸到左膝，然后松弛复原；再屈膝抬头，左手伸到右膝，松弛复原。每次运动30次。快速收缩运动：可快速收缩肛门，每分钟进行30次，每日可做2～3次。

二十七、痔

痔是指直肠末端黏膜下和肛管及肛缘皮下的静脉丛淤血、曲张、扩大,形成柔软的血管瘤样病变。根据痔的部位分为外痔、内痔、混合痔等。

(一)病　因

1. 不好的排便习惯　如厕时下蹲位看书看报,造成下蹲和排便时间延长,容易使肛门直肠内淤血而引发疾病。如厕时吸烟能缓冲大脑的大便反射,极容易造成大便秘结。排便时用力过猛,致使疾病发生和蔓延。

2. 大便异常　腹泻和大便秘结均是痔疮的重要致病原因。大便秘结是最大的祸根,腹泻也能使肛门局部感染机会增多,发生肛窦炎、炎性外痔、肛周脓肿等疾病。

3. 慢性疾病　如长期营养不良,体质虚弱,导致肛门括约肌松弛无力;长期患慢性支气管炎、肺气肿,因咳喘造成腹压上升,盆腔淤血;慢性肝炎、肝硬化、腹泻、结肠炎等,均是肛肠疾病发生的诱因。

4. 职业性原因　长期站立或长时间静坐,使痔静脉回流不畅。

5. 饮食原因　长期饮酒或喜食辛辣食品的人,因酒和辛辣物可刺激消化道黏膜,造成血管扩张,结肠功能紊乱,肛肠疾病的发病率明显上升。

（二）诊断要点

1. 临床表现

（1）便血：无痛性、间歇性、便后有鲜红色血是其特点，也是内痔或混合痔早期常见的症状。便血多因粪便干硬擦破黏膜或排粪用力过猛，引起扩张的血管破裂出血。便秘、粪便过硬、饮酒及食用刺激性食物等都是出血的诱因。若长期反复出血，可出现贫血。

（2）痔脱垂：常是晚期症状，多先有便血后有脱垂，因晚期痔体增大，逐渐与肌层分离，排便时被推出肛门外。更严重者是稍加腹压即脱出肛外，如咳嗽、行走等腹压稍增时，痔块就能脱出，回复困难，无法参加劳动。

（3）疼痛：单纯性内痔无疼痛，少数有坠胀感，当内痔或混合痔脱出嵌顿，出现水肿、感染、坏死时，则有不同程度的疼痛。

（4）瘙痒：晚期内痔、痔脱垂及肛管括约肌松弛，常有分泌物流出，由于分泌物刺激，肛门周围往往有瘙痒不适，甚至出现皮肤湿疹。

2. 辅助检查 对于痔血常规检查无特异性，偶有个别患者长期出现贫血，而出现贫血者，或是痔发作时局部疼痛，血象升高，疼痛行动困难等。

3. 诊断与鉴别诊断

（1）诊断

①肛门视诊。用双手将肛门向两侧分开，除Ⅰ期内痔外，其他Ⅲ期内痔多可在肛门视诊下见到。对有脱垂者，最好在蹲位排便后立即观察，这可清楚地看到痔块大小、数目及部位的真实情况，特别是诊断环状痔更有意义。

②直肠指检。内痔无血栓形成或纤维化时，不易扪出，指检可以了解直肠内有无其他病变。

③肛门镜检查。先观察直肠黏膜有无充血、水肿、溃疡、肿块等,排除其他直肠疾病后,再观察齿状线上部有无痔,若有则可见内痔向肛门镜内突出,呈暗红色结节,此时应注意其数目、大小和部位。

(2)鉴别诊断:痔应与直肠癌、直肠息肉、肛管直肠脱垂相鉴别。

(三)西医治疗

1. 治疗原则　痔无症状不需治疗,只需注意饮食,保持大便通畅,保持会阴肛门部清洁,预防并发症的发生。只有并发出血、脱肛、血栓形成及嵌顿等才需要治疗。

2. 注射疗法　用作注射疗法的药物很多,但基本上是硬化剂及坏死剂两大类,目前多主张用硬化剂,是将硬化剂注入痔块周围,产生无菌炎性反应,达到小血管闭塞和痔块内纤维增生、硬化萎缩的目的。常用的硬化剂有 5%苯酚植物油、5%鱼肝油酸钠、5%盐酸奎宁尿素水溶液及 4%明矾水溶液等。

3. 枯痔钉疗法　是将枯痔钉插入痔块中心引起"异物刺激炎症反应",使痔组织液化、坏死,逐渐愈合且纤维化。适用于Ⅱ、Ⅲ期内痔或混合痔的内痔部分。

4. 胶圈套扎疗法　通过器械将小型胶圈套入内痔的根部,利用胶圈较强的弹性阻断内痔的血运,使痔缺血、坏死、脱落而治愈。适用于各期内痔及混合痔的内痔部分,但以Ⅱ期及Ⅲ期的内痔最适宜。不宜用于有并发症的内痔。

5. 冷冻疗法　应用液态氮(−196℃)通过特殊探头与痔块接触,达到痔组织冻结、坏死、脱落,以后创面逐渐愈合。适用于Ⅰ期及Ⅱ期内痔。本法如能正确掌握冷冻深度及范围则疗效良好。缺点是术后伤口愈合缓慢,复发率高。

6. 物理疗法 物理疗法有红外线照射疗法、微波疗法、射频疗法等。

7. 手术疗法 适用于Ⅱ、Ⅲ期内、外痔,特别是以外痔为主的混合痔。外剥内扎法,即外痔剥离和内痔结扎。

(四)中医治疗

1. 自我按摩

(1)在临睡前用手自我按摩尾骨尖的长强穴或肛门周围,每次约5分钟,可以疏通经络,改善肛门血液循环。

(2)有意识地向上收缩肛门,早晚各1次,每次做30下,这是一种内按摩的方法。经常按摩,可以改善痔静脉回流。

2. 验方

(1)蒲公英、黄柏、赤芍、牡丹皮各30克,桃仁20克,土茯苓30克,白芷15克。上药加水2500~3500毫升,煮沸后过滤去渣,将药液倒入普通盆内,患者趁热先熏后洗。每日1剂,每次15~30分钟,每日2~3次。清热解毒,除湿消肿,凉血散瘀。适用于痔。

(2)硫黄、雄黄各10克,樟脑3克,香油适量。硫黄、雄黄、樟脑研成细末,用香油调匀,搽患处。适用于湿热而致的痔。

(3)乌梅、五倍子各10克,苦参15克,射干、炮穿山甲各10克,煅牡蛎30克,火麻仁10克。水煎,每日1剂。清热解毒,润肠通便。适用于痔。

(4)浮萍适量。水煎,趁热搽洗患处。适用于痔抓破出血不止者。

(5)槐花、地榆各10克,仙鹤草、墨旱莲、侧柏叶各15克,枳壳10克,黄芩5克,胡麻仁15克,马齿苋30克。水煎分2次服,每日1剂。另外,可用此药煎液熏洗肛门。清肠利湿,止血。适用于痔。

（6）柞树叶 30 克。捣烂敷患处。适用于痔。

（7）生豆腐渣适量在锅内炒干为末。每次 9 克,白糖水送下,每日 3 次。适用于血痔。

（8）丝瓜烧成炭,研末,酒服 6 克。适用于肛门久痔。

3. 药膳食疗方

（1）茵陈姜糖饮:茵陈(干品)10 克,或鲜品 45 克,生姜(干品) 6 克,或鲜品 15 克,蜂蜜适量。将上述三种一同放在锅内,加水先用武火煮沸后,再用文火煮沸 15 分钟待稍凉。每日 3～5 次,每次饮量适中,宜常饮用。根据个人需要,可加糖或不加糖。清热利湿,活血化瘀,温中散寒。适用于痔手术后。

（2）双鲜饮:鲜藕节 150 克,鲜白茅根 150 克。把藕节洗净,切薄片,白茅根去泥土,洗净,切碎,同入锅,加水用武火上煮沸后,用文火熬 20～30 分钟,待凉即可。每日 3～5 次,每次饮 30～100 毫升。清热生津,凉血散瘀。适用于痔疾手术后。

（3）麦芽山楂饮:生麦芽 15 克,生山楂 20 克。生山楂洗净,切片,去核,同麦芽一起,用沸水冲泡,取汁当茶饮。活血化瘀,消食和中健胃,疏肝气。适用于痔手术后。

（4）大枣陈皮饮:大枣 8 枚,陈皮 10 克。大枣与陈皮一同加水 1 000 毫升煎沸 6 分钟,待凉当茶饮用。养心脾,益气血,理气化痰和胃。适用痔手术后。

（5）枣柿饼:大枣 30 克,柿饼 30 克,山茱萸肉 20 克,面粉 200 克,炼乳、植物油各适量。把大枣掰开,去核;柿饼洗净,去蒂,切块,与山茱萸肉一同捣碎,拌匀,烘干,研成细粉。把细粉与面粉拌匀,加适量的水调和,做成小饼。锅烧热,放入植物油烧至七八成热,将小饼逐个炸成饼,食用前蘸炼乳即可。每日 1～2 次,每次食用 200 克左右,宜常吃。补肝肾,健脾开胃,清热止渴。适用于各类肛肠手术后。

（6）大枣糯米粥:大枣 20 克,山药 100 克,薏苡仁 100 克,荸荠粉 20 克,糯米 500 克,蜂蜜适量。将山药去皮,洗净,切块,打成粉或糊。薏苡仁洗净下锅,加水 2 000 毫升,用武火煮沸,改用文火煮至薏苡仁开花时,再将糯米、大枣下锅煮至米烂,将山药粉边下边搅,隔 5 分钟后,再将荸荠粉撒入锅内,搅匀后停火。将药粥装碗内时,放入适量蜂蜜即可。每日 1～2 次,每次 200 克左右,宜常吃。补中益气,滋肝养肾,养心健脾。适用于各类肛肠手术后。

(7)西瓜番茄汁:西瓜瓤 300 克,番茄 200 克。番茄用沸水泡烫后去皮,用干净纱布包好,绞取汁液,或用绞汁机取汁;西瓜取瓜瓤,用纱布包好取汁。二汁混合即可。每日 2～3 次,每次 100 毫升,当茶饮用。清热利湿,生津止渴,健胃消食。适用于痔。

(8)牛奶米枣粥:新米 50 克,鲜牛奶 100 毫升,大枣 10 枚。将新米淘洗干净,与大枣一同入锅,加水用武火煮沸,煮米半熟时加入牛奶,继续用文火煮至烂熟即可。每日早餐 1 次,每次 250～300 克,也可为加餐时食用,宜常服。补益气血,强身健体。适用于痔。

(9)鲜藕粥:新鲜老藕 500 克,大米 100 克,白糖适量。把藕洗净,切薄片;大米淘净。一同入锅,加水 1 000 毫升,置火上熬煮至米烂,藕片烂熟,放入白糖,搅拌均匀,煮熟成粥。每日 1～2 次,每次食用 300 克左右,宜常吃。健运脾胃,清热凉血、止血。适用于痔和手术后有出血倾向。

(10)山药粥:山药 60 克,绿豆 40 克,高粱米 80 克,蜂蜜适量。将山药切片,再将绿豆、高粱米淘净入锅,加水用武火煮沸,煮至半熟时再放入山药,用文火继续煮至熟烂时,加入适量白糖即可。每日 1～2 次,每次 300 克左右,可常食用。清热利湿,健脾胃益气阴。适用于痔。

(11)泥鳅炖豆腐:活泥鳅 300 克,豆腐 100 克,姜、葱、食盐各适量。用桶或盆装清水,将泥鳅放入让其吐出鳃内泥浆,每隔 1～2 小时换水 1 次,待 24 小时后水完全至清时,入锅,加水约 500 毫升,放食盐、姜,置武火上清炖至五成熟时,加入豆腐、葱,再炖泥鳅烂熟即可。每日 1～2 次,喝汤吃泥鳅和豆腐。补中气,祛湿浊,健脾利水。适用于痔。

(五)生活调养

1. 饮食调养原则

(1)膳食中应注意多吃些膳食纤维丰富的新鲜蔬菜,如芹菜、韭菜、白菜、萝卜等绿叶蔬菜,膳食纤维丰富的蔬菜可刺激肠蠕动,增加排便次数,从粪便中带走致癌及有毒物质。禁忌辛辣食物,辣椒、胡椒等食物对肛门有刺激作用,一定不能吃或少吃。戒烟酒,补充多种维生素、橄榄油、每日要吃新鲜水果等,以便好排大便。

(2)忌食油腻、生冷及热性食品。不宜食用香燥熏烤的食物,如油煎的食物及炒货等。不宜食温补之品,而宜食滋补之品,如核桃、莲子、大枣等。

2. 生活调养原则

(1)改变不良的生活方式,保持正常生活规律,每日排便 1 次,注意多饮水。排大便时,不要久坐马桶,更不要在排大便时看书、报纸等。

(2)保持肛门周围清洁。肛门、直肠、乙状结肠是储存和排泄粪便的地方,粪便中含有许多细菌,肛门周围很容易受到这些细菌的污染。应经常保持肛门周围的清洁,每日温水清洗或坐浴,勤换内裤,可起到预防痔疮的作用。

(3)经常参加各种体育活动,如广播操、太极拳、养生功、踢毽子等。这是因为体育锻炼有益于血液循环,促进胃肠蠕动,防止大便秘结,预防痔疮。

(4)如有其他慢性疾病者,应积极治疗,如肝硬化、习惯性便秘等。